지역사회보건

남철현 · 위광복 · 하태욱 · 예춘정
장영진 · 손병국 · 오선영 · 권세훈 공저

계축문화사

머 리 말

1920년 E. A. Winslow는 공중보건학의 정의는 조직화된 지역사회 공동노력을 통하여 질병을 예방하고, 수명을 연장하고, 건강과 안녕 상태를 증진시키는 과학이며 기술이라고 하였다. 따라서 이 정의에 의하면 공중보건학이 지니는 학문의 목적은 질병의 예방, 수명의 연장, 건강과 안녕 상태의 증진에 있다.

이 목적을 달성할 수 있는 수단은 곧 조직화된 지역사회 공동노력이 된다. 이 개념은 개인보다는 집단적 전력을 중요시 하고 있음을 보여 주고 있다.

'지역사회'의 개념은 지역공동체(community)를 의미한다. 지역공동체로서의 지역사회는 "어떤 한정된 지역내에서 상호 연관된 여러 가지 기능을 수행함으로써 그 성원들의 최소한의 생물학적·사회적 기본욕구를 충족시키는 여러 상호 의존적인 사회 집단들의 비교적 자기 충족적인 집합체"라고 정의할 수 있다.

즉, 지역사회는 한정된 좁은 지역에 인구가 모여 산다는 것, 인간의 기본적인 욕구 충족을 위한 특정한 사회 조직을 가지고 있다는 것, 구성원들이 동질감이나 소속감을 갖는다는 기본성격을 가지고 판단자의 위치에서 제공되는 인적·물적 보건의료자원이 물리적 영향력을 행사할 수 있는 공간적 범위"로 정의될 수 있다. 또한 J. Tapp는 지역사회보건이란 "지역사회 또는 인간집단의 건강문제에 대한 인식과 해결에 관여하는 학문이다."라고 정의하였다.

국가의 목표는 복지사회건설이고 복지에서 가장 중요한 부분은 보건이라 할 수 있으며 건강 문제는 인류가 존재하는 한 해결해야 할 가장 큰 문제이다.

우리나라는 지역보건법에 따라 지역사회보건사업이 이루어지고 있으나 인력 및 자원부족으로 어려움이 있어왔으나 1995년 국민건강증진법이 제정되어 건강증진기금이 확보됨으로써 다소 숨통이 터졌고 보건교육사란 새로운 건강증진 인력이 탄생됨에 따라 앞으로 건강증진사업 수행에 큰 도움이 될 것으로 기대하고 있다. 건강증진사업은 주로 지역사회에 기반을 두고 있어 지역주민이 대상이며, 사업의 90%는 보건교육을 통해서 이루어지기 지기 때문에 보건교육사의 역할이 대단히 중요하다. 더구나 건강증진사업의 대부분이 지역사회보건과 직결됨으로써 보건요원은 "지역사회보건"이라는 교과목에 대한 지식 습득은 필수라고 생각한다. 이 과목은 현재 보건교육사 자격시험의 학점취득을 위한 선택과목으로써 존재하지만 모든 보건요원이 이수해야 할 과목이다. 이 교재는 1, 2, 3급까지 국가고사를 치르는데 도움이 될 수 있도록 내용이 보강되었으며, 시험과 관계없이 보건교육 전문인력이면 터득해야 할 전문지식도 포함하였다. 앞으로 보건교육사와 관련하여 많은 교재들이 출판되고 개발될 것이며, 이 교재도 수시로 새로운 흐름에 순응하여 계속 수정 보완될 것이다.

아무쪼록 이 책이 보건사업에 종사하는 하는 모든 이들에게 조금이라고 도움이 되었으면 하는 바램이 크다. 끝으로 이 책이 나오기까지 수고를 아끼지 않으신 계축문화사의 주상룡 회장님과 주영일 사장님, 그리고 편집부장님 등 직원 여러분께 깊은 감사를 드린다.

2011. 8

대표 저자 **남 철 현**

공저자 약력

남 철 현 대한보건교육사회장
서울대학교보건학박사회장
대구한의대학교 명예교수
보건교육, 건강증진학회장
전국보건대학원장협의회장

위 광 복 전국보건행정학과교수협의회 사무총장
한국보건한의학회 이사
한국보건교육협의회 이사
대구한의대 보건복지연구소 연구위원
안동과학대학 보건행정과 교수

하 태 욱 한국아로마데라피전문학회 이사
한국보건교육협의회 이사
대한환경공학회 정회원
한국보건한의학회 이사
대구과학대 보건교육사학과장

예 춘 정 대한보건협회 대구, 경북지부이사
한국보건교육협의회 이사
한국보건한의학회 이사
한국미용학회논문심사위원
계명문화대학 보건학부장

장 영 진 서라벌대 보건행정과 교수
서라벌대 의료경영전략센터장
한국보건한의학회 이사
서라벌대학 보건에듀케어과 학과장

손 병 국 한국과학마사지협회 부회장
국제보건연동협회장
대한보건교육사회 사무총장
국제통합대체의학협회 상임이사, 부회장
성민대학교대학원 대체의학전공 주임교수

오 선 영 대한보건교육사회 사무국장
한국보건한의학회 총무이사
대한보건협회 대구, 경북지부이사
한국미용산업학회 상임이사
대구과학대 보건교육사과 전임교수

권 세 훈 파리1대학(Panteon Sorbonne Université)법학박사
경북대학교 강사
비교공법학회 총무간사
유럽헌법학회 재무간사
부산디지털대학교 보건행정학과 학과장

차 례

제6장 지역보건의료 정보체계

제7장 지역사회 보건교육

제8장 지역사회 노인건강관리

제9장 지역사회보건 진단 및 평가

제10장 국민건강증진사업

제11장 지역사회보건 시범사업

제12장 지역사회 건강증진사업 요원교육훈련내용 사례(보건복지부, 2000)

제 1 장

지역사회보건의 개념과 역할

제1절 지역사회 정의와 유형

1 지역사회의 정의

1920년 E. A. Winslow는 공중보건학(public health)의 정의를 다음과 같이 제시하고 있는데, 이 개념은 이 분야 학문의 모태가 되고 있다. “Public Health is the art and science of preventing disease, prolonging life and promoting physical and mental efficiency through the organized community efforts.” 즉, 조직화된 지역사회 공동노력을 통하여 질병을 예방하고, 수명을 연장하고, 건강과 안녕 상태를 증진시키는 과학이며 기술이라고 하였다. 근래 이르러 영적 개념이 추가되었다. 따라서 이 정의에 의하면 공중보건학이 지니는 학문의 목적은 질병의 예방(preventing disease), 수명의 연장(prolonging life), 건강과 안녕 상태의 증진(promoting health)에 있다.

이는 보건사업을 실시해야 하는 태도면에서 고찰할 때, 질병예방의 목적이 소극적이며 부정적인 입장을 취하는 것이라면, 수명연장과 건강증진의 목적은 그보다 적극적이며 긍정적이라는 입장의 진취성을 내포하고 있다고 평가되고 있다.

위 목적을 달성할 수 있는 수단은 곧 조직화된 지역사회 공동노력(organized community efforts)이 된다. 이 개념은 개인보다는 집단적 전력을 중요시 하고 있음을 보여 주고 있다.

'지역사회'라고 할 경우 그 개념은 단순한 공간적 속성만을 내포한 지역(district)이라기 보다는 지역공동체(community)를 의미한다. 지역공동체로서의 지역사회는 사회학에서 주로 사용되어 온 개념으로 "어떤 한정된 지역내에서 상호 연관된 여러 가지 기능을 수행함으로써 그 성원들의 최소한의 생물학적·사회적 기본욕구를 충족시키는 여러 상호 의존적인 사회 집단들의 비교적 자기 충족적인 집합체"라고 정의 할 수 있다.

이 정의에서 보는 바와 같이 지역사회는 몇 가지 기본성격을 가진다.

첫째, "한정된 좁은 지역에 인구가 모여 산다"는 것으로 지역사회는 인구와 토지를 그 구성 요소로 한다.

둘째, 지역사회는 인간의 기본적인 욕구 충족을 위한 특정한 사회조직을 가지고 있다. 지역사회 내에서 각 개인은 모임을 구성하고 얼굴을 맞대고 상호작용을 주고 받음으로써 기본적인 욕구를 충족시킨다.

셋째, 지역사회에서는 구성원들이 동질감이나 소속감을 갖는다. 동질감이나 소속감은 한정된 공간 내에서 인구가 모여 살면서 지속적으로 상호작용을 한 결과로서 자연스럽게 나타나는 특성으로 이해 될 수 있다. 이상과 같이 지역사회는 인구·조직·생활 공간·동질감의 4가지 요소를 기본으로 한다.

또한 지역사회는 "판단자의 위치에서 제공되는 인적·물적 보건의료자원이 물리적 영향력을 행사할 수 있는 공간적 범위"로 정의될 수 있다. 이때 물리적 영향력의 범위는 의료기관 또는 의료공급자의 성격이나 형태에 따라 달라진다. 예를 들자면 보건지소의 경우에는 면이, 보건소의 경우에는 시·군·구가, 대학병원의 경우에는 대도시가 도가 지역사회의 기본단위가 될 수 있다.

이 밖에도 지역사회의 공간적 범위에 영향을 미치는 요소들은 많다. 거주하는 주민들의 동질성의 정도, 인구 밀도, 행정 단위의 크기, 교통시간, 지리적 여건, 소속감 등이 그것이다. 지역사회의 범위는 그 지역이 가지고 있는 환경적·사회적·문화적 특성에 따라 확대될 수도 있고 그 반대로 작아질 수도 있다.

농촌 지역사회의 경우 작은 마을, 작은 촌락, 큰 촌락, 읍, 면 등 인구 규모에 따라 여러 형태의 지역사회를 상정할 수 있는데, 이 중 어떠한 단위를 지역사회로 볼 것인가 하는 것은 개인(기관)의 목적이나 기능에 따라 달라진다.

J. Tapp은 지역사회의학이란 “지역사회 또는 인간집단의 건강문제에 대한 인식과 해결에 관여하는 학문이다.”라고 정의한 바 있는데, 이것은 다음과 같은 몇 가지 특성으로써 풀이할 수 있다.

첫째, 용어면에서 치료의학에 대응하는 예방의학, 최고수준의 건강을 목표로 심신을 육성한다는 체력건강의학, 건강을 사회자체의 책임으로 관리하려는 영국식 사회의학(socialized medicine), 환경위생학이 중심이 되고 있는 독일식 사회위생학 및 소련식 국가의학 그리고 미국시기 지역사회보건(community health)의 개념이 포함되고 있다.

둘째, 전통적 치료의학이 의료비 지불능력이 있는 사람을 중심으로 치료의 혜택이 한정되는 것에 반하여, 공중보건학은 기술적 차원에서 지역사회 모든 주민에게 포괄적인 의료를 원활히 이룸으로써 수행되는 것이다.

셋째, 사회의학적 측면에서, 사회의 흥망성쇠와 인류건강의 질은 문화 및 인류의 생활양식(life-style)과 직결되는 것으로서 해당 시대의 이념·종교·경제 상태·정부형태·교육·과학·기대·민속요소가 합성된 사회적 상황에서 보다 나은 건강의 질을 계속적으로 유지하고자 하는 지역사회 건강증진(community health promotion)이라는 목적은 필연적인 것이다.

1986년 Green은 지역사회보건학(community health)을 좀 더 적극적으로 지역사회 건강증진(community health promotion)이라는 용어를 사용하며 모든 시민의 필수적인 건강 학문의 결실로써 다음과 같이 정의하고 있다.

“Community health promotion in any combination of educational, social and environmental supports for behavior conductive health.”

즉, 지역사회 건강증진이란 건강을 유도하는 행위를 위해 필요로 하는 교육적·사회적·환경적인 지원의 조화로써 규정하고 있다. 따라서 여기서 제시하고 있는 건강증진이라는 목적 달성에 도달하는 세 가지 접근전략이란 아래에 기술되는 활동이다.

① **교육적 접근** : 고위험 수준에 처해 있는 개인, 가족, 지역사회에 대하여 대중매체, 학교, 산업장, 조직체를 통하여 지도·교육한다.

② **사회적 접근** : 건강을 유도하는 활동을 지원하기 위하여 고안된 경제적·정책적·법적·조직적 변화를 시도한다.

③ **환경적 접근** : 물리적·화학적·생물학적 자원, 시설의 구조 및 그 적정배분, 건강보호에 요구되는 물질로 지원한다.

상술한 바를 간추려 볼 때, 지역사회보건은 논리적으로 지역사회의학의 실천과학이라 할 수 있으며, 결론적으로 일정한 지역사회에서 보건의료 공급자·지역사회주민 그리고 사회 또는 국가가 협동으로 양질의 포괄보건의료를 효율적으로 제공하기 위한 실천과학으로서, 국가보건의료체계 내에서 사회, 경제개발계획에 부응하여 환경, 자원의 수용성을 고려한 지역주민의 건강증진을 위한 적극적이고 지속적인 보건활동이라고 정의할 수 있다.

2 지역사회의 유형

1) 농촌(rural)과 도시(urban)의 이분법적 분류

농촌과 도시는 흔히 대립되는 지역사회의 개념으로 파악된다. 농촌에서는 대부분의 주민이 농업이나 어업에 종사하는 반면 도시에서는 많은 인구가 비농업 부문에 종사한다. 농촌이 전원적이고 조용하다면 도시는 동적이고 시끄러운 곳이다.

이와 같이 도시와 농촌을 서로 다른 지역으로 나누어 이해하는 방식(2분법적인 구분)은 과거 많은 사회학자들에 의해 시도되었다. 그러나 실제 우리가 생활하고 있는 지역 공동체들은 농촌과 도시의 문화적 속성을 포괄하고 있으며, 도시와 농촌, 그 자체도 서로 공유하고 있는 부분이 다른 부분보다 더 많다. 이렇게 볼 때 농촌과 도시로 나누어 지역사회를 이해하는 것을 개괄적인 윤곽만을 보여준다. 도시와 농촌의 특성으로 제시되고 있는 개념적 요소들은 각각의 지역사회가 어느 정도의 농촌인지, 어느 정도의 도시인지를 분별하게 하는 데에만 기여해야 할 것이다. 도시와 농촌의 연속선상의 위치를 판단할 때 가장 일반적인 구분 기준은 사회 문화적 복합성과 공간적 규모로서 농촌 마을, 면지역, 읍지역, 중소도시, 대도시로 분류된다.

2) 행정적 분류

관료제적 행정조직의 확충과 함께 사회학적 개념 또는 생활권에 기반을 둔 기준보다는 행정적 기준에 의한 지역사회의 개념정의가 널리 받아들여지는 경향이 있다. 행정적 기준은 그 자체가 가지고 있는 다소간의 비현실성, 임의성 등의 한계에도 불구하고 지역사회를 이해하는데 가장 유용한 준거를 제공해 주고 있는데, 그 이유는 보건의료를 포함한 교통, 통신, 교육 등 각종 사회 서비스간의 횡적 연계가 행정구역을 단위로 하여 이루어지고 있기 때문이다.

이의 구분 방법으로는 무엇보다 인구수에 의한 것으로서 한 지역의 단위 지역 내에 속하는 인구수에 따라 그 지역의 행정적인 지위가 결정되게 된다. 이때 단위 지역을 어떻게 규정할 것인가에 대하여는 명백한 기준이 없으나, 지리적 환경, 교통, 시장 등에 의해 결정된다. 그러나 반드시 생활권과 일치한다는 보장은 없다. 우리나라에서는 일반적으로 5만명 이상의 인구를 가진 지역은 시(市)로, 2~5만명의 인구를 가진 지역은 읍(邑)으로, 2만명 이하의 거주 지역은 면(面)으로 행정적 기준을 두어 조직화했다. 그러나 만명 이상을 가진 읍도 행정적으로 시로 승격되기까지는 읍으로서 존재한다. 이러한 인구수에 따른 행정적인 규정은 나라마다 다르다. 전세계적으로 도시의 범주를 보면, 미국에서는 2천 5백명, 호주에서는 2천명, 대부분의 서방 국가에서는 5천명이 넘으면 시로 규정하여 이를 도시의 범주에 넣는데, 도시는 단순히 인구 규모에 의해 기준을 정하기보다는 2·3차 산업에 종사하는 인구비가 중요한 요소가 되기도 한다. 이렇듯 인구수에 따른 지역의 행정적인 구분이 나라에 따라 다른 것은 인구수 자체가 지역사회의 단위를 결정하는 필수적인 요인이 아니라는 사실을 보여준다. 가령 인구 5만명을 기준으로 지역사회를 도시와 농촌으로 구분하여 규정한다고 할 때 농촌의 경우 큰 읍 하나가 이에 해당 할 수도 있고 조그만 여러 개의 군이 단위 지역사회가 될 수도 있다.

3 도시형 지역사회의 특성

1) 도시성의 개념

(1) 도시성

농촌과 구분되는 도시가 갖는 독특한 성격을 '도시성'이라고 부른다. 다른 말로 도시성은 도시의 생활양식 또는 도시문화라고 할 수 있다. 도시성은 보통 두 가지 다른 차원에서 사용된다. 도시는 다양한 형태로 나누어지지만 여러 가지 공통성을 갖는 것으로 알려져 있다. 이러한 도시의 공통적 또는 일반적 성격이라는 의미에서 '도시성'이란 말이 사용된다.

(2) 도시화(urbanization)

'도시화'는 간단하게 도시가 형성되고 변화하는 과정이라고 정의할 수 있다. '도시성'이 한 시점에서의 상태에 관심을 갖는다면 '도시화'에서는 시점 사이의 움직임을 다룬다. 따라서 도시성의 형성 과정이 도시화의 주된 문제가 된다. 한편 최근 세계적으로 도시에로의 인구집중, 다시 말해 이농향도(離農向都)현상이 나타남에 따라 인구학적 관점에서 도시화가 중요한 문제로 부각되고 있다. 인구학적 관점에서 '도시화'는 바로 '도시인구의 성장 또는 도시인구 비율의 증가'를 뜻한다. 오늘날 '도시화'는 이 두가지 내용을 다 포함하고 있지만 '인구증가'에 더 큰 비중을 두고 있다.

(3) 도시의 일반적 성격(Wirth의 이론)

사회학자들은 오랫동안 '도시'라는 용어의 의미를 어떻게 한정시킬 수 있는가 라는 문제로 고민을 했었다. 이러한 노력의 하나로 가장 유명한 것이 워스(Wirth, 1983)의 "생활양식으로서의 도시성"이다. 워스는 도시를 파악하는 기본개념으로 '인구의 크기', '인구의 밀도', '인구의 이질성'의 세 가지를 들고 있다. 표현을 바꾼다면 인구가 많고 밀도가 높고 또 인구의 이질성이 크면 그만큼 더 그 지역의 생활양식은 도시적인 것으로 볼 수 있다.

2) 인구학적 특성

도시형 지역사회의 인구학적 특성은 아래와 같이 요약할 수 있다.

첫째, 도시에는 농촌에 비하여 많은 사람이 생활하고 있다. 둘째, 도시에서는 사람의 수가 점차 늘어난 결과 인구밀도가 높다. 셋째, 도시형 지역사회에서는 다른 특성을 가진 인구가 함께 모여 살고 있다. 넷째. '인구의 이질성'이란 특성과 관련하여 도시형 지역사회에서는 비공식 부문(informal sector)에 종사하는 인구의 비율이 상대적으로 높다. 다섯째, 인구의 공간적 이동이 상대적으로 높다.

3) 생태학적 특성

도시형 지역사회의 생태학적 특성은 인류생태학(human ecology)과 도시 사회학에서 연구되어 오고 있다. 도시화의 생태학적 과정에서 중요한 요소로 지적되고 있는 것은 인구집중, 토지의 이용 및 지역의 주요기능, 지역간의 관계, 그리고 환경변화와 그 영향 등이다.

4) 사회 문화적 특성

도시형 사회는 그 크기나 구조가 일정하지 않기 때문에 그 사회 문화적 특성도 일반화하기가 곤란하다. 다만 지역 공동체의 규모가 클수록 그리고, 구성이 이질적일수록 도시성이 더 강하게 나타나는 것으로 지적되고 있다.

도시지역은 농촌지역에 비하여 개인의 사생활에 대한 은닉성이 높다. 도시주민들은 그 인근 주민들과 대부분 알고 지내지 못하고 있으며, 사회적 연결망의 성격이 사무적(loose-knit)이다[인격적이지 못하고, 밀접(close-knit)하지 못하다]. 따라서 개인의 건강문제에 대한 조언이 농촌은 도시에 비하여 자유롭고 빈번하며, 비전문가 상담체계(lay-referral system)도 상대적으로 잘 구성되어 있다고 볼 수 있다.

농촌지역에서는 직업의 분화가 도시에서만큼 진행되고 있지 않다. 전체 노동력의 절반 이상이 농경 종사하거나 영농가구에 상품을 팔거나 서비스를 제공하는 형태이다. 이에 비해 도시지역에서는 사람들이 매우 다양한 직종에 종사하고 있기 때문에 전체 인구 중 아주 일부만이 동일 직종에 속하게 된다.

4 농촌형 지역사회의 특성

1) 인구학적 특성

첫째, 농촌형 지역사회의 명백한 인구학적 특성은 소규모의 인구라고 할 수 있다. 둘째, 일반적으로 농촌형 지역사회는 낮은 인구밀도로 특징지어 진다. 셋째, 농촌형 지역사회는 인적 구성이 동질적이다. 즉, 비슷한 가치 체계를 갖게 된다. 넷째, 도시형 지역사회에 비하여 인구의 공간적 이동 경향이 적다.

2) 생태학적 특성

농촌형 지역사회는 대체로 그 규모에 따라 읍 지역사회, 면 지역사회, 촌락 지역사회의 세 가지로 나누어 볼 수 있다.

(1) 읍 및 면 지역사회

읍 지역사회는 면 지역사회의 배후지로서의 역할을 가지고 있는 경우가 많다. 내구재 등 일상 생활용품을 보급하고, 교육 및 보건의료서비스를 제공하고, 농기구를 수리하는 등 시장 및 서비스센터의 역할을 한다. 한편 면 지역사회의 경우는 인근 촌락에 대하여 일상적인 시장 및 서비스 기능을 제공한다. 우리나라의 경우는 미국과는 달리 농가가 밀집되어 집촌(集村)을 이루고 있는데 비하여 그 자체내의 배후지를 갖지 못하는 것이 특징이다.

(2) 촌락 지역사회(농촌 마을)

한국 농촌 사회의 지배적인 형태는 집촌(集村)부락으로 나타난다. 경작지는 부락 주위에 산재해 있고 농가는 서로 이웃하여 촌락을 형성한다. 농업을 주업으로 삼는 한국의 전통적인 농촌형 지역사회에서는 배산임수(背山臨水)가 이상적인 입지 조건이었고, 물(식수, 농업 용수), 임야(연료 및 보온), 평야(경작지)가 취락 형성의 기본 요건이 되었다.

3) 사회 문화적 특성

① 농촌형 지역사회에서 주민들은 '우리 마을'을 '다른 마을'과 구분짓는 경향이 크다. 그러나 이러한 농촌형 지역사회(특히 촌락)의 독특한 성격도 교통의 발달과 사회적 이동의 확대로 점차 희석되어 가고 있다.

② 농촌형 지역사회는 공동체 의식을 바탕으로 협업의 실질적·잠재적 토대가 구축되어 있다.

③ 농촌형 지역사회에 있어 익명성(anonymity)은 도시의 경우보다 보장되지 않는다.

④ 농촌형 지역사회에서는 직업의 분화가 도시에서처럼 이루어지지 않고 있다.

⑤ 대부분의 농촌 주민들은 서로 알고 지내는 관계로 혈연·지연에 의한 서열적 질서가 중요시 되고 친족 중심의 사회적 접촉이 유지된다는 점이 도시형 지역사회와는 다른 점이다.

⑥ 공식적인 통제나 조정보다는 비공식적이고 개인적인 차원에서 문제나 분쟁을 해결하는 경향이 짙다.

⑦ 사회적 연결망은 도시형에서의 경우보다 복잡하지 않는 반면, 그 농도가 짙다.

일시적이고 사무적인 결속(loose-knit)보다는 지속적이고 인격적인 결속(close-knit) 속에서 개인의 문제를 상담하고 조언을 주고받는 관계를 맺는다.

제 2 절 지역사회보건의 사업수행과 실천원리

1 공중보건사업과 지역사회보건사업

공중보건학(public health)은 19세기 중반에 위생 및 사회 혁신 차원에서 발전하였으며, 예방의학(preventive medicine)은 전염병과 환경 문제에 관한 전문성이 있는 문제를 취급하는 것이라 할 수 있다. 이에 반하여 지역사회보건학(community health)은 모든 국민에게 포괄적인 보건 서비스를 제공하기 위하여 공중보건학과 예방의학을 의료 분야에 적용시키는 새로운 개념으로서, 1970년대 후반기에 발전된 분야이다.

공중보건사업과 지역사회보건사업의 사업 수행 특성의 경우, 공중보건사업이란 법령에서 제정하고 있는 공중보건에 관련된 내용을 관계법규에 따라서 정부의 책임하에 하는 활동이라는 점이 두드러진다. 이는 국민건강의 유지와 증진은 공공조직인 국가와 지방행정조직의 책임 아래에 있으므로 이와 같은 활동은 법으로 규정하여 국민생활에 도입함으로써 국가와 개개국민간에 법적인 관계로 공중보건을 다룬다는 견해라 하겠다.

한편 지역사회보건사업에서는 능률을 추구하는 경영원칙인 과학적 관리 활동으로서의 성향이 추구되고 있다는 점이 다소 다르다. 예로써 사업을 수행하기 이전에 준비되는 지역사회진단은 주민의 보건문제에 관한 요구와 이를 수용할 수 있는 인적·물적 지원과의 관계를 파악하게 함으로 사회수요가 크고 실현성 높은 문제부터 계획을 수립할 수 있다. 이 점이 바로 과학적 관리이론에 따라서 인간관계의 균형 있는 발전을 도모함으로 단기 효율을 넘어서 장기적 효율을 높이고 지역사회 자체의 계속성 있는 자조 자립능력을 개발시킬 수 있다는 모형이 된다. 이상을 도표화하면 다음과 같다〈표 1-1〉.

〈표 1-1〉 사업수행의 특성

특성	공중보건사업 (public health service)	지역사회보건사업 (community health service)
목적	개인 및 가족의 질병예방, 건강증진(협의적)	지역사회로부터 세계 인구 집단의 건강증진(광의적)
사업결정권	정부 및 기관 제한적 행사	지역사회 자율적 행사
권력	정치권력과 강제성이 있다	없다
법령의 제약	크다. 여론의 초점이 있다	여론의 초점이 안 된다
평등성	합법성이 전제되므로 평등하다	평등성이 적다
사업대상	선택된 인구집단	지역사회주민 전체
사업절차	정부에서 지역사회로 하향식 전달 체계	지역사회에서 정부로 상향식 전달 체계
사업완료 기간	단기간	장기간
지역사회 개발	소극적 추진	적극적 추진

자료 : 이선자 외, 지역사회간호학, 신광출판사, 1990, p.21.

2 지역사회보건의 실천원리

지역사회보건은 한마디로 말해 “양질의 의료를 협동에 의하여 일정 인구집단에게 효율적으로 제공하는 데에 관한 것”으로 정의할 수 있으며, 동서양 국가체제 여하를 막론하고 현재에 와서는 국민보건의 목표와 일치한다.

‘일정 인구집단’이란 일정 지역사회, 즉 지역내 전 주민을 말하며, ‘의료인의 협동’이란 어떠한 한 의료직종(예 : 의사)을 위주로 하는 종적인 연결만을 말하는 것이 아니라 자기 주기능이 다른 여러 의료직종(예 : 의사, 간호사 및 보건요원, 기타)의 기능적 협동(team work)과 각급 보건의료시설(예 : 의원, 병원, 종합병원 등)의 기능적 연결(system work)을 말한다. 그리고 ‘효율적’이라 함은 한정된 자원의 목적을 위한 최대한의 활용을 말하는 것으로 최근 우리의 주변에서 자주 오르내리는 효율적인 보건의료의 전달체계를 말하는 것이다.

상기한 정의의 내용을 합리적으로 실천하는 데에는 몇 가지 기본적인 원리가 있는데 아래와 같다.

1) 지역사회 중심성

이는 주민의 자주성과 더불어 지역사회보건의 기본 원리이다. 주민의 needs, 즉 전체 주민의 건강요구도에 따르는 적정의료 제공의 기본 계획이다.

2) 효율성

전주민의 필요성에 의한 적정의료 제공에 있어서 항상 지역자원은 한정되어 있으므로 낭비를 피하고 최대한으로 자원을 활용하여 그 생산성을 높이는 것이다.

3) 주민의 자주성

지역사회 모든 주민의 자발적 참여의식이 기반이 되어 이루어지는 자주적 활동을 원칙으로 하는 것이다.

4) 종합성

주민의 복지향상을 위하여 보건의 향상은 필요한 사항의 하나이므로 여타 개발계획을 종합한 지역사회 종합개발계획의 균형 잡힌 일부로서 이루어져야 한다.

제 3 절 지역사회의 보건활동

1 지역사회보건활동의 정의와 종류

지역사회보건활동이란 "지역보건문제의 해결을 목적으로 하는 지역사회의 동적인 노력 과정"이라고 할 수 있다. 지역사회보건활동의 과정은 목표의 설정 과정, 즉 지역보건문제의 인식 과정과 보건 문제를 해결하기 위한 노력 과정으로 크게 나눌 수 있다. 지역사회를 하나의 유기체로 가정하고 문제 인식과 해결 과정에 주체적으로 참여하는 지역사회의 요소들을 주민(개인, 가정, 민간 단체), 보건 의료인(보건 의료 조직), 지방 정부 및 공공 단체로 나누어 인식과정과 해결 과정을 각각 설명하면 지역사회 보건 활동을 더 쉽게 이해 할 수 있다. 지역사회의 보건 문제 인식의 대상은 생태학적 모델로 설명되는 질병 발생뿐 아니라 질병 발생을 예측케 하는 인체 유해 물질의 작업 환경내 존재, 건강을 위협하는 하수오염, 지하수오염 또는 대기오염, 비효율적인 보건의료제도, 의료기관의 불친절을 비롯한 양질의 의료서비스에 관련된 문제 등으로서 지역사회 구성요소에 의해 지역사회의 건강을 위협하는 모든 상황이다.

보건활동의 분류방법에는 여러 가지가 있으나 보건활동의 주체, 보건활동의 대상, 지역보건문제 등을 분류기준으로 삼을 수 있다. 주체에 따른 분류는 지역주민, 보건의료인, 지방정부조직에 의한 보건활동으로 나눌 수 있다.

① 지역주민의 보건활동은 개인건강에 대한 스스로의 관리(self-care)와 시행되는 보건사업의 프로그램에 대한 참여(주민참여)로 크게 나눌 수 있다. 전자는 질병 발생시의 개인활동으로 잘 나타나고, 후자는 전염병 발생시의 신고, 역학조사 및 방역활동 과정에의 협조, 갈수기의 급수 요청, 인근 목장의 분변이 원인인 마을 하천의 오염문제 해결을 위한 지방정부의 개입요청 등 발생된 보건문제를 해결을 위한 문제제기를 예로 들 수 있다. 이때 활동의 단위는 개인, 부락대표, 민간조직 등이다,

② 보건의료인의 보건활동은 개인에 대한 진료활동이 가장 큰 부분을 차지하며, 전문인으로서 지역보건문제의 진단과 해결과정에 참여하고 각 과정에서 발생하는 문제 및 그 해결책을 제시하는 것 등이 그 예가 될 수 있다.

③ 지방정부가 수행하는 보건활동은 상하수 관리(건설과), 영양관리(농촌지도소) 등과 주민 또는 보건의료인에 의해 제기된 문제의 해결을 주도하거나 자체 수집한 문제의 해결과정에 주민과 보건이력의 참여(예 : 홍수 발생시의 방역대책)를 요청하기도 한다.

대상에 따른 보건활동은 개인을 대상으로 한 대인보건활동(personal health service)과 집단을 대상으로 한 공중보건활동(public health service)으로 나눌 수 있다. 대인보건활동은 개인의 특수한 건강 문제를 해결하는 개업의들의 진료활동이며, 공중보건활동은 지방 정부에서 담당하는 업무로서 상・하수 관리, 우물 수거, 전염병 예방사업 등이 그 예가 될 것이다. 공중보건 활동 중 만성병 관리 등은 집단을 대상으로 계획되었으나 서비스 제공 과정에서는 대인보건활동과 같다.

그리고 보건 문제별 보건 활동은 진단된 지역보건문제를 해결하기 위한 지역사회의 각 구성 요소가 행하는 보건 활동이다. 진단된 보건 문제를 우선 순위별로 정리하면 전체 지역시회의 보건 문제 이해에 도움이 된다. 특징한 보건 활동을 중심으로 지역사회 각 구성 요소의 수준(개인, 가정, 민간조직, 학교, 산업장 등 집단, 지방 정부 등)에 따라 보건 활동의 세목을 정리하면 보건기획의 주요 전략이 될 수 있다. 이때 지역사회 구성 요소의 수준 구분은 제기된 보건 문제의 특성에 따라 달라질 것이다. 이런 분류 방법을 서로 교차시키면 실제의 보건사업을 기획하는데 도움이 된다.

2 지역사회의 보건활동 수행시 고려 사항

1) 지역보건사업에 대한 진단

지역보건사업에 대한 진단은 두 가지로 나누어 생각할 수 있다. 첫째는, 전체 지역사회보건 문제를 해결함에 있어서 새로이 필요한 보건사업은 무엇인가에 대한 문제이며 둘째는, 현재 진행되고 있는 기존 보건사업에 있어서 문제는 없는가에 대한 것이다. 후자의 경우에는 모자보건, 결핵관리 등 항상 수행되는 보건사업이 해당 지역의 보건의료 수요에 대해 제공되고 있는 서비스가 요구를 충족하고 있는가, 그 결손상황을 파악하여 교정하는 것이 효과적이다. 즉, 해당 보건사업의 보건 서비스 수혜범위에서 제외되어 있는 집단의 양적 결손여부, 서비스 자체의 질적 개선여부, 관련된 제도상의 문제 등을 주요 기준으로 하여 파악할 수 있다. 이렇게 오랜 기간 동안 계속하여 수행되는 보건사업은 문제를 발견하여 수정하기에는 시간적으로 충분한 여유가 있을 수도 있다.

그러나 전염성 질환의 관리와 같은 단기간에 끝나는 보건사업일 경우 문제 발생 후 그 해결 과정에서 문제 분석에 필요한 작업을 진행하면 효과적인 시기를 놓칠 수 있다. 그러므로 사전에 그 해결책들을 마련해 두는 것이 좋다. 예를 들어 전염성 질환의 유행 관리를 위하여 조사팀 구성에 사전 협의, 조사표작성, 가검물 검사 의뢰 방법 등에 관해 미리 숙지해두는 것이 좋다. 전자 즉, 새로운 보건사업의 선정을 위한 지역 진단 자료로서 흔히 체계적이고 전문적인 조사 자료를 선호하고 이것만을 신뢰하는 경향이 있으나, 급성 전염병 관리 등 단기 사업의 경우는 물론 장기의 경우에서도 오히려 쉽게 얻을 수 있는 보건의료기관으로부터의 기존 자료가 더욱 가치가 있다.

그러므로 보건 의료인은 어느 지역, 어느 위치에서 어떤 일을 하거나, 새로운 보건사업을 기획함으로써 해결 할 수 있는 지역사회 보건 문제 발견에 기여하기 위해서는 관련 자료의 분석 작업을 꾸준히 수행해야 한다.

2) 해결 과정

(1) 목표 설정

지역의 보건의료문제를 진단하고 지역사회 보건사업을 기획할 때에는 설정된 목표가 가능한 한 명확하고 구체적이어야 한다. 보건사업이 지속되는 기간의 길이에 관계없이 장기목적, 중장기목적, 단기목적 등을 설정하거나 인식할 필요가 있으며, 이러한 목적을 설정하기 위한 목표에는 구체적인 서비스 내용까지 포함되어야 할 것이다. 지역주민의 건강증진은 지역사회 보건활동의 최종목표이며, 특정한 보건사업의 목적은 인식된 보건문제의 해결이다. 그리고 구체적인 보건사업목표의 예는 "어떤 보건지표를 어느 정도 감소 또는 증가시킬 것인가"와 같은 것이다. 그러나 완력하고 구체적인 목표를 수립한다는 것은 현실적으로 불가능한 일이므로 주어진 자료를 바탕으로 "예"의 항목을 가능한 한 많이 포함하는 구체적인 목표를 설정하여야 한다. 보건사업목표의 구체적인 설정은 평가에만 유용한 것이 아니라, 그 보건사업에 참여하는 인력들이 전체 서비스 내용 중 자신들이 제공하는 서비스 하나 하나가 주민의 보건문제 해결에 어떻게 기여하고 있는가를 분명히 인식하는데 큰 도움이 된다.

(2) 사업 수행

① 보건의료서비스의 내용 구성

가능하면 단일 보건사업에서의 질적 개선을 위해서는 최소한 제공해야 할 최소한의 서비스 항목을 결정하여야 한다. 보건사업의 대상은 집단일지라도, 개개인에 대한 서비스가 특히 중요하다. 결핵 사업에서 많은 환자를 색출하는 것도 중요하지만 환자 개개인을 완치시키는 것이 궁극적인 목적임을 잊어서는 안 된다.

② 사회문화적 요인 고려

주민들의 사회문화적 요인을 고려하여 서비스되는 내용을 결정하여야 한다. 특히 예방 서비스나 보건교육시 그 내용이 그 지역사회 주민의 가치관에서 비롯되는 저항은 없는지, 또는 실천 가능한 것인가를 반드시 검토하여야 한다.

③ 기존 보건의료서비스 제공체계에 준해서

급성 전염병 관리 등 비교적 단기간에 끝나는 보건사업일 경우는 해당지역의 의료체계에 속하지 않는 외부의 전문인이 참여하거나 주도할 수 있다. 이때는 가능한 한 문제가 발생한 지역 내의 보건인력으로부터 정보수집은 물론 사업팀에 참여케 하여 기존 의료체계 내에서 분담된 기능에 따라 역할을 담당하도록 한다. 부득이한 사정으로 실제 활동에는 직역의 기존 보건인력이 참여치 않더라도 그 사업의 모든 내용을 그들에게 전달하여야 해당 보건사업 수행에 대한 기존 의료체계의 연계가 사업이 끝난 후에도 유지될 수 있고 향후 동일 상황 발생시에는 외부의 인력 없이 기존 인력만으로도 문제해결이 가능하게 될 것이기 때문이다.

④ 대상 선정

보건사업은 집단을 대상으로 한 사업이지만 전체 인구 집단에 일률적으로 시행되는 보건사업이란 거의 없다. 그러나 반드시 모집단으로서 전체 인구 집단을 염두에 두어 양적 결손을 방지하여야 한다. 전체 집단을 다시 사회 조직별로 보건사업의 특성에 따라 세분화하거나(가정, 학교, 사업장, 기타 사회 조직 등) 지금까지 축적된 전문 지식에 근거한 위험 요인을 특성으로 하는 집단(위험 집단)을 우선 관리하는 것(risk approach)도 주요 전략이다.

⑤ 팀 접근 방법(team approach)

보건사업은 그 성격상 대부분의 경우에 팀을 구성하여 수행된다. 통상 보건사업팀이란 의사와 간호사 그리고 준보건 의료인들을 단일 팀으로 생각하기 쉬우나 보건사업의 종류에 따라 또는 진행되는 시기에 따라 팀의 구성 인원은 증가하기도 하며 감소하기도 한다. 이들 보건 사업팀은 사업이 종료되면 해체되기도 한다. 그러나 넓은 의미에서 해당 지역 또는 설정된 지역의 보건 의료인 전체가 한 팀이라는 사실을 잊어서는 안 된다. 일단 팀이 구성되면 소집단에서 발생할 수 있는 여러 가지 인간관계가 형성되며, 이 중에서 부정적 인간관계는 사업수행을 크게 저해할 수 있다. 특히 의사가 가지는 전문인의 권위적인 태도는 부정적 인간관계 형성에 큰 몫을 한다. 그러므로 이러한 인간관계를 피하기 위해서, 구성원들 서로가 서로의 인격과 견해를 존중하며 기본적인 신뢰 관계가 형성되도록 노력하여야 한다. 그리고 보건의료 문제의 본질

즉 보건사업의 궁극적인 목표에 대한 공동 인식은 인간관계로 인한 보건 사업팀의 사기저하를 막을 수 있다고 판단된다.

3 지역사회 보건활동과 문화

지역사회 보건사업을 하려면 그 지역 주민의 인류 문화권을 구성하는 요인에 대한 고려가 필요하다.

(1) **민속의료 또는 전통의료** : 민속의료 또는 전통의료의 장점을 알아야 하며, 이들의 이해가 필요하다. 한국은 100년 전에는 주로 전통적으로 한의학(韓醫學)을 이용하였으며, 앞으로 동양의학과 서양의학을 통합하려는 정부의 방침도 있어, 이에 대한 이해가 필요하다.

(2) **경제 사정** : 특히 생계비 등의 경제 사정을 지역 경제의 특성과 아울러 이해하여야 한다.

(3) **가족의 사회 조직** : 대가족제인 경우는 시어머니의 지배하에 며느리가 생활하므로 가족 계획, 보건소의 지도 등이 어려운 경우가 있다.

(4) **교육, 학식 및 이해력** : 주민의 교육과 학식의 수준에 따라서 보건사업에 대한 이해정도가 다르다.

(5) **정치적 구조** : 지방 의회에서의 보건에 대한 우선순위 문제

(6) **종교** : 종교에 대한 주민들의 태도를 이해하여야 한다. 사망 후의 영혼구제가 있느냐 없느냐의 문제, 죽음을 인간 고해로부터의 해방으로 여기며 환영하는 경우와 영양 교육에서 종교적인 금기 식품의 고려가 필요하다.

(7) **기본적 가치 체계** : 주민의 목적과 포부는 무엇인가? 주민의 관습과 행동양식을 결정하는 것은 무엇인가? 육체적 순결에 대한 관념은?

(8) **기타의 자료** : 지역사회 보건가는 자금 사용, 가족 내 분업 상황, 시간의 이용, 취업 및 취사, 식습관 알코올 중독, 흡연의 위해 등에 대한 지식을 지녀야 한다. 또한 농업, 어업, 산업 기술, 종교적 의식, 결혼식, 장례 풍습, 지역 민간 설화 등을 아는 것도 중요하다.

제 4 절 지역사회와 주민의 건강

1 지역사회보건관련 요인

보건학은 지역사회의 집단에 관한 공중보건과 개인의 위생에 관한 자기건강관리의 두 영역 모두에 관한 학문이라 할 수 있다. 지역사회주민의 건강관리부분에서 전술한 바와 같이 광의의 지역사회라는 환경과 관련하여 개인 및 지역사회 주민의 보건문제에 영향을 미치는 관련요인을 3가지 차원 즉 사회적 및 심리적 환경요인, 물리적 환경요인, 사회조직적 요인으로 볼 수 있다.

1) 사회적 및 심리적 요인

지역사회마다 제각기 다양한 문화, 경제, 종교 및 정치적 특성이 있어 직접, 간접으로 주민의 건강에 영향을 미친다.

(1) 전통과 편견

우리 인간은 문화의 계승자이며 동시에 발전, 개선해 나가는 역사적 사명을 띄고 있으므로 동물사회에서는 볼 수 없는 문화발전의 특성을 가지고 있는데 이를 위해 교육이 필요하며 연구가 필요하다. 어떤 지역사회에서는 새로운 보건프로그램을 시행하려 할 때 오래된 사회적 관습과 불문율 또는 종교적 이유 때문에 좌절되는 경우가 흔하다. 때로는 말로 전해 내려오는 관념을 쉽게 알아 낼 수는 없지만 “우리는 늘 이러한 방법으로 처리해 왔다”는 식으로 저항을 받은 경우가 많다. 이러한 습관과 관습의 타파를 위해서는 주민들이 사회적으로 넓은 정보망을 가져 의식의 변화가 이루어져야 되므로, 이를 위해 정규교육과 사회교육, 특히 TV, 라디오, 신문, 잡지 등의 대중매체를 통한 홍보교육이 현대사회에서 가장 중요한 수단으로 되고 있다. 이러한 전통과 편견의 해소를 위해서는 일선보건요원의 대인접촉을 통해 부단히 접촉하여 지역사회주민의 의식변화를 위해 노력하는 것이 중요한 수단이 되는 경우가 많다. 이에 대한 우리나라의 가족계획사업에서의 성공적인 경험을 우리는 가지고 있다.

(2) 사회계층(social stratification)

보건문제는 사회계층과는 관계없이 어느 계층에서나 문제가 되지만 각 계층에 따라 서로 다른 양상을 보이고 있다. 즉 전염성질환이나 산업재해는 주로 하류계층에서 더 많이 발생하며, 비만증, 고혈압, 당뇨병은 상류계층에서 오히려 더 많이 발생되고 있다. 대체적으로 지역사회 보건사업은 자기 스스로 자기건강관리를 잘 하지 못하는 취약계층 사람들에게 보다 많은 혜택을 주게 되지만, 이는 결과적으로 외부효과(external effect)가 크기 때문에 그 지역사회 전체에게 영향을 끼치게 되는 것이다. 한편, 지역사회 보건사업은 각 사회계층이 갖고 있는 보건문제의 특성을 파악하여 각 계층에게 적절한 보건서비스를 제공해 주는 것이 되어야 할 것이다.

(3) 사회적 관습

지역사회의 사회적 관습 내지 규범(norm)은 도덕적인 의의를 가지며 이는 불문율과 같은 힘을 가진다. 즉 새로운 정보를 제공하는 것만으로 쉽게 바뀌는 것이 아니고 주민으로 하여금 관습을 바꾸도록 동기화(motivation)시켜야 하며, 주민 스스로의 타당성 검토와 시도, 평가 등을 통해 행동변화에 대한 자기의 결심이 이루어지고 이를 꾸준히 시행하면서 유익함을 느낄 때 이루어지는 것으로서, 이는 단순히 어느 한 개인만의 보건교육으로 이루어지기보다는 주위 사람들과 같이 변화될 때 용이한 것이다. 따라서 이러한 사회적 관습을 개선하기 위해서는 치밀한 계획하에 보건교육이 꾸준히 추진되어야 한다.

(4) 종교적 영향

종교단체가 지역사회에 미치는 영향은 상당히 큰 것으로 평가되고 있다. 특히 종교지도자(예 : 기독교의 목사, 카톨릭의 신부 또는 불교의 스님 등)의 말씀은 사회적인 단순히 정신적 평화나 안정에만 기여하는 것이 아니고 기타의 여러 가지 보건사업을 추진하는 데에도 협조적이거나 배타적일 수 있다. 따라서 어느 지역사회에 새로운 보건서비스 프로그램을 도입할 때에는 종교지도자의 이해를 구하는 것이 선결 과제이다.

(5) 정서적 분위기

각 지역사회마다 그의 정서적 분위기는 다르기 마련이다. 그러므로 지역사회주민의 건강증진을 위해 새로운 보건사업을 전개할 때는 그 지역사회의 교육수준과 정서적 분위기에 적합하게 추진되어야 하는데 이를 고려하지 않고 어느 지역사회에서나 동일한 전략과 전술로 접근해서는 사업의 성공을 거둘 수 없다. 이를 위해 보건사업계획을 세울 때나 사업을 도입할 때는 그 지역사회의 여론지도자(opinion leader)가 누구인지를 파악하여 그들과 더불어 사업을 계획하는 것이 좋으며, 무엇보다도 그들의 이해와 협조를 얻을 수 있도록 노력해야 될 것이다.

(6) 정치적 영향

지방자치제의 발전은 민주주의 발전과 더불어 지역사회에 적합한 지방보건기획을 세워 추진하는 것으로서 지역사회주민의 수용성에 부합되는 보건사업과 지역사회주민의 참여를 높일 수 있는 보건기획이 이루어지도록 되어야 하며, 복지사회구현과 더불어 무엇보다도 사업의 우선순위가 있는 보건사업에 예산확보와 자원개발 및 확충을 위해 정치적 배려가 있어야 된다.

(7) 경제적 영향

경제상태에 따라서 의식주 생활의 차이가 생기고, 그 밖에 주민의 생활비 지출이 달라지며 의료시설비, 보건비, 환경위생설비, 의료비 등 건강증진에 필요한 비용 지출이 달라진다. 또한 각 가정의 경제상태가 개인의 건강수준과 깊은 관계가 있음은 말할 것도 없다.

우리는 대도시에 의료자원이 편재하는 현상의 극복을 위해 노력을 하고 있으나, 민간자본에 주로 의존하고 있는 우리나라 의료서비스에서 이러한 현상은 피치 못할 과제이며, 이의해소를 위해 농·어촌지역에 공공보건서비스의 확충이 필요한 것이다. 결국 지역사회주민의 소득향상을 위한 노력이 지역사회개발계획의 우선사업으로 추진되는 것이 타당하다 하겠다. 아울러 소득의 향상은 교육수준의 향상과 비례하며, 지역사회실정에 적합한 산업시설의 안배가 뒤따라야 할 것이다.

2) 물리적 환경요인

지역사회의 물리적 환경요인 즉 지리, 기후, 교통, 산업의 발달정도, 주거상태, 상하수도 관리, 구충구서 관리, 폐기물 관리, 산업장 위생시설, 기타 위생복지시설 등은 지역사회보건문제와 밀접한 관련이 있는 요인들이다. 이러한 환경문제 개선으로 전염병관리, 공해방지 및 쾌적한 생활공간의 조성으로 건강증진 및 수명연장에 크게 기여하게 된다.

3) 사회조직적 요인

어느 사회에나 직접·간접으로 보건에 관계되는 일을 하는 여러 가지 기관과 각 분야의 전문적 요원이 있다. 그러나 대부분의 경우 이들 각 분야의 사람들은 서로 협조하고 힘을 합쳐서 일하지 않으며, 서로 비슷한 내용의 일을 서로 독자적으로 하고 있는 형편이다. 그러나 비록 각 기관끼리 효과적으로 협조가 되지 않는다 하더라도 국민의 세금으로 이루어지는 보건사업과 세금에 의존하지 않는 민간기관에서 행하는 보건사업의 혜택을 누릴 수 있다는 사실은, 이들 시설을 활용하는 시민에게는 더없이 유용한 것이다.

(1) 국공립보건사업

지역사회의 보건에 공헌하는 국공립기관은 일반적으로 각 주민들과 직접 접촉한다. 여기서 하는 일은 간접적인 것도 있지만 지역사회 주민들의 일상생활에 직접적인 영향을 미친다. 그 중에서 가장 중요한 것은 각 시·군에 있는 보건소와 시·군의 보건과임은 말할 것도 없다. 그 밖에도 의약과·사회과·시도립병원·보건연구소·각종 보건관계 위원회·도시계획과·각급 학교·경찰서 등 각 기관도 독자적으로, 또는 다른 기관과 협력하여 지역사회의 보건증진에 이바지하고 있다.

(2) 민간보건사업

대부분의 지역사회에서는 시설기관이나 민간단체에서 보건사업을 전개하여 주민들에게 혜택을 주고 있다. 교회·학교·적십자사, 개인의 병·의원 등이 그 대표적인 예이며, 무의촌 진료사업도 이에 포함된다. 한편 의학협회·간호협회·결핵협회·공중보건협회·암협회·나협회·산업보건협회 등 사단법인체에서는 교육·전시·조사연구 등 사업을 통하여 지역사회 보건향상에 공헌하고 있으며, 때로는 특별한 고유목적을 달성하기 위한 사업을 보조하고 추진하며, 지역사회 보건증진에 이바지한다.

제 2 장

지역사회 보건체계

제1절 사회복지 행정조직체와 지역사회와의 관계

1 서 론

지역사회관계는 조직체의 기능수행에는 물론 서비스의 질에까지도 크게 영향을 미친다. 그러므로 조직체가 속해 있는 지역사회의 여러 구성요소들, 지역주민 · 정치 · 경제 · 종교 · 예술 등 각 분야의 단체들, 다른 사회복지조직체들 등과 바람직한 관계를 형성한다는 것은 매우 긴요한 일이다. 그럼에도 불구하고 오랫동안 사회복지조직체의 관리자들은 자신들의 업무를 단순히 관료주의적 활동 범위 내에만 한정시킴으로서 대외 홍보활동과 지역사회의 중요한 단체들과의 교류를 증진하는 일에는 매우 소극적이었다.

현재 계속 증대하고 있는 사회복지조직체의 유효성 즉, 비용－편익(cost－benefit) 분석에 사회적 관심과 현대 복지국가가 당면하고 있는 여러 가지 어려움들은 사회복지조직체의 생존에 큰 위협이 되고 있다. 따라서 이들 조직체가 지속적으로 서비스를 전달할 능력을 확보하여 사회적 지지를 받도록 노력해야만 된다.

2 사회복지조직체의 홍보활동

모든 사회복지조직체는 지역사회로부터 자원을 획득하고 서비스를 지역사회에 제공하는 업무를 수행한다. 나아가 보다 효과적인 서비스를 지속적으로 전달하기 위하여 전달된 서비스를 평가하고 재조정 해 나간다. 이러한 업무를 수행함에 있어 가장 필요한 요소는 서비스를 이용할 이용자집단을 확보하는 것이다. 그러므로 이용자 즉 클라이언트집단에게 서비스를 이용하도록 정보를 제공해 주고 이들로부터 서비스에 대한 반응을 알아보는 것은 조직관리상 매우 중요하다. 이것을 수행하는 좋은 방법 중의 하나가 홍보활동이다. 홍보활동은 사회복지조직체의 유지관리 측면에서 뿐만 아니라 서비스 프로그램 관리의 측면에서도 필요 불가결한 과업이라 하겠다. 홍보활동에 대해서 정의를 내려보면, 집단·기관·회사·단체의 대외관계를 시민들간의 건설적인 관계를 확립·유지하기 위한 활동이다.

홍보활동이란 다시 말해서 조직체가 목적달성을 위하여 관련이 있는 모든 개인·집단·조직체에게 그 조직체의 목표·정책·사업 등에 관한정보를 제공하여 그 조직체가 활용되고 지지받을 수 있도록 신뢰관계를 확립하려고 노력하는 일련의 활동들이라고 하겠다.

사회복지조직체의 관점에서 볼 때 홍보활동은 일종의 관리활동으로서 조직체를 생존·유지·발전시키기 위한 효과적인 방편이라 할 수 있다.

홍보활동은 지역사회와의 신뢰관계를 수립하기 위한 활동으로서 조직체 외부의 집단들과 개인들과의 커뮤니케이션을 최적화하는 데 초점을 둔다.

따라서 이러한 홍보활동에는 여론분석, 서비스 대상과 지지집단의 규명 ; 자료의 평가, 매체의 선택 및 활용, 타 기관과의 협동 등 일련의 활동들이 포함된다.

특히, 사회복지조직체가 민주적이고 개방적인 체계이어서 지역사회의 여론이 조직체의 의사결정과정에 충분히 반영되어질 때, 홍보활동의 효과가 높아진다. 즉 홍보활동은 조직체가 행하는 특정한 커뮤니케이션의 형태이므로, 조직체가 지역사회에 대해서 일방적으로 의사소통을 하는 것보다는 피드백(feed-back) 체계를 통해서 정보를 자유로이 유입 또는 유출함으로써 최적한 커뮤니케이션을 하는 것이 바람직하다. 이와 같이 홍보활동의 필요성은 다음의 필요성은 다음의 3가지 관점에서 논의할 수 있다.

첫째, 책임성의 관점이다. 최근 모든 복지국가에서는 사회복지비용의 삭감 내지 부족현상이 일어나서 이 문제에 대한 논의가 한창 진행 중이다. 앞으로의 정치적 분위기는 사회복지에 대해 반드시 긍정적이지만은 않을 것이며, 사회복지비 지출은 증가되지 않을 수도 있다. 이렇듯 복지자원이 한정되어지고 이의 지출에 대한 책임성을 묻는 소리가 높아지면 홍보활동의 필요성은 더욱 증대될 것이다. 왜냐하면 사회복지조직체는 일반대중과 정치집단에게 사회복지비 지출의 정당성을 입증해야 되기 때문이다. 즉 제공한 서비스와 그 서비스의 결과로 생기는 효과를 계속 공개하여야 되며, 이렇게 함으로써 조직체의 유효성과 사회복지제도의 필요성을 알려주어 사회적 지지를 확보해 나가야만 하는 것이다.

둘째, 책임성을 보여주어 지역사회로부터 인적·물적 자원을 보다 쉽게 확보할 수 이 있도록 함으로써 조직체의 서비스산출을 지속시키는 유지관리적 측면에 관한 것이다.

셋째, 조직체의 목표와 제공하는 서비스에 관해서 실제적 및 잠재적 클라이언트(client), 다른 단체, 일반 대중에게 정보를 제공하여 그 조직체의 서비스를 이용하도록 유도하는 일이다. 조직체의 효과성은 단순히 서비스가 있다는 것만으로는 이루어질 수 없으며, 그 서비스가 이용되어질 때 평가해 봄으로써 알 수 있는 것이다. 그러므로 조직체는 서비스를 이용하도록 사람들을 유도하여 자체의 존재 이유와 유효성을 정당화하고 나아가 책임성을 입증시키려고 노력을 하게 된다.

사회복지조직체가 행하는 홍보활동은 이러한 3가지의 상호관련된 이유 때문에 필요하게 된다. 그러나 이러한 이유들은 모두가 유지관리 측면에서만 논의하여 홍보활동을 단순히 조직체의 생존에만 기여하는 것으로 보는 경향이 있다.

서비스 산출과는 무관하게 기관을 좋게 보이게 함으로써 사회적 지지를 확보하여 기관의 이미지를 개선하고 더 많은 자원을 얻고 다른 기관보다 정치적 영향력을 더 가져 경쟁력을 증대하는 등의 유지관리의 측면에만 초점을 맞출 수도 있다. 물론 서비스를 산출하기 이전에 먼저 조직체 자체가 생존해야 하므로 홍보활동에서 유지관리의 측면이 더 부각될 수도 있다.

그러나 홍보활동의 궁극적 목적은 조직체의 유지에만 있는 것이 아니라 동시에 서비스의 질을 높이기 위한 서비스 관리의 최적화에도 있다. 앞서 논의한 바와 같이 유지관리가 우세해지면 조직체에서 흡수작용이 일어날 수 있다. 그러므로 양자의 균형 내지 통합을 이루는 것이 중요하다. 따라서 요원과 클라이언트(client)와의 관계·서비스의 이용실태 · 클라이언트(client)의 만족도 평가 등도 동시에 홍보활동에서 다루어져야만 한다.

지금까지 논의한 홍보활동의 필요성을 중심으로 홍보활동의 목적을 구체적으로 제시하면 다음과 같다.

① 일반대중에게 사회복지 프로그램의 범위 · 목적 · 영향에 관한 정보를 제공함
② 일반대중 · 입법기관 · 클라이언트(client) · 이익집단으로부터 프로그램의 지속적인 운영을 위해 자원봉사 · 재원 · 유리한 여론 등의 형식으로 지지를 획득함
③ 기관 및 기관의 프로그램에 대해 유리한 여론이나 태도를 형성하도록 자료를 제공함
④ 여론조성사 · 대중매체 · 잠재적인 기금출처 등이 조직체를 원조하도록 영향력을 가하기 위해 그들과의 공식적인 의사 소통망을 발전시킴
⑤ 지역사회로부터 투입과 의사결정을 고려한 환류체계를 형성함
⑥ 새로운 서비스의 보충 또는 비효과적인 서비스의 축소와 중단에 관한 결정을 받아들이도록 함
⑦ 일반대중에게 이용 가능한 프로그램 및 서비스의 유형과 참가자격에 관한 정보를 제공함

3 사회조직적 요인

어느 지역사회에서나 보건에 직접, 간접으로 관련되는 여러 가지 민간 및 공공조직이 있다. 각 분야의 사람들은 횡적(inter-sectoral relation)으로 서로 협조체계를 이루고 나아가 종적(intra-sectoral relation)으로 협조와 지휘감독체계가 확립되어 있다. 정부의 보건사업에 대한 투자가 크면 클수록 통제도 크기 마련이다. 이는 Mekinsey의 "공동재정과 통제와 관련된 보건제도 분석"에서 잘 나타나 있다.

보건사업을 사회조직적 차원에서 공공보건사업, 민간보건사업 그리고, 보건관련공공사업으로 3대분하여 지역사회조직과 관련된 요인을 검토하겠다.

1) 공공보건사업

첫째, 보건소사업에 있어서 먼저 보건소 기능의 내실화를 기하여야 할 것이다. 보

건소의 공공보건사업목적의 초점이 건강한 사람을 위해 그들의 건강을 유지하고 증진하기 위한 적극적 건강(positive health)사업을 위한 것이라면, 전근대적 예방사업위주의 서비스에서 탈피하여 지역사회특성에 적합한 새로운 보건사업을 개발하여 적극적으로 추진하여야 한다. 그리고 지역사회보건사업의 중추인 보건소망이 얼마만큼 중앙집권화(centralization)되어 있느냐, 지방분권화(decentralization)되어 있느냐 하는 것이 가장 중요한 내용으로서, 지방자치제의 실현과 더불어 보다 더 연구되어야 할 것이다.

둘째, 정신병원, 결핵병원, 나병원, 성병전문병원, 재활병원 등 민간의료에 있어서 경영이 어려운 의료시설 사업은 정부의 투자로 대부분 운영되고 있다. 우리나라는 앞으로 정신병원, 마약 및 알코올중독병원, nursing home, 농약중독병원 등에 대한 정부의 투자가 확충되어질 것이 요망된다.

셋째, 보건연구소나 각종 위생시험소가 주민들의 건강위해 현상에 대비하여 혜택을 주고 있다. 산업안전을 위한 규격과 규범을 마련하고 이를 적용한 시설 및 안전장치 허가 및 정기적인 감독이 있으며, 식품제조나 각종 위생시설의 안전을 기하도록 검사와 감독을 하고 있다. 기타 공해관리를 위하여도 환경부를 비롯한 여러 기관에서 노력하고 있다. 특히 위생시험관계 업무는 시간적 제한을 많이 받기 때문에 수거된 표본의 중앙수송으로 인한 문제(예 : 보관상의 오염)가 크므로 시험소의 지방분산이 요망된다.

2) 민간보건사업

우리나라는 민간자본의 보건사업 유치가 많은 국가중의 하나로서 병·의원의 대부분이 민간자본으로 운영되고 있다. 신교와 구교 교단에서 운영하는 병원은 전국 병원의 20% 정도로 비교적 많은 비중을 차지하고 있으나, 교회, 학교, 적십자사 같은 기관에서 운영하는 보건복지기관은 아직도 취약한 실정이다. 그러나 최근 미국에서와 같이 교회나 복지가에 의한 자선사업의 일환인 보건봉사활동이 우리 나라에서도 늘어나고 있는 추세이다. 한편 대한의학협회, 대한간호협회, 대한결핵협회, 공중보건협회, 보건관리협회 그리고 가족계획협회 등 민간기관은 정부의 사업을 보조하기도 하고 지역사회 보건증진을 위해 진료사업 뿐만 아니라 예방사업에서 일익을 담당하므로서 지역사회보건사업에 크게 기여하고 있다.

3) 보건관련 공공사업

보건복지부 관할 사업이외의 공공사업으로서 보건사업에 직접, 간접으로 영향을 미치는 사업은 많다. 그 중 중요한 것은 다음과 같다.

① **교육과학기술부** : 학교보건사업, 탁아소사업, 보건인력양성, 국립의과대학 및 부속병원 운영
② **환경부** : 공해관리사업
③ **농림수산식품부** : 식품위생사업, 농촌지도사업
④ **국토해양부** : 주택사업
⑤ **행정안전부** : 식품, 환경위생 관리사업, 새마을 운동, 시도립병원(지방공사의료원), 보건소
⑥ **법무부** : 보건관련입법 및 단속
⑦ **보훈처** : 보훈병원의 운영관리
⑧ **국방부** : 육・해・공군의 보건담당 및 병원운영관리
⑨ **고용노동부** : 산업보건관련 병원의 운영관리

제2절 지역보건체계의 개념과 특성

1 지역보건체계의 개념

WHO의 district health system의 정의는 다음과 같다.

"a district health system based on primary health care is a more or less self-contained segment of the national health system. It comprises first and farmost a well-defined population, living within a clearly delineated administrative and geographical area, whether urban or rural. It includes all institutions and individuals providing health care in the district, whether governmental, social security, nongovernmental, private, and traditional. A district health system therefore consists of a large variety of interrelated elements that contribute to health in homes, schools, work places, and communites, through the health and other related sectors. It includes self-care and all health care workers and facilities, up to and including the hospital at the first referral level and the appropriate laboratory, other diagnostic, and logistic support services. Its component elements need to be well coordinated by officer assigned to this function in order to draw together all these elements and institutions into afully comprehensive range of promotive, preventive, curative, and re-habilitative health activities."

"1차보건의료에 입각한 지역보건체계는 국가보건체계의 자체 충족적인 한 부분이다. 이는 도시나 농촌을 막론하고 명확히 구분되는 행정적・지리적 지역내에 살고 있는 분명히 한정된 인구집단이 명시되는 것이 요망된다. 즉 1차보건의료는 그 지역내에 보건의료를 제공하는 모든 기관과 개인을 포함하는 것으로 이는 정부, 사회보장기관, 비정부기관, 민간기관이나 전통적인 기관이 총망라된다. 그러므로 지역보건체계는 보건 및 기타 관련부문을 통하여 가정이나 학교, 직장 및 지역사회에 기여하는 상호 연계된 다양한 요소들로 이루어져 있다. 즉 지역보건체계는 자가치료, 모든 보건요원과 시설로부터 1차 의뢰수준의 병원과 적절한 실험실, 기타 진단적 및 물자공급적 지원서비스에 이르는 모든 것을 포함한다. 이러한 구성요소들은 건강증진, 예방, 진료 그리고 재활에 관한 포괄적인 보건활동을 충분히 수행할 수 있도록 기능이 부여된 보건관리에 의해 잘 조정되어야 한다."

위의 정의에 비추어 지역보건체계의 주요개념을 정리해 보면 다음과 같다.

1) 지역보건체계의 보건의료제공부문

① **보건서비스 제공사** : 지역보건체계에서의 보건의료 제공자는 매우 포괄적이다. 즉 정부, 사회보장단체, 비정부 기관(non-governmental organization), 민간의료기관, 심지어는 전통의료시술자까지를 모두 포함하고 있다. 여기서 보건의료제공자, 보건의료재정 담당자, 보건의료행정 담당자 모두가 정부, 비정부 기관의 구별없이 협조하여야 한다는 개념을 알 수 있다.

② **부문간 협조** : 가정, 학교, 직장 등 비보건부문의 요소들까지를 포함하여 이들 부문간의 협조(intersectoral collaboration)가 중요한 개념으로 대두된다.

③ **단계화** : 끝으로 위의 지역보건체계의 정의에서는 의료의 제공단계를 자가치료,

보건요원 및 시설, 1차의뢰수준(first referral level) 등으로 구분하고 있다.

2) 보건의료서비스의 성격

보건의료서비스의 종류는 기존의 1차보건의료의 개념과 동일하다. 위와 같은 개념에 덧붙여 지역의료체계의 본질적 성격(essential characteristics)으로 다음의 여덟 가지 특성을 강조하고 있다.

① 보건의료의 필요에 따라 보건활동이 공정하게 배분되어 형평성(equity)을 달성하여야 한다.
② 의료시설에 대한 접근성(accessibility)이 보장되어야 한다.
③ 건강증진 및 예방사업에 중점을 둔다.
④ 부문간 활동(intersectoral action)이 건강을 증진시키는데 기여하여야 한다.
⑤ 효과적인 지역사회의 참여(community involvement)가 필요하다.
⑥ 지방분권(decentralization)이 국가보건정책을 현지 실정에 맞게 수정하고 집행하는데 필수적이다.
⑦ 보건사업의 통합조정(integration of health programmes)을 통해 사업의 효율성을 증진시킬 수 있다.
⑧ 공공, 민간의 여러 기관들에 외해 수행되는 보건사업들을 조정(coordination of separate health activities)할 수 있는 훌륭한 조직구조의 틀이 지역단위로 구성될 수 있다.

2 지역보건의 특징

지역보건체계는 1차보건의료의 이념적 특성이나 지향하는 목표를 그대로 승계하고 있다. 그럼에도 불구하고 지역보건체계의 접근방법은 종래의 1차보건의료와 몇 가지 점에서 뚜렷한 차이점이 있음을 간과할 수 없다.

첫째, 지역보건의료체계는 좁은 의미에서의 1차보건의료수준을 뒷받침해 줄 제1차 의료수준의 중요성을 새롭게 인식하고 있다. 이러한 단계의 구분은 1차보건의료의 개념을 최초로 확립한 1978년의 "1차보건의료에 관한 국제회의 보고서"가 국가의료체계의 단계를 1차보건의료수준, 중간수준(intermediate level) 및 중앙수준(central level)

으로 3구분하고 특히 1차수준에 대한 더 이상의 세분화가 없었던 것에 비하여 그간의 이론적인 발전을 반영한 것이라 할 수 있다. 특히 여기에서 중간수준은 의료체계의 핵심으로 부각되었던 1차수준과 이를 뒷받침하기 위한 지도적 역할을 하여야 할 중앙수준에 비하여 사실상 별 주목을 받지 못하였으나, 지역의료체계의 새로운 개념에서는 1차수준을 보다 직접적으로 지원하여야 할 중요한 기능단계로 부각되게 되었다.

세계보건기구 산하 제1차 의료수준의 병원의 역할에 관한 전문위원회는 제1차 병원의 역할이라 하여 다음과 같이 규정하였다.

① 환자후송(patient referral)
② 보건사업의 조정(health programme coordination)
③ 교육 및 훈련(education and training)
④ 관리 행정 지원(management and administrative support)

이것은 지역병원이 소위 2차수준의료단계로 1차의료단계와 유리되어 있는 것이 아니라 1차의료단계와 밀접히 연계되어 1차의료의 성공적인 기능수행에 필수적인 한 요소가 되어야 함을 뜻하는 것이기도 하다. 제1차 의료수준의 병원은 치료의학 중심으로부터 지역의료의 원활한 수행을 위한 지원 중심(supporting center)으로 역할이 변화되어 있다. 또한 여기서 병원이라고 하는 개념은 위와 같은 역할을 수행할 수 있는 하나의 기능단위 또는 수준 즉 제1차 의료수준을 뜻하는 것으로서, 나라에 따라서는 이러한 기능의 전부 또는 일부를 직역보건당국(district health office)이 수행하게 되어 있을 수 있으며 그 기능 부담은 나라마다 다르다.

둘째로, 지역보건체계는 지역단위의료의 관리(management)과정을 중요시한다. 이에 앞서 세계보건기구는 “국가보건개발을 위한 관리과정(managerial process for nation health development)”이라는 개념을 1차보건의료의 전략적 수단으로 개발하였던 바, 이 개념이 지역의료체계에 그대로 적용되고 있다. 하나의 지역을 단위로 하여 전국민에게 건강(health for all)이라는 목표를 이루기 위하여 체계를 구성하고 이를 운영하기 위한 관리기술 응용의 중요성을 강조하는 것이 지역보건체계의 특징의 하나이다.

셋째로, 의료의 지역화와 체계화가 핵심적인 전략으로 부각되고 있다. 이는 의료제공의 모든 요소들이 지역(district)이라는 지리적 범주내에서 하나의 독자적인 시스템을 구축하여야 한다는 것이다. 이는 즉 국가의료료조직 내지는 기능의 기본 단위를 ‘지역’으로 설정하였다는 의미가 되고, 종래의 개념에서 중앙정부의 정책변화와 소위

풀뿌리(grass-root)수준의 하부구조 구축에 중점을 두었던 기존의 접근방법으로부터, 지역이라고 하는 단위-전국 또는 광역(region)과 같은 중간수준이 아닌 전국민에게 건강을(health for all) 달성하기 위한 주된 기능단위로 설정하는 새로운 접근방법을 채택하였음을 뜻한다. 지역보건체계는 공간적(또는 수평적)으로는 일정한 지역과 인구집단으로 한정되고, 수직적으로는 가정과 개인의 수준으로부터 제1차 의료수준까지로 한정되며 이 입체적으로 구분되어진 국가보건의료체계의 부분이 하나의 자체충족적인 체계(system)를 구축하여 포괄적인 보건의료활동을 수행하여 나가야 한다는 것이다. 이러한 의미에서 지역보건체계를 "self-contained segment of national health system"이라고 규정한 것이다. 그러므로 중앙정부와 광역단위의 지방정부는 지역의료를 뒷받침해주는 위치에 서게 된다. 이러한 특성들이 일견 사소해 보이지만 지역의료체계 개념을 종래의 1차보건의료 개념과는 상당히 다른 것으로 만들어 주는 즉 특이성을 부여해 주는 주요한 특징이라고 할 수 있을 것이다.

지역보건체계는 또한 지역사회의학의 개념과도 흡사하다. 지역사회의학은 "의료사업(medical care service)의 제공자와 일반주민 사이의 역학적 과정(dynamic process)이라고 할 수 있다. 더욱 구체적으로는 의사와 기타 보건요원 및 지역사회의 자발적 상호작용을 통해서 지역사회 모든 주민에게 포괄적 의료를 마련하는 것을 목적으로

Health care needs			Factors for health care delivery system				Administration Area
Levels of health	% of distribution	Methods of care	Type of H. personnel	Cost of health care	Type of H. units		
Ⅳ. Advanced path. stage	5%	Disability limitation	Super-specialist specialist	Cost of care	Special hosp. hospital		Do Gum
Ⅲ. Demonstrable path. stage	15%	Early treatment	General Physician		General clinic H.sub-center		Myun
Ⅱ. Early path. stage	30%	Specific protection	H. nurse H. worker		Home Visits		Ri or village
Ⅰ. Pre-path. stage	50%	Prevention & H.promotion	Voluntary H. worker housewife & member		Family life		Family

〈그림 2-1〉 지역사회의학의 모형

하는 과학(science which aims to develop and provide comprehensive health care for all members of the community, through the voluntary interration of physicians, other health care providers and the community)"이라고 한다.

이렇게 정의되는 지역보건체계가 지역사회의학과 다른 점이라면 첫째, 지역의 개념을 'community'가 아닌 'district'로 사용하는 것인바. district가 지리적, 공간적 한계성을 보다 명확히 하는 것이라 할 수는 있으나, '지역'의 이 두 개념은 여전히 공유하는 성격이 많은 것이다. 둘째로, 지역사회 의학은 'team approach'라는 다소 모호한 개념을 사용하고 있는데 비하여 지역보건체계에서는 의료제공부문에 대하여는 훨씬 더 구체적인 개념을 가지고 있다. 후에 구연철(1986)에 의해 보다 정교하게 개발된 지역사회의학의 모형을 보면 지역보건체계와 보다 유사한 개념으로 발전된 것을 알 수 있다.

이러한 의미에서 지역보건체계는 1차보건의료의 지역사회의학 개념이 발전된 형태라고 보아도 무방할 것이다.

제 3 절 국가보건의료체계의 발전

1 우리나라 보건의료체계의 과제

우리나라 보건의료체계의 구조적, 기능적 및 서비스 내용상의 문제점으로 지적되고 있는 것을 열거하면 다음과 같다.

① 의료서비스의 접근성
- 인력자원의 대도시 편중으로 농어촌 지역의 접근성 저조
- 현대의료의 급격한 발전으로 의료비 앙등에 따른 저소득층의 양질의료 수준 문제
- 의료서비스의 계속성 문제

② 보건의료자원의 효율성 증대와 의료전달체계
- 보건의료시설, 인력 및 장비에 대한 국가장기종합계획의 취약
- 자원의 불균형 분포 : 지역별, 직종별, 기관별

- 의료이용의 대형화, 고급화 추세와 대형종합병원으로의 환자집중문제
- 의료전달체계의 미비
- 전문의 단독개업의 보편화
- 각종 검사의 과잉 및 후송체계후의 중복검사
- 고가 의료장비의 효율성 문제

③ **예방보건사업의 취약**

- 1차보건 담당 의사의 양적, 질적 공급문제
- 보건교육의 취약 : 보건소 및 보건지소에 보건교육 및 통계전담가 부재
- 포괄보건의료 취약
- 일선공공보건사업취약 : 보건지소 및 보건진료소의 조직 및 기능

④ **의료비 지불보상제도**

- 점수제(행위별 수가제 : fee for service)의 문제점
- DRG 제도의 점진적 도입 문제
- 사전보상제도의 점진적 도입
- 예방진료비보상 : 전인적 진료를 위한 time cost 보상

⑤ **국민의료비 급등**

- 전국민의료보장과 의료이용률 급등
- 고급진료(의료기관의 대형화, 고급화, 고가 의료장비)
- 과잉진료, 과다경쟁
- 노인인구 급증과 의료이용률 증가
- 만성퇴행성 성인병증가

⑥ **공공보건진료사업의 취약**

- 정신병원의 확충
- 마약, 알코올 중독병원 확충
- 재활병원확충
- nursing home 확충
- 성병(특히 AIDS) 진료병원
- 농약중독 진료병원

⑦ **기타**

- 지역사회주민의 수용성과 참여의식
- 지방자치 보건기획의 미흡(중앙집권적 관료행정)

– 의약분업의 취약
– 양방, 한방의료의 일원화 문제

1) 의료전달체계

전국민의료보험실시와 더불어 보건의료에 대한 정부의 책임이 증대되면서 정부의 재원조달 필요성이 증대됨과 동시에 역할 기능이 증대되어 민간의료기관에 대한 통제가 상당한 영역까지 가능하게 되어가고 있다. 그 예로서 국민의료비 절감과 보험재정안정을 기하기 위해 의료보험수가를 현실에 비해 아주 낮게 유지하고 있는 것은 좋은 예이다. 한편 대형종합병원에 환자 집중현상을 억제하고 의료자원의 효율적인 활용을 기하기 위해 의료기관을 1차, 2차, 3차 및 특수기관으로 구별하여 역할기능을 분담함과 동시에 체계적인 환자후송체계를 세우고, 의료의 지역화개념에 입각하여 대진료권 및 중진료권제를 개발하여 3차 진료기관을 대진료권 영역에 1, 2차진료기관은 중진료권 영역에 한정하도록 하였다.

이러한 의료전달체계에 따르지 않는 이용자(client)에게는 보험진료혜택을 받지 못하게 함으로써 환자 후송체계를 어느 정도 구축하고 있으며, 각 의료기관 별 본인부담률의 차등을 둠으로써 3차의료기관에서 환자 집중을 어느 정도 완화시키는데 기여하고 있다. 그러나 아직도 의료전달체계의 정착을 위한 선행여건조성이 되지 않는 점이 너무 많다. 이를 열거하면 다음과 같다. 전문의의 보편적인 단독개업의 억제, 1차의료기관에 대한 불신으로 형식적인 환자의뢰서 발급을 위한 과정으로서의 시간 및 경비낭비의 문제, 진료권별 고급의료장비의 공동이용, 하부의료기관의 진찰한 내용(lab. examination)을 상부의료기관에서의 활용으로 중복 진찰억제, 가정의의 육성으로 1차의료기관 확충 등 산적한 문제점이 있다.

2 우리나라 보건의료체계의 개편방향 및 접근내용

한국개발원(KDI)의 주도하에 2000년대를 향한 각 영역별 국가발전장기 구상에 관한 연구의 일환으로 보건사회연구원(구 한국인구보건연구원)에서 인구 및 보건의료부문의 연구를 한 바 있다.

1) 보건의료체계개편의 기본방향

세계 각국이 그들의 실정에 맞는 의료체계를 구축함에 있어서 추구하는 이상은 첫째, 의료이용자 및 공급자의 자유선택권 보장이고, 둘째는 의료서비스의 형편배분이며, 셋째는 국민의 건강수준을 극대화하는 것이다. 그러나 문제는 상기의 세 가지 이상을 모두 실현시켜 줄 수 있는 의료체계를 어느 나라도 아직 고안해 내지 못하고 있는데 있다. 즉 미국과 같은 자유시장체계를 고수하는 의료체계에서는 첫 번째 이상과 세 번째 이상은 실현되지만 두 번째의 이상인 형평배분은 제약을 받으며, 반면에 영국과 같이 국민의료서비스 제도를 채택한 국가에서는 첫 번째 이상인 의료이용자와 공급자의 자유의사나 자유선택권은 제약을 받을 수밖에 없는 것이다. 이러한 현실을 바탕으로 할 때 우리나라가 결정해야 할 향후의 의료체계의 방향으로서, 미국과 영국의 절충적인 체계로의 구축이 고려될 수 있겠다.

이미 앞에서 분석한 바와 같이 우리나라가 오늘날에 이르기까지 미국형의 자유시장체계를 바탕으로 하는 의료체계를 유지해 온 관계로 많은 문제점이 제기 되었음을 보았다. 그중에서 특히 국민의료비의 급속한 상승이 문제로 되고 있어 이를 방치할 경우 국민경제는 물론 보건의료산업 자체도 위협을 받게 될 것이다. 이와 아울러 의료산업이 갖는 시장실패 요인들을 감안할 때 우리나라의 의료체계가 지금과 같은 자유시장체계를 고수할 수 없음도 자명한 이치가 되는 것이다.

자유시장체계를 고수하는 의료체계가 문제점이 많다 해서 영국같은 국민의료서비스제도로 전환할 수는 없을 것이다. 오늘날 영국이 국민의료서비스제도를 택하여 의료비지출의 억제에는 큰 성과를 거두었지만 의료공급자에 대한 인센티브 제거로 생산성이 멀어져 의료의 질이 저하되고, 병·의원에서의 입원을 위한 장기간 대기 등의 부작용도 지대함을 감안한다면 우리나라는 대조적인 양 체계의 장점을 택하고 단점은 버릴 수 있는 절충적인 체계로 개선방향을 탐색할 수 있다.

절충적인 의료체계구축에 있어서의 기본방향은 다음과 같이 설정해 볼수 있겠다. 첫째, 의료서비스 공급의 효율성을 극대화하도록 한다. 이미 우리나라의 의료산업에서는 너무나 소비적인 요소가 많았음을 보았다. 병원과 개업의사간의 직능중복을 위시하여, 지역간 의료자원의 과밀, 과소문제, 과밀지역에서의 의료시설이나 장비에 대한 중복투자, 공공기능과 민간자원의 미분화, 병원경영의 비과학화 등의 낭비적 요소를 제거할 경우 의료공급의 효율성은 상당히 제고될 수 있을 것이다. 이러한 점에 입각하여 진료권역을 설정하는 등의 의료체계개편과 공공의료의 확충, 전문병원 경영인 양성 등의 방안이 모색될 수 있겠다.

둘째, 의료서비스 이용의 적정성을 유지할 수 있도록 보건의료체계의 개편에 유의한다. 현재 우리나라 의료체계는 의료이용자에 대해 아무런 제약이 없기 때문에 경제적 능력이 있거나 의료보장을 받고 있는 사람들은 동일 질환으로 여러 병·의원에서 중복진료를 받기도 하며 또한 고급의료서비스를 선호하여 경증질환의 경우에도 종합병원에 몰리는 현상 등이 초래되고 있다. 뿐만 아니라 의료보험가입자 내에서도 소득이 높은 층일수록 의료이용도가 높아서 보험제도의 소득역진문제를 야기시키며 의료의 남용, 과다소비는 의료비 충당 등을 유발하는 주요요인이 되고 있다. 따라서 지역이나 소득수준에 관계없이 형평적인 의료이용이 이루어지도록 하고, 남용이나 과다소비는 억제할 수 있는 방향으로 진료권별로 의료이용이 단계화될 수 있도록 의료체계를 개편시켜야 한다.

셋째, 국가의료비 지출의 극소화를 기할 수 있는 체계의 모색이다. 의료비지출의 극소화를 위해 영국과 같은 배급제(rationing system)방식을 택할 수는 없으나, 의료보험제도의 발전과 연계시켜 의사들의 보수지불방식을 현행의 행위별 수가제에서 총액계약제, 인두제(capitation), 선불상환예산제 등의 방식으로 전환하는 방안이 검토되어져야 하겠다. 물론 앞에서 열거한 공급체계의 효율화나 의료이용체계의 적정화가 모두 의료비지불을 억제시키는 좋은 정책수단이 되지만, 보다 근본적인 대응책은 의료산업이 노동집약적이며, 그 가운데에서 의료인력이 중심적 역할을 한다는 점에서 의료공급자의 공급 패턴의 변화를 유도할 수 있는 체계의 모색이 강구되어야 하겠다.

2) 보건의료체계개편의 접근전략

앞에서 제시한 기본원칙하에 의료체계를 개편하고자 한다면 의료체계 개편에 선행하거나 또한 병행하여 취해져야 할 몇 가지 조치가 있어야 하겠다.

그 첫째는 보건의료정책의 방향설정이 뚜렷해야 할 것이다. 우리나라에서는 이미 수년전부터 자유경쟁체계의 골격을 갖는 의료체계의 문제점이 널리 지적되어 왔고, 또 이에 대한 대처방안으로 진료권설정과 의료전달체계의 확립을 위한 기본적인 연구가 1982년 한국인구보건연구원에서 수행되었다. 그 후 보건정책의 기본골격에 대해 명확한 방향설정이 이루어지지 않았으며, 상기 연구에 대한 구체적 실행안이 마련되지 못하고 있다. 보건의료정책의 기본방향을 어느 쪽으로 몰고 갈 것인지를 결정하는 전에는 여러 가지 주장이 모두 단편적인 것에 그치거나 탁상공론에 그칠 우려성이 있다. 따라서 우선적으로 고려되어야 할 사항은 우리나라 의료체계의 전개방향에 대한 명확한 정책철학을 갖도록 하는 것이다.

둘째, 앞으로 우리나라 의료체계가 현재와 같은 자유경쟁체계를 전적으로 유지하지는 않을 것이라는 가정하에서 부수될 수 있는 조치사항은 의료보험확대를 전제로 하여 의사에 대한 보수지불제도를 바꿀 수 있다는 점을 명확히 하여야 할 것이다. 만약 보수지불제도를 현재와 같이 행위별수가제(fee–for–service)로 유지할 경우 의료체계를 개편한다고 해도 극히 부분적인데 그치거나 아니면 의료 이용자만 불편해지는 방향으로 그칠 가능성이 있다.

행위별수가제 하에서 병의원이 협업과 분업을 기하여 의료기관간의 기능 재분담을 실현시키기에는 관습이 너무 두터워 진료의 단계화나 진료권설정이 이용자만 계약하는 결과를 초래시킬 것이다. 전문의 편중의 의료인력양성 역시 불가피해 질 것이다.

행위별수가제가 갖는 이점으로 의사들이 열심히 일할 수 있는 금전적 인센티브와 이로 인한 높은 생산성이나 신기술의 개발 촉진에 따른 질적인 향상 등을 들수 있다. 하지만 결과적으로 이 제도는 의사들에게 최대의 소득보장과 함께 진료비 설정에 넓은 범위를 허용함으로써 의사에게는 유리한 제도이지만 의료이용자에게는 진료비 설정에 대한 교섭권을 주지않는 모순점이 있는 제도인 것이다. 따라서 의사 보수지불제도의 개선을 통해 공급자(provider)의 행동패턴을 새로운 의료체계와 결부시킬 것을 기본 전제로 하여야 한다.

셋째, 보수지불제도의 개선을 전제로 할 때 장기적으로 기대할 수 있는 점은 환자의 후송체계 내지 진료의 단계화가 가능하리라는 점이다. 예컨대 1차진료기관에 인두제(capitation)나 총액계약제(negotiation system)가 도입될 경우 1차진료기관이 환자를 억지로 잡아둘 필요성이 없어져 환자후송체계(referral system)가 정착화 될 수 있을 것이다. 이렇게 될 때 1차진료기관에서 전문의의 활동은 무의미해져 의원급에서는 일반의가 요구되며 특히 일반의의 활동은 진료행위는 물론 지역사회내의 보건활동에 유의해야 하는 가정 상담제의 기능으로 발전될 가능성이 많아질 것이다.

따라서 의사인력 양성면에서 전문의의 비중은 줄여 나가야 할 것이며, 일반의에 대한 교육방법도 이러한 공급패턴의 변화에 부응하도록 전개되어야 한다. 현재 우리나라에서도 몇 개 의과대학에서 가정의를 전문의로 하여 양성하고 있는데 이는 앞에서 열거한 정책방향의 설정없이 단순히 가정의의 필요성에만 초점을 맞춘 결과이다. 이것은 의료체계의 전체적인 틀이 없이 지엽적으로 제기된 발상에서 출발한 새로운 문제점이라 하겠다.

1차진료기관이 되는 의원이 일반의 중심으로 되고 그들의 활동도 지역사회보건활동까지 포괄하는 가정상담의의 기능을 할 때, 일반의의 역할재정립에 따라 간호사에 대한 교육방법 역시 이러한 방향으로 개선되어야 할 것이다. 1차진료기관에서 일하는 의사의 기능에 지역사회보건활동이 포함되어 나간다면 주민들의 의료이용 패턴에 변화를 줄 수 있을 것이다.

기능분담과 함께 의사, 약사, 간호원 등의 의료인력간의 구성비에 대한 장기적인 정책 방향도 마련되어야 할 것이다.

한쪽의 인력은 과잉되고, 다른쪽은 부족할 경우 인력간의 불균형으로 인해 국민의 의료이용관습을 왜곡시킬 우려성이 있기 때문이며, 특히 우리나라의 약 남용문제는 과거 의료인력구성의 불합리에서 초래된 결과 중의 하나라 볼 수 있기 때문이다.

넷째, 보수지불제도의 개선을 전제할 경우 고려되어야 할 점은 지역간의 의료자원 분포상의 과밀・과소문제이다. 물론, 이 문제는 보수지불문제와 관계없이 해결되어야 할 과제이나 보수지불제도를 개선할 경우는 반드시 연결되어야 할 사항이다. 인두제나 총액계약제 도입은 지역단위로 이루어질 수밖에 없으며, 또한 지역내 인구수에 비례하는 의료자원의 분포를 가상하지 않으면 안될 것이다. 따라서 생활권에 기초한 진료권의 형정이 이루어져야 하며 진료권별로 적정수의 1,2차 의료기관이 분포될 수 있도록 하여야 한다. 이를 위해서는 지역별 인구, 경제수준 등의 제 요인을 고려하여 의료자원의 수급계획 수립이 실천되어져야 한다. 이외에 의료이용자들에게도 진료권별로 1,2차로 질환의 증상에 따라 의사의 지시에 의거 단계별로 진료를 받을 수 있게 한 규제가 필요해 질 것이다.

다섯째, 상기와 관련하여 공공부문의 기능에 대한 방향설정이 필요하다. 현재와 같이 공공부문과 민간부문의 기능이 상호중복되거나 경쟁적이 되어서는 안될 것이며 상호보완적 기능을 발휘할 수 있도록 유도되어야 한다. 공공부분을 논함에 있어 가장 먼저 확립해야 될 사항은 보건소 및 보건지소의 기능이라 하겠다. 우리나라의 보건소는 공중보건생활을 위해서 전국적으로 시・구, 군 행정단위와 일치되게 설치하였으나, 보건지소는 설치 목적 가운데 하나가 무의면 해소에도 있었기 때문에 그 운영도 보건요원은 읍, 면에 소속시킨 반면, 보건지소에는 공중보건의를 파견하여 주민들의 진료업무를 담당케 하고 있다. 이러한 배경과 읍, 면의 의료자원현황을 볼 때 개업의가 대폭 늘어날 전망은 높지 않다. 따라서 보건지소는 장기적으로도 진료기능을 확대하여 부족한 의료자원을 보완토록 해야 할 것이다. 그러나 보건소의 경우는 도시와 농촌으로 나누어 생각해야 하겠다.

도시지역의 풍부한 의료자원을 생각할 때 도시 보건소의 진료기능은 재고되어야 할 것이다. 장기적 견지에서 도시보건소가 수행해야 할 다양한 공중보건에 관한 업무를 고려할 때 일반환자 진료는 지양하고 성병, 결핵, 모자보건 등의 업무와 관련된 진료기능만 강화되도록 하는 것이 타당할 것이다. 반면 농촌보건소의 경우는 현재와 같이 진료부를 두어 진료를 담당하여 농촌지역의 의료자원부족에 대응토록 해야 할 것이다. 그리고 도시, 농촌 보건소의 구분없이 보건기관의 시설이나 장비는 개업의들이 이용할 수 있게 제도화되어야 할 것이다. 현재 보건소는 X-ray 기계나 병리검사 시설이 잘 갖추어져 있으나 그 활용은 보건소에만 국한되고 있어 지역내 개업의는 모두 별도로 투자를 한다. 이러한 중복성을 배제하기 위해서는 먼저 보건소가 보유하고 있는 시설이나 장비를 개발하여 지역내 공동검사센터로 기능을 수행토록 유의해야 할 것이다.

다음은 공공병원에 관한 것으로 현 단계에서는 공공병원의 기능을 바꾸기는 곤란하나 장기적으로 국립대학병원을 제외한 공공병원은 현재의 진료사업 이외에 정신병, 장애자 재활원 등과 같은 특수사업을 추가하는 것이 요구된다. 공공기관에서 진료권별로 고가장비를 도입하여 공공이용센터로서의 기능을 하거나 검사센터와 같은 기능을 수행하는 방안도 고려할 만하다.

여섯째, 양방·한방의료제도의 협진체계 확립이다. 양방과 한방이 실제적으로 이원화(二元化)되어 있는 현실에서 질병에 따라 양·한방이 협조하여 진료할 수 있는 체계를 개발하고, 의학의 연구와 발전에도 협조체계가 구축되어야 할 것이다. 양·한방 진료에 의한 중복진료가 없도록 제도적 보완이 요청되며, 의약분업과 연계하여 의학, 약학 교육제도의 개선이 뒤따라야 한다.

3 지역보건체계의 개편

지역보건체계는 국가보건체계의 개편과 보건정책의 변화, 지방자치제도의 발전 및 주민의 수용성 증대와 참여의식 수준에 따라서 개편된다. 지역보건체계의 개편 과정과 내용은 일반적으로 다음과 같다.

1) 지역 내의 보건 요구(health needs)의 발견

① 불건강의 대상, 장소, 종류, 발생시기, 발생원인
② 기존 보건서비스의 취약점 진단
③ 지역보건의료자원의 명시(identifying)
④ 보건과제의 우선 순위 평가

2) 지역보건기획

① 장·단기 지역보건기획 : 자금조달 포함
② 지방자치제에 의한 지방보건기획단 구성
③ 지역사회주민참여 : 여론 수렴

3) 지역내 보건조직 개편

① 민간의료기관
② 공공의려기관

4) 지역 내 보건관리시스템 개편

① 보건정보시스템 개편
② 민간 의료기관 협조체제 개편
③ 리더쉽개편
④ 홍보체제 개편

5) 지역내 모니터링 및 평가체계 개편

우리나라에서 1차보건사업의 실효성 있는 개선을 위한 지역보건체계의 개편을 위한 과제는 다음과 같다.

첫째, 전인적 포괄보건의료(특히 예방보건사업강화와 계속적 진료)를 담당함

둘째, 장기계획하에 1차보건의료 담당의사의 인두제(capitation)실시를 기할 수 있

도록 지역화 관리제도의 도입과 사전보상제도의 점진적 도입

셋째, 지역보건기획의 벌전을 기할 수 있도록 현재 중앙집권화되어 있는 정부의 의사결정권을 어느 범위 내에서 어느 정도로 지방 분권화하느냐 그리고 지방자치제의 보건의료부문 재원조달의 확충

제3장

지역사회 보건기획

제1절 보건기획의 개관

1 보건기획의 개념

기획(planning)의 개념은 논자에 따라 다양하게 제시되고 있으나, 행정이 이루어지는 과정에 따라, 행정목표가 있고 이에 따라 일반적인 지침으로서의 정책이 수립된 후 이의 구체화를 위한 것으로 기획을 생각하는 것이 일반적이다. 이에 따라 기획을 정의한다면 『기획이란 특정한 목표를 달성하기 위하여 최상의 이용 가능한 미래의 방법, 절차를 의식적으로 개발하는 과정』이라고 할 수 있을 것이다.

이러한 기획의 정의를 정리하여 특색을 나열하면, ① 기획이란 장래를 향한 것이라고 하는 것, ② 현재와는 다른 변화라고 하는 목표지향성을 갖고 있다는 것, ③ 장래의 목표를 달성하기 위한 합리적인 수단 방법을 의식적으로 모색하는 것, ④ 계속적, 동태적 과정이라고 하는 것으로 집약될 수 있다.

보건기획 역시 이러한 기획의 한 부문으로서 경제기획, 자연기획, 사회기획 등 기획을 대상별로 나누어 보았을 때, 사회기획의 주요 분야가 된다. 즉, 경제기획은 경제의 운용과 발전에 대한 기획을 말하고, 자연기획은 국토, 지역, 도시기획과 같은 물리적 환경에 대한 기획을 말하며, 사회기획은 인구, 교육, 보건, 사회보장 면에서의 기획을 말하는데, 보건기획은 이러한 사회기획의 주 대상 분야가 되는 것이다.

블럼(Henrik Blum)은, 이러한 보건기획과정을 "점진적인 사회변동과정"으로 인식하고, 보건기획은 다음과 같은 세 가지 요소를 포함한다고 하였다. 그는 이 세 가지 요소를 첫째, 무엇을 원하는 지를 정하는 것, 둘째, 원하는 바를 의도된 계획과 전략에 의해 성취하는 것, 셋째, 의도했던 성과를 얻는데 성공한 정도를 측정하는 것이라고 하며, 따라서 기획은 정책(politics)과 기술(technology)을 연결하는 연결고리라고 부를 수 있다고 하였다.

이상에서 알 수 있듯이 보건기획 역시 일반적인 기획과 마찬가지로 '보건의료부문'을 의도하는 방향으로 개발 또는 변화시키려는 조직적인 과정이라고 할 수 있다. 그런데 현대 보건의료 분야의 기획에 있어서 제기되는 기본적인 문제가 다음과 같은 것이라고 할 때 지역사회보건기획은 이러한 문제를 의식적으로 풀어 나가려는 일련의 활동이 된다고 할 것이다.

즉 어떻게 지역사회의 보건의료체계를 조직할 것이며, 주민의 요구(needs)를 충족시켜 주기 위한 재원의 조달을 어떻게 할 것인가? 병원의 적절한 역할은 어떤 것인가? 예방의학과 공중보건 프로그램을 어떻게 적절히 시행할 것인가? 보건의료서비스의 공급자(예컨대, 병원과 의사)에게는 어떤 방식으로 보상을 주어야 하는가? 등의 물음에 대한 응전으로서 보건기획이 존재하는 것이라고 할 수 있다.

2 보건기획의 변천

공중보건의 역사를 볼 때 대다수 국가의 보건사업은 일반적으로 사전에 과학적인 계획이 없이 발전되어 왔다. 전염병 유행이나 비위생적인 환경조건, 또는 천재지변과 같은 위기에 직면하여 이에 대처하는 사고처리적 형태로서 보건사업은 시작되었으며 아직도 많은 국가들이 점증주의방식(creeping incrementalism)의 보건예산 편성방법을 쓰고 있는 실정인 것이다. 그러나 제2차 세계대전 이후로 서구 선진산업국가를 위시로 한 세계 각국은 보건의료서비스를 기획하기 위한 기구를 창설해 보건의료서비스 제반 분야에 대한 기획을 점차적으로 해 나가고 있다.

1960년대 중반까지 보건기획은 보건의료부문을 확장하는 문제에 주된 관심을 기울였다. 이 시기 보건기획의 목표는 의료서비스에 대한 경제적 장애를 제거하고, 새로 발견되는 생의학적 지식과 이의 실제적 적용과의 괴리를 줄이며, 무엇보다도 병원을 새로 짓고 현대화하는 데에 있었다. 이러한 목표는 많은 여론의 지지를 받고 있었으며, 경제사회 발전과 함께 대부분의 목표가 거의 달성되었다. 그 결과 이른 바 의료산업구조(medical industrial complex)가 생성, 발전되었는데, 정도의 차이가 있기는 하지만 이로 인해 의사들, 병원, 그리고 소비자 모두가 그 전보다 편익을 누리게 된 사실이다.

지난 10년 동안에 지역사회보건문제의 성격과 더불어 보건기획의 내용과 목표도 변했다. 이와 같은 새로운 장애의 감소, 새로운 의료기술 이용의 증대, 병원의 성장 등 전 시기의 성공은 오히려 의료서비스에 대한 불평등한 접근성의 문제를 한껏 고조시키고, 보건의료비 지출의 급등을 초래하였다. 이에 따라 보건기획에서의 주된 관심은 이제 비용절감에 있게 되었다. 즉 보건의료자원의 효율적인 배분을 보장하기 위해 새로운 형태의 의료기관의 설계, 건강증진 캠페인의 추구, 전반적인 보건의료체계의 합리화(rationalization) 등에 보건기획의 관심이 모아지고 있는 것이다.

한편으로 보건의료부문의 인력이 급격히 성장하고 보건의료자원에 대한 시민과 조직화된 이익집단의 관심이 높아지면서 보건부문은 이제 중요한 정치영역의 하나가 될 정도로 되었다. 의사의 수가 증대되었으며, 전문화가 급격히 진행되었다. 이로 말미암아 이전의 단일한 직역이었던 의사직이 세분화되었으며, 의사들 사이의 위계(hierarchy)가 생성되었다. 동시에 준 전문 인력(paraprofessionals), 노동조합, 의학연구기관, 소비자 대표가 보건기획과정에 참여하게 되었다. 이러한 변화의 결과 이제는 보건기획이 더 이상 어떠한 목표를 추구해야 하는 지를 주도해 나갈 어떤 지배적 이익집단도 존재하지 않게 되었다. 각계각층의 요구와 이해가 골고루 반영되도록 민주적인 의사결정과정을 중시하는 보건기획과정이 이루어지게 된 것이다. 따라서 보건기획의 목표가 좀 더 넓어지게 된 셈이다.

이처럼 현대의 보건의료는 보건의료비의 급증과 보건의료자원의 배분에 관한 갈등의 심화라는 대표적인 문제를 안고 있으며, 보건기획은 이두 난제를 어떻게 해결해 나가느냐 하는 과제를 지니고 있다.

3 보건기획의 중요성

보건기획은 변화를 위한 의식적 노력의 집합이지만, 역으로 보건기획은 보건부문 내외의 변화에 대한 응전의 성격을 띠기도 한다. 즉 보건부문 내외의 여건 변화에 대응하여 보건부문을 이 변화에 적응시키려는 노력의 일환으로서 보건기획이 중요한 것이다. 따라서 이러한 보건부문 내외의 여건 변화를 살펴보는 것은 보건기획이 어떠한 성격을 지니고 어떠한 방향으로 이루어져야 하는지를 쉽게할 수 있게 한다. 숀필드(Andrew Shonfield)는 자본주의 사회가 30년대의 재정적 공황상태에서 벗어나 60년대의 번영을 이루게 된 데에는 5가지의 주요한 변화가 "번영의 동력(engine of prosperity)"이 되었다고 하는데, 그 중의 하나가 바로 『거대규모의 경제를 다루기 위한 태도-장기적 기획에 대한 관심의 형성』이라고 지적한 바 있다. 현대에도 숀필드의 이러한 지적은 타당하며, 설사 적합하지 않다 해도 전반적으로 국가의 조정 및 기획기능이 확대되어 온 것만은 사실이다. 게다가 산업혁명기에 농업이 분해되어 2차 산업 부문으로 흡수되었듯이 이른바 후기산업혁명(postindustrial revolution)기는 2차 산업 부문으로부터 서비스 산업인 3차 산업으로의 이동으로 특징 지워진다. 즉 보건, 교육, 복지, 행정 등 서비스 부문의 성장이 두드러지게 된 것이다. 이처럼 전반적인 기획기능의 확대 및 보건부문 자체의 성장을 가져 온 보건부문 외부의 변화는 보건기획의 중요성에 대한 인식을 제고하였다.

이와 동시에 보건부문 내부에도 성장과 변화가 있었다. 즉 2차 대전 후 보건부문의 고용규모, 의료이용, 의료비가 폭발적 팽창을 보였는데 이는 크게 수요측 요인과 공급측 요인의 양자에 의해 비롯되었다.

먼저 수요측 요인을 살펴보면 다음과 같다.

① 실질소득의 증가

② 의료비의 재원조달에 있어서 국가의 개입

③ 노령인구의 증가

④ 질병구조의 변화

⑤ 사회경제적 요인의 변화 - 지식, 교육, 지리적 접근성 제고

⑥ 집단적 재원조달 - 정부, 사회보장, 민간보험 등이다.

공급측 요인의 변화로는 다음과 같은 요인을 들 수 있다.

① 생의학적 지식의 발달, 의료기술의 혁신, 전문화의 제고로 인한 고도로 전문화된 병원과 제약 산업, 실험실, 의료기기산업 등 의료산업의 발전

② 의료 인력의 종류 증가와 계층의 복잡화

이러한 보건부문의 성장은 전반적인 건강수준의 향상 및 의료에의 접근성 제고라는 긍정적인 면과 함께 부작용과 새로운 모순을 야기 하였는데, 이들을 살펴보면 다음과 같다.

첫째, 기술적으로 진보된 처리방법의 효과가 한계성을 보인다는 점이다. 즉 기술개발에 투자된 비용(cost)에 비하여 효과(effectiveness)가 과연 있느냐 하는 의료기술의 효과성에 대한 의문이 제기되고 있다.

둘째, 의원성 질환(iatrogenic disease)의 증가 가능성이 증대하였다는 점이다. 현대의료의 발전이 인간 중심의 의료에서 벗어나 인간을 소외시키는 상황이 되어 오히려 인간의 건강을 해치고 있다는 지적이 공감을 얻고 있다.

셋째, 보건의료자원의 분배에 있어 불평등이 심화되었다는 점이다. 보건부문의 성장이 국가 간, 지역 간, 계층 간의 불평등을 심화시키는 방향으로 이루어져 절대적, 상대적으로 보건부문에 있어서의 불평등이 오히려 커졌다는 모순을 현대의 보건의료는 안고 있다.

넷째, 보건의료비 지출이 급증하고 있다. 보건의료비 지출은 상대적, 절대적으로 급격히 팽창하여 여타 부문의 지출 증가를 훨씬 앞지르고 있다. 보건부문의 자원 소비량이 증가한다는 것은 다른 부문의 자원 소비를 제약한다는 점에서 과연 보건부문에의 비용지출이 효과적으로 이루어지고 있는지에 대한 의문이 제기되고 있는 형편이다.

이러한 보건부문 내부의 변화 및 새로운 모순의 대두는 보건정책을 통하여 제모순을 극복하고 보건의료자원을 가장 효과적으로 활용함으로써 가장 많은 인구에게 가장 저렴한 가격으로 골고루 보건의료서비스를 제공할 수 있는 합리적이고 효과적인 방법이 모색되어야 한다는 필요성을 제기하였다. 이에 따라 이러한 정책을 구체화할 기획의 중요성이 높아진 것이다.

결론적으로 말하자면, 전반적인 기획기능의 확대 및 보건부문 자체의 성장을 가져온 보건부문 외부의 변화와 보건부문 내부의 변화 및 이에 따라 파생된 새로운 모순의 대두는 보건기획의 중요성을 높였다고 할 수 있다. 이에 따라 지역사회보건기획은 이제 보건행정의 중요한 일부분으로서 국민의료체계의 합리적 변화를 통하여 이를

향상시키기 위한 필수적인 도구가 되고 있다.

4 보건기획과 국가의 역할

보건부문 내외의 변화에 따라 보건기획의 중요성이 부각되었음은 앞에서 설명한 바와 같다. 보건기획의 중요성이 높아진다는 것은 보건부문에 국가의 개입이 증대됨을 의미한다. 국가와 사회가 국민보건에 대한 책임이 증대됨과 더불어 국가와 지역사회는 보다 바람직한 보건목표로 발전하기 위한 국가보건정책을 수립하여 이에 입각한 보건기획을 수립해야 할 것이다. 역사적으로 볼 때 보건의료에 대한 국가의 책임은 최소한의 환경 위생 및 공중보건사업으로부터 의료비 재원조달, 보건부문성장의 규제, 보건의료기관의 재조직 및 더 나아가서는 영국에서 볼 수 있는 보건의료의 국유화(nationalization)나 사회주의 국가에서 볼 수 있는 보건의료의 사회화(socialization)를 통한 보건부문에 대한 전반적인 통제로 그 책임이 무거워져 왔다. 이러한 국가개입 증대의 정도는 나라마다 그 차이가 있어 아직도 민간부문의 자율에 많은 부분을 방임하는 나라가 있고, 영국이나 과거의 소련과 같이 거의 전적으로 국가가 보건부문을 담당하는 국가가 있으며, 나머지 나라들은 이들 국가를 양축으로 하는 스펙트럼 선상에 놓여 있다. 그런데 국가개입 정도의 차이는 일반적으로 그 나라의 지배적 이념의 성향이 어떠 하느냐에 달려 있다고 할 수 있다. 즉 국가의 적정한 역할이 무엇이냐 하는 이념적 토대에 근거하여 한 사회에서 국가개입의 정도가 결정되는 것이 보통인 것이다.

그런데 국가의 적정한 역할에 대해서는 전통적으로 보수주의, 급진주의, 그리고 자유주의 세 가지 상반되는 시각이 존재해 왔다. 국가의 역할에 대한 보수주의적 관점이 지배적 이데올로기를 형성하고 있는 나라의 경우에는 국가개입이 최소한으로 그치게 될 것이고, 급진주의적 관점이 지배적인 경우에는 국가개입이 최대한도로 확장될 것이며, 자유주의적 관점이 지배적인 경우에는 이들의 중간에 위치하게 될 것이다.

보건기획의 이념적 기초로서 다음의 세 가지 관점을 살펴보기로 하자.

1) 급진주의적 관점(the radical perspective)

이 관점은 헤겔-마르크스적 전통(Hegelian-Marxist tradition)을 계승하여 진정한 자유는 사회적 불평등이 없어져야 얻을 수 있다고 주장한다. 이들의 국가관은 계급적 지배이론(class domination theory of state)으로 “국가는 자본가 계급의 위원회”라고 주장하는 밀리반드(Milliband)류의 도구주의자들과 국가의 목적적 기능을 중시하는 플란차스(Poulantzas)류의 구조주의자가 이를 대표하고 있다. 이 입장의 학자들은 두 전통을 이어받아 각기 그들의 국가관을 전개하고 있는데, 하버마스(Habermas)는 국가가 정통성의 위기에 대응하기 위하여 자본축적을 지원하는 역할을 한다고 비판하였다. 이에 비하여 오코너(O'Connor)는 자본주의 경제가 독점부문, 경쟁부문, 그리고 국가부문의 3부문으로 구성된다고 설명하며, 자본주의 국가는 국가수입의 확대와 자본축적의 유지라는 상반되는 목표 사이의 모순을 겪게 되고, 결국은 자본축적과 정당성 확보를 위해 과도한 재정지출을 하게 되어 재정위기를 초래하게 된다고 주장하였다.

최근의 대표적 이론가로서는 오페(Class Offe)를 들 수 있는데, 그는 국가의 “내부구조(internal structure)”에 착안하여 정책형성에 있어 이의 역할을 규명코자 하였다. 그는 자본주의 국가는 생산부문에 대한 비 규제(exclusion from production), 자본축적에 유리한 조건 유지(maintenance), 축적단위에의 의존(dependency), 그리고 정당화(legitimation)의 4가지 주요한 속성을 가지고 있다고 주장하였다. 또한 이러한 일련의 분석을 통하여 또한 그는 자본주의 국가가 “생산정책(productive policies)”을 통해 국가의 직접생산을 도모하게 됨에 따라 기획기능을 확장하게 된다고 하였다. 그럼에도 불구하고 이는 본질적으로 자본의 요구와 상충되므로 자본주의 국가는 기획을 할 수 없다고 주장한다.

급진적 관점에서는 이러한 국가관을 배경으로 하여 자본주의적 구조 안에서의 보건기획은 원칙적으로 반대하고 있다. 대신에 보건의료체계의 전반적 개혁을 주장하는데, 이의 전형적인 예가 보건의료 사회화(socialized medicine)이다. 이 입장에서는 자본주의적 보건의료에 내재해 있는 이윤동기를 비판하며, 질병의 원인은 사회구조와 사회 전체에 있으므로 국가가 책임지고 보건의료를 제공해야 한다고 주장한다. 보건의료의 사회화는 영국식의 국유화된 보건의료공급체계와 소비에트식(Soviet model)의 사회화된 보건의료체계를 그 모델로 삼고 있다. 이 입장은 결론적으로 중앙 집중적 보건기획을 통하여 의료자원의 사회화가 이루어져야 한다는 입장을 견지하고 있다.

급진주의적 관점이면서 마르크스적 전통과는 그 궤를 달리하는 일리치(Illich)류의 문명 비판적 관점에서는 의료의 탈 전문화(deprofessionalized medicine)를 주장한다. 이 입장은 선진 산업국가의 전문화되고 관료화된 의료의 폐해를 신랄하게 비판하고, 전반적인 산업사회의 관료화로부터의 탈피를 그 해결책으로 제시한다. 이에 따라서 보건의료에 있어서의 구체적인 대안으로는 자조(self reliance), 자기 돌봄(self care), 소비자 통제(consumer control)를 내세우고 있다. 이 입장에서 보면 국가의 보건기획은 오히려 관료화와 전문화를 강화시키는 것으로 비춰지게 된다.

2) 보수주의적 관점(the conservation perspective)

이 관점은 경제적, 정치적 자유주의를 배경으로 하고 있다. 이 입장을 대표하는 논자들로는 아담 스미스(Adam Smith), 밀(John Stuart Mill), 프리드만(Milton Friedman) 등을 들 수 있는데, 이들의 공통점은 "경쟁시장에서의 자발적 교환(voluntary exchange in a free market)"을 중시한다는 점이다. 따라서 국가는 중립적 조정자의 역할에 그쳐야 하며, 국가개입이 정당화되는 것은 자연적 독점과 외형존중(externalities)이 있을 때뿐이라고 주장한다. 그들의 기본적인 입장은 "인간은 본질적으로 평등하지 않으므로 평등을 이루기 위한 국가개입은 개인적 자유를 침해하고 경제발전에 필수적인 경제적 유인을 약화시킨다"는 것이다. 이러한 관점을 가진 사람들은 보건부문에 대한 국가의 개입 역시 기본적으로 최소한에 머물러야 한다는 입장을 견지하고 있다. 이 입장에서 보건기획은 시장기능을 저해하고, 자원배분에 국가개입과 행정적 간섭을 초래하며, 전문가의 자율성과 소비자의 자유로운 선택을 방해하는 것으로 보인다. 그러므로 다음의 2가지 대안이 바람직하다고 한다.

그 하나는 주로 의료 전문적 단체에 의해 주장되는 전문가 모델(professional model)이다. 이 모델에서는 환자에 의한 의사의 자유 선택, 의사의 자유로운 처방, 전문적인 충실성, 행위당 수가제(fee for service)등 자유 상품 모델(free prise model)을 중요시한다. 다른 대안으로는 자유기업 모델(free enterprise model)로서, 기본적으로 자유 상품 모델을 주장하는 면에서는 전문가 모델과 같지만, 면허제의 철폐를 주장하는 등 의료전문직의 독점에는 반대한다는 점이 다르다.

3) 자유주의적 관점(the liberal perspective)

이 입장은 보수주의적 시각과 비슷한 자유주의에서 연원(淵源)한다. 그러나 몇몇 보상은 능력에 의해서가 아닌 '권리'에 의해 주어져야 한다고 주장한다. 이 입장을 대표하는 학자로는 갈브레이드(J.K.Galbraith), 뮈르달(G.Myrdal), 티트머스(R.Titmuss) 등으로, 이들은 사회민주주의와 복지국가 원칙을 지지하고 있다. 이들은 자유는 귀중하지만, 공공복리를 위한 국가개입의 여지는 많다고 생각한다. 즉 국가는 조정자로서 배분, 분배, 안정화 기능을 통해 국민에게 서비스를 제공해야 한다고 주장한다.

이러한 자유주의적 관점은 기본적으로 보건기획을 지지한다. 이 입장은 실용주의에 근거하여 근본적인 개혁보다는 실용적인 국가개입을 주장하여 보수주의와 급진주의의 절충론을 견지하고 있다. 보건의료체계의 개혁에 대해서는 좌파적 자유주의자는 영국식의 국가보건서비스(national health service)제도를 지지하고, 우파적 자유주의자는 민간의료보험(private health insurance)제도를 지지할 만큼 이 입장을 가진 사람들 간에는 입장의 차이가 크다. 일반적으로 이 입장에서는 국가개입의 정당성을 합리성(rationality), 형평성(equity), 책임성(accountability)의 3가지 기준에 부합될 때 인정하기 때문에 보건기획 역시 이 3가지 기준에 부합될 것을 요청한다.

제 2 절 지역사회 보건기획

1 보건기획의 유형

1) 형성과정

계획을 형성과정에 따라 보면 위로부터 밑으로 내려가는 하향적인 방법과 아래로부터 위로 올라가는 상향적인 방법, 두 가지 유형으로 나눌 수 있다. 하향적인 방법을 택할 경우에는 기획과정상 모든 문제는 전체적인 국가적 입장에서 결정된다. 이때 중앙정부의 기획 책임자는 기획과정에 모든 책임을 지며, 하위계층에 대한 특별한 배려 없이 기획이 이루어진다.

정책과 전략, 사업과 목표 및 목적은 물론 필요한 활동과 이를 위해서 투입되어야 할 자원에 대한 결정은 역시 최고계층에서 이루어지며, 집행을 위해 단지 하위계층으로 전달된다.

이와는 반대로 일반적으로 상향적인 기획 법은 지방자치단체나 지방수준의 기획

전문가가 각자의 요구와 수요를 추정하여 작성된 계획이나 사안을 의미한다. 이와 같은 지방수준의 계획들은 다음 단계의 상위계층인 지역수준에서 통합되고, 지역계획은 중앙정부수준에서 상호 통합되어 국가계획이 작성된다.

그러나 실제로는 이와 같은 두 가지 유형이 다 함께 사용되는 경우가 많다. 단순히 하향식의 기획유형은 그 범위가 넓고 신속하지만 지역적 특수성을 무시하는 단점을 지니고 있는 반면, 순수한 상향식 기획유형은 구체적이고 현실적인 경우가 많으나 범위가 좁고 기획만을 위해서도 많은 요원이 필요하고 오랜 시간이 소요된다.

2) 범위

그 범위에 따라 기획유형을 나누어 보면 종합적인 유형과 부분적인 유형으로 나눌 수 있다. 종합적인 계획은 모든 경제 분야가 기획활동에 참여하는 반면 부분적인 계획은 단지 그 일부만이 계획된 것을 말한다. 따라서 부분계획(sectoral plan)인 보건계획의 경우를 볼 때 공공분야와 민간분야를 다함께 포함시킨 것을 종합적 계획이라고 할 수 있고, 공공분야나 민간분야만 취급한 경우에는 부분적 계획이라고 할 수 있다.

대부분의 계획은 공공분야에만 국한되고 민간영역의 참여는 무시되거나 제외되는 경우가 많았다. 만일 공공영역이 적을 경우에 질적으로 좋은 계획의 효과를 달성하려면 종합적인 방법이 채택되어야 할 것이다.

3) 계획기간

설정된 목적과 목표를 실현하기 위한 사업 계획기간에 따라 다음과 같이 나눌 수 있다.

(1) 장기계획

흔히 장기계획은 수년간에 걸친 기획으로서 일부 기획전문가는 최소한 8년간의 기간을 잡고 있다. 장기기획은 인력, 하부구조, 투자와 같은 변화에 오랜 시간이 소요되는 과제를 취급한다. 장기계획은 보통 ① 해당 지역사회에 영향을 주는 각종 요인의 경향을 나타내고, ② 이러한 제요소의 상관관계를 규명하며, ③ 발견된 문제점에 필요한 개입대책을 모색한다. 주로 장기기획은 장래 추계 또는 예후기획이란 용어가

적용되리만큼 장기간에 걸친 여러 조건의 예측에 관심을 쏟는다.

(2) 중기계획

이와 같은 기획은 나라에 따라 다르나 그 기간은 대개 4~7년간으로 다음과 같은 기준에 따라 이루어진다.

① 선거를 통해 당선된 정부 관리의 재임기간이다.
② 기획기간 중 생산에 변동이 많지 않다.
③ 해당국가의 중요한 중간 투자 사업에 일치한 기간을 기획기간으로 삼는다.

중기기획의 내용은 이미 설정된 목표와 목적을 달성하기 위하여 어떠한 종류의 자원을 어디에 배정해야 할 것인지 그 수단과 방법에 더욱 관심을 갖는다. 이외에도 매년 당해 기간은 제외하고 새로이 또 한해를 추가시켜 언제나 완전한 중기계획을 갖는 계속적인 중기계획도 있다. 장기계획에서도 이와 비슷하게 중기기획기간이 끝나면 새로운 중기계획기간을 첨가시키는 경우도 있다.

(3) 단기계획

단기계획은 보통 1~2년간의 계획기간을 갖는다. 이러한 계획은 1년 또는 2년간에 걸친 활동계획을 작성하며, 중기계획에 일치하여 필요한 자원을 배정한다. 대개 이러한 단기계획은 정부의 예산회계연도와 일치한다.

4) 부여된 권한

부여된 권한에 따라 계획은 지침적 기획(indicative planning)과 지시적 기획(prescriptive planning)으로 나눌 수 있다. 계획이 단지 활동의 지침으로 이용될 뿐 목표량에 구애되지 않을 경우에는 보통 지침적 기획이라 한다. 만일 관련된 분야나 영역에서 의무적으로 받아들여야 할 계획으로 작성되었다면 이 계획은 지시적 계획이라 할 수 있다. 따라서 이러한 계획은 가끔 지시 또는 통제기획이라 하며, 설정된 계획목표를 달성하지 못하면 집행기관은 이에 대해 충분한 해명을 해야 한다. 혼합경제체제에서는 공공분야에 대하여는 지시적인 기획을 하며, 민간분야에 대하여는 지침적 기획방법을 함께 쓰는 경우가 많다.

2 보건기획의 대상과 범위

보건기획(health planning)은 일반적인 기획개념을 보건 분야에 적용시킨 것이다. 따라서 국민보건과 관련된 모든 사회적 활동영역이 보건기획의 대상과 범위라고 할 수 있다. 이를 구체적으로 세분하여 살펴보면 다음과 같다.

① **인적 자원기획**(manpower resource planning) : 각종 보건의료 인력을 양성하고 관리하며 의료 인력의 지역적 분포 및 활용 목표에 대한 기획

② **물적 자원기획**(physical resource planning) : 각종 보건의료시설과 의료장비 및 소모품의 생산, 분배 및 처리에 관한 사항 등에 관한 기획

③ **행정 조직기획**(administrative organization planning) : 보건의료 전달체계의 발전과 재원의 조달, 분배 및 산업정보체계의 개발 등에 관한 기획

④ **환경 기획**(environmental planning) : 쾌적한 생활환경의 확보에 관련되는 보건사업, 즉 기본 환경관리, 공해관리 및 상하수도 관리 등에 관한 기획

⑤ **보건 교육기획**(health education planning) : 예방보건사업과 건강한 생활을 영위하기 위한 국민보건교육 및 홍보 등에 관한 기획

⑥ **조사 및 연구기획**(survey and research planning) : 국민보건의 실태를 분석하기 위한 제반 활동과 보건과학 및 의학기술의 향상에 관련된 조사연구에 관한 기획

이상과 같은 기획의 대상과 범위는 다시 민간부문과 공공부문의 활동으로 대별할 수 있으며, 보건자원의 대부분이 민간부문에 소속되어 있는 우리나라의 경우에는 특히 민간부문자원의 활용에 대한 종합적인 계획수립이 필요하다. 그러나 이를 따로 분리해서 취급하는 것보다는 국가보건계획을 작성할 때 공공부문계획과 결합시켜 조화시켜 나가는 것이 보다 바람직할 것이다.

한편으로 행정수준에 따라서도 기획의 대상과 범위는 달라진다. 중앙정부 수준의 기획은 보건정책의 기본방향과 사업우선순위의 결정 등을 취급하고 지방정부 수준에서는 중앙정부의 총괄적인 국가보건계획과 관련하여 운영계획을 수립하고 전달하며, 지역의 특성을 고려하여 세부집행계획을 구체화하게 된다. 그러나 우리나라의 경우에는 현재까지 고도로 중앙집권적인 행정체제를 유지하고 있기 때문에 기획활동에 많은 부분이 지침시달 위주로 이루어지고 있는 형편이다. 다시 말해서 기획의 내용과

그 범위가 행정단위별로 차이가 덜 생기는 획일주의적 성향이 짙다.

보건기획에서의 경험에 비추어 볼 때 기획과정은 일련의 특정적이고 체계적인 단계를 거쳐 이루어진다고 할 수 있다. 그러나 기획은 동태적인 과정이다. 따라서 기획과정을 구분하는 것을 일반적 개념들과 각 단계의 기능의 윤곽을 명확히 하기 위한 것이지 실제로 이와 같이 개별적으로 쪼갤 수 있는 성질의 것은 아니다. 기획과정의 많은 행위들은 동시에 수행되는 것이 일반적이며, 상호 연관되어 이루어진다. 또한 기획과정의 많은 단계들은 앞 단계가 이후의 단계에 영향을 미치는 것과 마찬가지로 뒤의 단계가 앞의 단계를 규정짓는 등 서로 유기적인 연관성을 갖는다.

3 지역사회보건기획의 작성과정

(1) 보건기획에서 제일 중요한 문제는 재정의 조달을 어떻게 할 것인가를 고려해야 한다.
(2) 보건의료관련단체의 역할을 이해하고 보건기획에 대한 협조를 구해야 한다.
(3) 지방 보건행정조직에서는 보건계획의 작성과정에서 〈그림 3-1〉과 같은 과정을 거친 의견을 표명해야 한다.

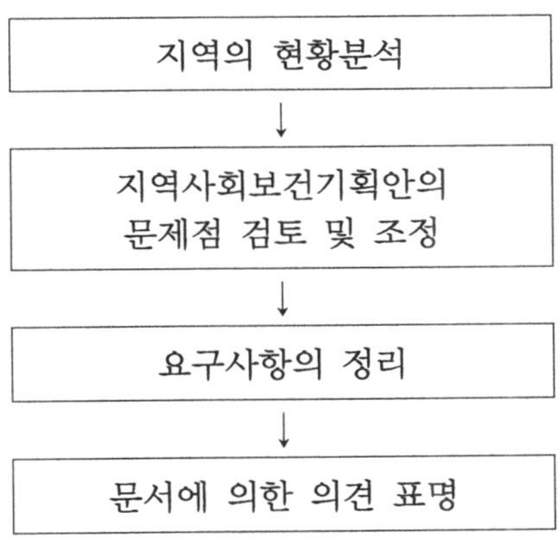

〈그림 3-1〉 지역사회보건기획의 작성과정

(4) 지역사회의 현황분석과정에서 지역주민의 참가를 위해 주민의 의식을 조사할 필요가 있다. 이와 같은 현황분석에 대한 주민참가의 방법은 〈그림 3-2〉와 같다.

주민참가의 방법
- 계획서 작성 시 주민대표 참가
- 주민의 의식구조 조사
- 지역사회 모니터를 통한 의견청취
- 각계 주민과 환자단체의 요구사항 검토

〈그림 3-2〉 주민참가의 방법
(자료 : A. Ljunji, 보건의료계획서 Handbook, 제1법규, 1987, p.27의 표를 재작성)

(5) 1차보건 의료기관은 지역의 보건활동에 있어서 가장 중요한 기관이므로 보건기획의 과정에서 보건소와의 역할을 고려해야 한다.

4 지역사회보건기획과정의 수행방법

먼저 지역사회보건진단은 보건문제에 대한 「5W」의 원칙 하에서 보건의료서비스의 취약점과 보건의료자원을 파악한다. 앞장에서 서술한 바와 같이 지역사회보건 진단방법은 지역사회보건조사와 현장조사를 실시한다. 따라서 본 장에서는 지역사회보건기획의 수행방법에 대한 〈그림 3-3〉과 같이 설명하고자 한다.

지역사회보건문제의 현황분석 → 보건기획 입안 → 보건기획의 타당성 검토와 확정 → 보건기획의 집행 → 보건기획의 평가

〈그림 3-3〉 지역사회보건기획의 수행과정

1) 지역사회보건문제의 현황분석

지역사회보건기획의 수행방법은 지역사회진단을 위하여 가장 먼저 지역사회보건의료문제에 대한 현황을 분석하는 단계이다. 보건문제의 현황분석을 위한 자료는 지역사회의 인구통계자료, 사망률 자료, 이환율 자료, 보건의료 이용도 자료, 의료 지출자료, 주택 및 환경보건자료 등이 필요하다. 이러한 자료를 가지고 보건의료실태와 보

건의료의 구조적인 제도를 분석하여 장, 단기 문제점을 도출한다.

2) 보건기획입안

도출된 지역사회보건문제의 해결을 위한 보건기획을 입안하는 과정으로서 국가보건부문의 목표를 구체화하는 단계이다. 기획입안은 보건사업기획, 보건인력기획, 보건재정기획, 보건조직기획 등을 수립한다. 보건사업기획은 보건사업의 목표, 전개방법, 소요자원 등을 구체화시키는 작업이다. 보건인력기획은 보건인력의 수급과 분야별 분포, 지역 간의 분포에 대한 장, 단기계획을 수립한다. 또한 지역사회보건문제를 해결하기 위한 자금의 출처와 조달방법에 대한 보건재정기획을 입안한다. 그리고 공공과 민간부분간의 역할, 보건의료기관간의 업무분담과 연계, 지원행정체계의 구조 및 기능 등을 다룰 보건조직기획 등을 수립한다.

3) 보건기획의 타당성 검토와 확정

이와 같이 입안된 보건기획은 보건학적, 보건 경제적, 보건 사회적, 보건 정치적으로 그의 타당성 여부를 검토, 확정한다. 그러므로 가장 먼저 보건학적으로 실현 가능성이 있는지를 검토하여야 한다. 그 다음으로 한정된 보건자원으로 효율성을 제고할 수 있는가의 분석방법으로 「비용－효과분석」과 「비용－편익분석」을 실시하여 보건 경제적 타당성을 검토한다. 또한 보건기획입안이 사회적으로 어떠한 영향을 미칠 수 있는지, 그리고 보건기획입안이 집행될 때 어느 계층이 이익을 보고, 어느 계층이 손해를 볼 수 있는지 등을 정치적으로 검토하여야 한다.

4) 보건기획의 집행

보건기획의 집행기획은 추진계획을 작성하여 실제로 집행이 가능하도록 예비단계를 세부적인 사업기획에 따라 실시하도록 집행한다. 전면적인 집행기획보다는 시범적인 보건사업단계를 거쳐 전면적인 집행이 가능하도록 기획한다.

제4장

우리나라 지역보건의료계획

1995년 보건소법이 지역보건법으로 개정되면서 보건소가 중심이 되어 지역의 실정에 근거한 지역보건의료계획을 자체적으로 작성, 구체적인 시책을 추진할 것이 요구되고 있다. 그리고 지역보건의료계획에는 관할 지역 내 보건의료 관련 사항에 대한 각종 통계의 수집 및 정리, 관할 지역 내 주민의 보건의료 수요 파악 및 측정, 수요를 충족시킬 장단기 공급대책 또는 유도 대책을 포함시킬 것을 규정하고 있다(법 제3조). 이에 따라 보건소에는 기획, 조정 기능의 강화가 요구되고 있으며 보다 전문적이고 기술적인 지원이 필요하게 되었다. 따라서 이 장에서는 지역단위에서 지역보건의료계획을 작성하는데 지침이 될 수 있는 바람직한 모형을 개발하여 지역에서 당면하고 있는 문제점과 애로사항을 관련 문헌과 현지 실태조사를 통해 파악하고자 한다.

제1절 우리나라 지역보건의료계획의 시행

우리나라는 1982년 의료전달체계를 정립하기 위한 지역계획이 처음으로 시도되었으며, 이때는 주로 진료권의 설정과 진료권별 병상수의 추계에 초점이 맞추어졌다.

그러나 1994년 농특세의 신설과 이에 근거한 농어촌 의료서비스 개선사업을 추진하기 위한 전략의 일환으로 농어촌 보건소 중심의 지역보건의료계획이 이루어졌고, 이에 보건소법이 지역보건법으로 개정되면서 지역보건의료계획이 법적으로 의무화되는 단계로 되었다.

1 1982년 지역의료계획

1977년 의료보건제도가 도입되면서 의료수요가 급격히 늘어났고, 농어촌이나 중소도시에 거주하는 주민들은 대도시 지역과 같은 의료서비스 이용기회를 요구하게 되어, 의료공급 및 이용 체계상의 변화가 있어야 한다는 문제가 제기되었다. 이러한 문제는 의료기관의 기능분담, 의료의 지역화에 따른 진료권 설정으로 전국을 적정수의 진료권으로 구분하는 과제를 안겨주었다. 이에 정부는 진료권을 어떻게 설정하고 구획을 정할 것인지, 그럴 경우 진료권별로 병상 수는 균형되게 분포되어야 하지 않느냐는 시각에서 1982년 인구보건연구원을 통해 전국 보건 의료망 편성을 위한 조사연구 보고서를 발간했는데, 이것이 우리나라 지역보건의료계획의 출발이라 할 수 있다.

그러나 1982년의 지역의료계획은 중앙정부단위에서 연구하여 지역단위로 병상을 균점 배치하기 위한 시도로 이루어졌기 때문에 엄격한 의미에서의 지역의료계획이라 보기 어렵다. 즉, 지역의료계획은 지방지역단위로 계획을 수립하는 것이라 할 때, 1982년에 시행된 의료계획은 지역의료계획으로 보기 어려운 점이 있다는 것이다. 그러나 우리나라에서 처음으로 지역단위의 자원배치계획을 마련했다는 점에서 의의를 찾을 수 있으며, 이러한 시도가 현재의 지역의료계획을 계획할 수 있는 계기로 작용했다는 점에서 1982년 계획을 지역보건의료계획의 출발점이라 할 수 있다(이규식, 1997).

2 1994년 제2차 지역의료계획

UR이 완전 타결되고 1995년부터 WHO체제의 출범이 예고되면서 농어민들의 불만을 무마하기 위해 농어촌 발전을 위한 특별세가 신설되고, 그 재원의 일부가 1994~1998년까지 5년간 농어촌 공공의료기관의 기능보강과 농어촌 민간의료기관 금융지원을 위해 사용토록 되었다. 농어촌 공공의료기관 기능보강을 위한 자금은 농어촌지역 보건소가 지역보건의료계획을 수립하여 제출하면 보건복지부에서 이를 평가하여 지역계획이 제대로 수립된 지역에 대해서만 자금지원을 하겠다는 계획으로 발표되었고 농어촌지역 보건소에서는 사상 처음으로 지역보건의료계획서를 작성하는 노력이 이루어졌다. 그 이후 1995년에는 보건소법을 개정함으로써 이제 모든 보건소에서 지역보건의료계획수립이 의무화되기에 이르렀다. 따라서 우리나라의 지역보건의료계획은 1994년부터 본격적으로 이루어졌다고 평가할 수 있다.

제 2 절 지역사회참여의 측면에서 지역보건의료계획의 현황과 문제점

성공적인 지역보건의료계획을 위해서는 지역을 망라한 주요 단체와 주민으로부터 참여를 이끌어내고, 이를 지속적으로 유지하는 것이 필요하다. 이러한 지역사회의 참여와 지지를 이끌어내는 것은 지역사회자원을 확인하고 조정하며, 다양한 채널을 통해 자주 지역사회와 의사소통을 함으로써 가능해진다. 이는 지방자치의 기본이념인 주민참여가 이루어져야 함을 의미한다. 지역보건법에서는 지역사회 참여를 유도하기 위한 조항으로 법 제3조에서는 지역보건의료계획의 수립과 관련하여 지역주민, 보건의료 관련기관, 단체 및 전문가의 의견을 참고하도록 하고 있으며, 이에 따라 지역보건법시행령 제2조 1항에서는 지역보건의료심의위원회를 설치하도록 명시하고 있다. 따라서 이 절에서는 지역보건의료계획과 관련된 지역사회 참여의 현황을 살펴보기 위해 우선 지역보건의료심의위원회의 설치 현황과 문제점을 살펴보고자 한다.

1 지역보건의료심의위원회를 통한 참여 현황 및 문제점

서울시 25개 보건소를 대상으로 지역보건의료심의위원회의 설치 현황에 관하여 설문조사를 실시한 결과, 1997년 11월 현재 지역보건의료심의위원회를 설치하고 있는 구는 14개구로 심의위원회 설치율이 56% 정도밖에 되지 않고 있다.

〈표 4-1〉 지역보건의료심의위원회 설치 현황(서울시)

심의위원회 설치 구	심의위원회 미설치 구
14개구	11개구

지역보건의료심의위원회가 설치되어 있는 14개 구의 경우도, 심의위원회가 대부분 1997년 하반기에 설치되어서, 심의위원회 설치 이후 회의 개최 회수가 한 번도 없거나 1회 이하인 것으로 나타나고 있다. 또한 향후 계획된 연간 회의 개최 회수도 2회를 계획하고 있는 구가 가장 많았고, 4회 이하가 심의위원회 설치 구 전체의 60%를 차지하고 있어, 이들 심의위원으로부터의 의견이 제대로 반영될지는 의심스럽다.

〈표 4-2〉 지역보건의료심의위원회의 연간 회의 개최 계획(서울시)

회의 횟수	해당 보건소 개수
1회	1개 보건소
2회	6개 보건소
4회	2개 보건소
5회 이상	1개 보건소
수시로	4개 보건소
계	14개 보건소(심의위원회 설치 보건소)

실제로 지역보건법시행령 제2조 2항에서는 위원회가 자문을 하도록 명시하고 있으나, 지금까지 심의위원회로부터 지역 내 보건의료의 실태조사에 관한 사항, 지역보건의료계획의 수립에 관한 사항, 지역보건의료계획의 시행 등에 대해 전혀 자문을 받지 못한 것으로 나타나 아직 지역보건의료심의위원회가 그 역할을 하지 못하고 있는 것으로 나타났다.

2 지역보건의료심의위원

지역보건의료계획 작성지침에 의하면 지역주민, 관련기관 및 단체임직원, 대학교수 등의 보건의료전문가와 관계공무원 및 관련인사를 포함한 20인 이내의 인원으로 지역보건의료심의위원회를 구성토록 권장하고 있다.

실제로 지역보건의료심의위원회를 설치한 구에서는 14개 보건소 모두가 관계공무원 중에서 부구청장, 보건소장을 위원으로 위촉했으며, 그 외의 6개 보건소가 교육청 공무원을 심의위원으로 위촉한 것으로 나타났다. 보건의료관련전문가 중에서는 14개 보건소 모두가 대학교수를 심의위원으로 위촉한 것으로 나타났다. 그리고 보건의료 관련기관, 단체의 임직원 중에서 의사회(11개구), 한의사회(10개구), 치과의사회(10개구), 약사회(9개구), 의료보험조합(8개구)의 임직원이 많이 위촉되었으며, 그 외에 간호사회, 영양사회, 요식업중앙회 등과 같은 민간의료기관, 단체의 임직원을 위촉한 것으로 나타났다.

지역주민 중에서는 14개 보건소가 모두 도의원을 심의위원으로 위촉했고, 의사, 약사, 새마을 부녀회, 녹색어머니회장, 안경사, 언론사 대표 등을 주민의 대표로서 심의위원으로 위촉한 것으로 파악되고 있다. 지역보건의료계획이 원활이 수행되기 위해서는 계획수립 과정을 촉진 시킬 수 있는 지역 조정자로서의 보건소장의 몰입과, 이를 후원할 수 있는 지역의 선도기관이나 지역단체 및 정, 관계인 등으로부터의 지원이 필수적이다. 이를 위해서는 상공회의소, 시민단체, 자선단체, 공무원, 보건기관, 의료기관, 노동조합, 보건의료단체, 이웃친목단체, 노인단체, 종교단체, 공공안전기관, 학교, 각종 전문가 단체, 사회서비스기관 등 지역의 다양한 단체와 인사로부터의 지원과 참여가 필요하다. 그러나 현행 지역보건의료심의위원들의 일면을 보면 대체로 보건의료 관련단체, 기관의 임직원 및 전문가에만 상대적으로 과중하게 치중되어 있는 것이 아닌가 하는 아쉬움이 있다. 이들 역시도 지역주민의 대표이기는 하나, 주민과 더 가까이 접하고, 주민의 실상을 더 잘 파악할 수 있는 부녀회, 어머니회, 이웃친목단체, 노인단체 등에서의 주민 참여가 더욱 필요할 것으로 본다.

3 지역보건의료심의위원회의 역할 및 문제점

지역보건법 시행령(1996. 7. 13) 제2조에 의하면 지역보건의료심의위원회의 역할로써 ① 지역 내 보건의료의 실태조사에 관한 사항, ② 지역보건의료계획의 수립에 관한 사항, ③ 지역보건의료계획의 시행 및 시행결과의 평가에 관한 사항, ④ 기타 시, 도지사 또는 시장, 군수, 구청장이 지역보건의료시책의 추진을 위하여 필요하다고 인정되는 사항에 대해 자문을 하도록 명시되어 있다. 그러나 조사결과 지역보건의료심의위원회는 아직까지 구성단계에 있으며 본격적인 역할은 수행하지 못하고 있는 것으로 나타났다. 앞으로 지역보건의료심의위원회가 그와 같은 역할을 효율적으로 수행하기 위해서는 지역보건의료추진위원회, 분야별 실무 작업반과 같은 위원회가 함께 구성되어 역할 분담을 하면서 서로 협력할 수 있도록 하는 것이 필요하다. 미국 질병관리 센터(CDC)의 지역보건의료계획 모델(PATCH)에서는 이와 관련하여 지역사회집단, 추진위원회, 실무 작업반을 구성하여 보건소장이 조정자로서 역할을 효율적으로 수행하고 있다.

제 3 절 지역보건의료계획에 필요한 자료의 현황과 문제점

보건의료와 관련하여 수집된 정보는 보건의료계획 과정의 각 단계에서 여러 가지 용도로 사용될 수 있다. 보건의료계획을 수립하기 위하여 자료를 수집하고 분석하는 목적은 첫째, 그 지역 주민들의 건강수준과 보건의료서비스에 대한 요구를 파악하기 위한 것이다. 둘째는 보건의료서비스의 수요 및 공급수준을 파악하기 위한 것이다. 셋째는 수집된 자료의 분석을 통하여 보건의료계획의 목적과 목표를 설정하고, 사업활동의 기준으로 사용할 수 있는 지표 및 평가의 지표로 활용하기 위한 것이다. 마지막으로 자료의 수집과 분석은 지역사회 보건의료사업의 우선순위 결정을 위해 사용된다.

1 지역사회 진단을 위해 필요한 보건의료정보 및 자료원

지역보건의료계획을 수립하는 데에는 지역의 보건의료 수요와 공급에 관련한 정보가 요구된다. 지역보건의료 수요현황은 해당지역 인구의 크기와 특성에 관한 정보, 보건의료 이용현황에 관한 정보, 급 만성의 이환조사, 보건 의식 및 행태와 같은 보건문제조사를 통해 파악할 수 있다. 그리고 지역보건의료 공급현황은 지역보건의료 시설 및 장비 현황, 지역 내 민간의료기관 및 보건의료기관의 인력 및 예산현황, 지역 내 병상수와 같은 자료를 통해 파악이 가능하다.

1) 지역보건의료계획을 위해 필요한 정보

지역보건의료계획 수립을 위하여, 즉 지역사회 진단을 위하여 필요한 정보들을 예시하면 다음과 같다.

(1) 인구

① 연령계층별 인구 구성도와 인구 이동 상황, 향후 추계
② 전체 사망자 중 50세 이상 사망자가 차지하는 비율
③ 지역별, 산업별 인구구성비
④ 가구 수, 가구당 인구수, 가구구성
⑤ 성별 출생률

(2) 사회, 경제지표

① 사회, 경제, 지리적 특성
② 의료기관의 주민 접근성
③ 읍, 면, 동별 주요기관 및 시설 현황

(3) 지역의 보건의료자원 현황

① **보건의료 시설 수 :** 의료기관, 보건기관, 약국, 기타 보건관련 시설
② 보건의료기관 및 시설별 보건의료인력 종류별수 및 관련 종사자
③ **지역 내 각종 면허 소지자 수 :** 의사, 치과의사, 한의사, 약사, 조산사, 간호사, 간호조무사, 임상병리사, 방사선사, 물리치료사, 영양사, 조리사, 치과위생사, 치과기공사, 안마사
④ 주요 의료장비, 병상 현황
⑤ 집단 급식소 현황

(4) 관련기관 및 단체

① **언론기관 :** 종류와 수
② **사회단체 :** 종류와 수
③ 지역별 사회복지시설 수 및 수용인원, 종사자수
④ 각 급 학교 수 및 학생 수, 학교별 보건의료 관련사항(양호교사, 급식인원, 조리/

영양사수)

(5) 사망력

① 10대 주요사인별 인구 10만 명당 사망자 수
② 사인별 사망분류표
③ 유아의 사인별 사망상황

(6) 질병정보

① 지역의 10대 질병별 유병률
② **일반 질병 유병률** : 암, 고혈압, 뇌졸중, 당뇨, 퇴행성관절염 등
③ **정신질환 유병률** : 치매, 중독성 정신장애(알코올 중독, 약물 중독), 정신박약, 정신분열증, 우울증
④ **구강질환** : 치아 우식증, 치주염, 치은염
⑤ 법정전염병의 1,000명당 발생률
⑥ 사고발생률 및 지역 내 총사망자 비율(농기계사고, 농약사고, 교통사고)
⑦ 심신장애자의 발생률 및 지역 내 총 사망률 비율(정신박약, 지체장애, 시각장애, 청각장애)

(7) 의료이용행태

① 의료보장 유형별 인구 및 의료비 지출현황
② 1인당 연간 외래 이용횟수
③ 동일 시 군 내 의료기관 이용률(친화도 %) - 외래 및 입원
④ 타 지역 의료기관 이용률
⑤ 1인당 평균 입원률
⑥ 평균 재원일수
⑦ 연간 약국 이용률
⑧ 연령별, 소득별 수진율
⑨ 일인당 의료비

(8) 지역주민의 보건의식, 행태, 지식

① 흡연율

② 음주율
③ 정기적 운동 실천율
④ 정기 검진율

(9) 지역주민의 요구도

① 지역주민이 바라는 삶의 질과 건강수준
② 지역주민의 삶의 질을 저해하는 요인
③ 주민이 생각하는 지역의 보건문제
④ 가장 원하는 보건사업 등

2) 자료원

자료는 크게 1차 자료와 2차 자료로 구분된다. 1차 자료는 조사자가 조사사업을 수행하면서 직접 수집해야 할 자료이고, 2차 자료는 현재 조사사업을 수행하고 있는 조사자가 아닌 다른 주체에 의해서 이미 수집된 자료이다. 2차 자료는 일반적으로 신속하고 저렴한 비용으로 수집할 수 있기 때문에 2차 자료의 효과적인 획득, 이용이 조사의 성공에 중요한 변수로 작용하기도 한다.

이러한 기존 2차 자료에는 통계법상의 지정통계, 승인통계, 신고통계 등 전국적으로 실시된 결과가 공표되고 있는 것 이외에, 각종 행정자료나 또는 각 자치단체에서 실시된 조사결과 등이 포함된다.

(1) 통계법에 의한 승인통계

인구, 사회, 경제지표, 지역의 보건의료자원, 사망력, 질병정보, 의료이용행태, 보건의식행태 등과 관련한 승인통계에는 인구 총 조사, 인구동태조사, 한국의 사회지표, 국민영양조사, 의료기관 실태보고, 보건소 및 보건지소 현황, 전국출산력 및 가족보건 실태조사, 국민건강 및 보건의식행태조사 등과 같은 통계조사들이 있으며, 대부분이 전국 내지는 광역 시, 도 단위의 자료들로서, 광역자치단체 보건의료계획 작성 시 유용하게 이용할 수 있다.

(2) 행정내부자료

① **인구자료** : 주민등록전산자료, 출생신고자료, 사망신고자료

② **사회, 경제자료** : 관련 과의 내부 통계자료

(3) 의료보험자료

① **의료보험통계연보** : 의료보험연합회와 의료보험관리공단에서 매년 발행
② 의료보험급여청구 전산파일
③ 지역의료보험조합 내부 통계자료

2 지역단위 2차 자료의 문제점

앞에서도 언급했듯이 지역보건의료계획을 수립할 때 필요한 정보로는 인구집단의 크기와 특성, 보건의료상태와 문제점, 인적, 물적 자원, 조직, 재정상태, 보건의료 관련 현황 등과 같은 보건사업 대상지역에 관한 자료 및 정보의 수집이 필수적이다.

해당 지역의 인구크기와 특성에 관련된 통계, 지역보건의료 시설 및 장비현황, 지역 내 민간의료기관 및 보건의료기관의 인력 및 예산 현황, 지역 내 병상수와 같은 보건의료 공급현황과 관련 있는 2차 자료는 시, 도 통계연감 또는 보건소 내부 자료를 참고하면 기초 자치단체 단위까지 해당 정보를 쉽게 파악할 수 있다.

그러나 현재 국내의 각종 통계는 주로 국가 수준 혹은 광역자치단체단위로 작성되고 있다. 기초 자치단체 수준에서의 통계는 포괄범위가 한정되어 있고 그나마 대부분의 자료는 신뢰성이 미흡한 실정이다.

1) 사망통계자료 이용의 한계

사망통계의 경우 1980년 이후부터 매년 사망신고자료를 분석하여 사망원인 통계연보가 발표되고 있다. 그러나 영아사망률, 모성사망률, 태아사망률과 같은 WHO, OECD 요구 통계지표가 제대로 생산되지 못하고 있는 실정이다. 그나마 전국수준의 통계치만 발표되고 있으며 기초자치단체 수준의 사망정보는 발표되고 있지 않다.

사망, 출생과 관련한 인구동태자료는 주민들의 자발적인 신고에 의해 추정되는 것이 통례이지만, 인구동태사건의 과다한 불 신고, 실기지연신고로 인하여 전체적으로 과소신고 되고 있을 뿐 아니라, 신고된 것도 그 내용이 부정확 하기 때문에 각종 정책입안을 위한 신뢰도 높은 통계자료로서 가치가 크게 떨어지는 실정이다. 따라서 기

초자치단체 수준의 사망통계는 결국 해당 자치구에서 주민교육 및 홍보 등의 방법을 통해 신고율을 높여 자체적으로 산출해내는 방법 외에는 없는 실정이다.

2) 의료보험자료 이용의 한계

의료보험자료는 우리나라 전체 국민의 이환상황을 대표하는 상병 자료이다. 그러나 유용한 상병통계자료로 크게 기대를 모았던 의료보험자료가 의료비 청구서에 기재된 진단 질병명의 부정확성, 사람 수로 집계되지 않고 진료건수로만 집계되어 단위 인구당 질병발생률이나 유병률 산출이 불가능 한 것 등의 문제 때문에 통계 자료원으로서 유용성이 떨어진다.

의료보험통계연보의 경우도 마찬가지로 시, 도 단위로만 자료가 제공되고, 시, 군, 구 단위로는 해당 자료가 제공되고 있지 못해서 기초자치단체에서의 자료이용은 제한되어 있는 실정이다. 그나마 해당지역의 주민들에 대한 질병통계를 파악하기 위해서 해당지역의 전산자료를 이용할 경우, 그 지역 모든 주민들의 상병 자료를 파악하기 위해서는 지역의료보험자료 뿐만 아니라 직장의료보험자료, 공교의료보험자료 등이 필요하다. 단지 지역의료보험자료에 의한 그 지역 주민들의 질병자료 파악은 크게 왜곡된 결과를 제공할 가능성이 크다. 왜냐하면 지역의료보험자료는 해당지역 전체 피보험자의 30% 정도만을 대표하고 있으며, 지역의료보험자료가 직장내지는 공교의료보험자료의 정보와는 큰 차이가 있으므로 대표성이 크게 떨어진다는 것은 이미 주지의 사실이기 때문이다.

따라서 해당지역 전체 피보험자들의 상병 자료를 이용하고자 할 경우, 지역의료보험자료의 이용에 있어서는 해당지역 주민이 해당지역의 지역의료보험조합에 가입이 되어 있기 때문에 문제는 없다. 그러나 직장과 공교의료보험자료를 이용하는 경우, 직장과 공교의료보험에 가입되어 있는 피보험자의 근무지가 거주지와 다른 경우, 그 피보험자의 의료보험자료가 거주지역의 의료보험자료가 아닌 근무지의 의료보험자료로 파악이 되고 있다. 따라서 현재 거주하고 있는 지역의 상병 자료로 이용하기 위해서는 전산대조 절차를 거쳐야 하는 등의 많은 어려움을 안고 있다.

3) 보건의료 수요파악을 위한 자료의 부재

보건의료 수요파악을 위해서는 건강조사, 보건의식행태, 주민의 요구도와 관련한 자료가 필요하다. 현재 이와 관련한 자료는 한국보건사회연구원에서 3년마다 실시하는 국민건강 및 보건의식행태조사 자료밖에는 없는 실정이다. 그러나 그것도 전국단위의 조사결과만을 제공하고 있으며, 거주지는 시지역과 군지역으로만 나누어 분석하고 있어 기초나 광역자치단체에서 활용하기에는 어려움이 있는 실정이다.

실제로 서울시 25개 보건소를 대상으로 한 설문조사 결과에 의하면, 기초자치단체 범위에서의 보건의료 수요파악을 위한 기존 2차 자료는 거의 전무한 상태이기 때문에, 자체조사에 의해서 자료를 확보해야만하나 조사인력이 부족한 실정이고, 조사의 경험이 부족하기 때문에 많은 애로를 겪고 있는 것으로 나타났다.

제 4 절 지역보건의료계획 작성 지침서의 문제점

1 상의 하달식 틀에서 벗어나지 못한 지역보건, 의료계획 작성지침

지역보건법에 의하면 지역보건의료계획 수립의 주체는 일선 보건소이며, 각 시, 도가 보건소의 계획을 취합, 조정한 뒤, 중앙정부가 다시 이를 조정하는 방식을 취하고 있다. 또 보건소의 계획 수립 시 전문가, 유관단체 및 주민대표로 구성된 심의위원회 설치, 지역보건의료계획공고와 공청회 등을 통한 주민의견의 수렴, 지방의회의 의결 등 다양한 주민참여가 이루어지도록 하고 있다. 이러한 점들을 고려한다면, 우리나라의 지역보건의료계획은 외형적으로는 전형적인 '하의 상달식 계획'이라는 성격을 지니고 있다고 할 수 있다.

그러나 정부의 지역보건의료계획 작성지침(보건복지부, 1996)은 지역의 특성을 고려하여 창의적으로 계획을 수립할 수 있도록 하는 융통성이 부여되지 않은 채 획일적인 서식에 맞춰 기재하도록 되어 있어 여전히 상의 하달식 틀에서 벗어나지 못하고 있다는 비판을 받고 있다. 실제로 보건의료계획 수립을 담당한 각 구 보건소장들은 상부(보건복지부)에서 지역보건의료계획의 틀을 정해서 내려 보냈기 때문에 그 틀에만 맞추려고 하고 있다고 실정을 말하고 있다. 즉 자율적인 의료계획의 작성이 아닌 상부의 틀에 짜 맞추는 비 자율적인 보건의료계획이 되고 있다.

2 지역보건의료계획 작성지침서 요구 통계치 과다

지역보건의료계획 작성지침에서 요구하고 있는 통계치 들은 상당히 많은 부분들을 망라하고 있다. 그러나 일선에 있는 지역의료 계획 작성 담당자들은 자료 부족으로 인해 작성에 어려움이 많다. 보건의료 공급과 관련한 의료시설, 인력 등의 자료와 현황파악을 위한 자료는 보건소에서 잘 갖추고 있다. 그러나 보건수요 추정을 위해서는 표본조사를 실시해야 하지만, 보건소의 능력으로 이를 실시한다는 것은 아직은 시기상조로 여겨지고 있다. 또한 의료이용, 유병률 파악을 위한 의료보험 자료는 구 단위의 자료 추출이 어려워 이용에 어려움이 있다. 간단한 예로 각 구에서는 현재 직장의료보험, 공교의료보험, 지역의료보험 및 의료보호의 각 유형에 적용되는 주민수가 어느 정도이며 그 비율이 어느 정도가 되는지를 파악해야만 한다. 그러나 이러한 자료는 구 단위에서 파악이 곤란하여 광역단위 자료의 비율을 이용하여, 역으로 구 단위의 각 의료보장 유형의 주민수를 파악하고 있는 실정이다.

또한 지역보건의료계획 작성지침서에는 보건의료 공급에 대한 장단기 예측을 실시하도록 되어 있으나, 보건소에서 이에 대한 합리적인 도출이 사실상 어려운 실정이다.

3 실제적인 실행 지침으로 활용하기에는 미흡

지역보건의료계획 작성지침서는 계획에 포함되어야 할 내용을 나열하는 데 그치고 있어 실제 작성 시 지침서로 활용하기는 부족하다는 지적이 있었다. 계획 작성 전에 준비해야 할 사항, 계획 작성 과정에서 부딪치는 문제와 해결방법, 계획을 원활이 실행하기 위한 방안 등과 같은 실행지침을 실은 지침서가 필요하다는 지적도 있었다.

제5절 보건소의 지역보건의료계획 수립능력의 문제점

1 기술지원의 필요성 대두

서울시의 각 구 보건소장을 대상으로 설문 조사한 바에 의하면 지역보건의료계획은 현재 일선 보건소의 인적자원구성으로 볼 때, 계획을 자체적으로 수립하는 데에는 어려움이 많아 계획과정을 지도하고 기술적인 지원을 할 수 있는 대학이나 연구기관과 같은 전문기관의 기술지원이 필요한 것으로 나타났다. 특히 기술지원이 요구되는 부분으로 지적된 바를 요약하면 다음과 같다.

1) 지역통계 작성을 위한 기술지원

지역사회 건강실태와 보건의료 수요를 파악하기 위해서는 여러 종류의 자료가 사용될 뿐만 아니라 프로그램 개발과 평가에도 사용되어야 한다. 그러나 현재 보건소의 인적 자원만으로는 효과적인 수행이 어려운 것으로 지적되었다.

즉 필요한 정보를 쉽게 확보할 수 있어야 하는데, 각 종 인구자료 및 질병자료의 수집과 분석을 보건소에서 할 수 있는 법적 뒷받침이 되어 있지 않다는 지적이다. 새로운 자료를 수집하기 이전에 기존 인구동태자료(출생, 사망)나 의료보험 자료라도 보건소에서 분석할 수 있도록 제도적 조치가 강구되어야 한다는 지적이 있었다.

2) 지역사회 건강실태 및 요구도 조사를 위한 기술지원

기존 통계자료만으로는 지역사회 진단이 불가능하므로, 표본조사를 통해 필요한 자료를 수집해야 하는 것이 현실이다. 그러나 표본의 선정이나 조사표의 개발 및 자료분석은 고도의 전문지식을 요하는 분야이므로 관련 전문가 집단으로부터의 기술적 지원이 요구된다는 지적이 있었다. 일본의 경우는 후생성에 지역보건추진특별사업예산이 있어 보건소가 대학이나 전문연구기관으로부터 기술적 지원을 받을 경우 재정적 지원을 해주고 있다. 우리나라도 이러한 제도를 도입하는 것이 바람직하다는 지적이 있었다.

3) 프로그램 개발 및 실시를 위한 기술지원

확인된 건강문제에 영향을 미치는 요소들을 분석하고 지역보건정책, 서비스 자원들을 검토하여 구체적인 세부사업을 계획하는 것은 보건소 자체에서 할 수 있으나 효율적인 추진을 위해서는 공공과 민간의 협력체계 구축이 요구된다. 특히 대중교육, 대중매체를 이용한 캠페인, 정책 주창, 환경개선 들을 포함한 세부사업들이 학교, 보건의료시설, 사업장 등 여러 상황에서 실행되도록 하기 위해서는 관련 전문가들의 폭넓은 개입이 요구된다는 지적이 있었다.

4) 평가과정에서의 기술지원

평가를 통해 문제점 및 개선점을 발견하여 프로그램 개선이 적시에 이루어지도록 하기 위해서는 평가기준의 설정이 매우 중요하다. 이 과정에서도 합리적이고, 객관적인 평가를 위해서 기술지원이 요구된다고 지적하였다.

5) 지역사회 참여 유도를 위한 기술지원

지역사회 참여 정신에 따라 지역단위에서 기존 보건관련 자원의 활용을 극대화하고 지역사회의 이익과 요구가 충분히 반영되도록 하기 위해서는 지역사회 대표자로 구성된 '각종 협의회' 또는 '위원회'를 구성, 효율적으로 운영하는 방법에 대한 기술지원이 필요한 것으로 지적되었다.

2 보건소 내 계획수립체계의 미확보

지역보건의료계획은 결과도 중요하지만 작성과정(planning process)자체가 보다 중요하다. 따라서 보건소 전 직원이 지역보건의료계획에 대해 관심을 가지고 적극적으로 참여하는 과정이 소중한 경험이 될 것이다. 그러나 실상은 소수의 사람이 전담하여 계획을 작성하거나, 계장급만이 참여 하는 것으로 나타났다. 직원들이 참여하지 않는 데에는 여러 가지 이유가 있으나, 참여를 유도하기 위한 제도의 미비, 직원들의 계획 작성에 관한 자신의 능력에 대한 불안감 등이 주요 원인으로 파악되었다.

지침서에 제시된 대로 다양한 직종, 특히 사업실무자들의 참여를 제도화할 필요가 있다. 계획 작성을 주도할 직원에 대한 실무교육이 필요한데, 지금까지는 단 한차례 1일간의 교육-실제로는 교육이라기보다는 지역보건의료계획을 작성해야 한다는 통보만이 있었다. 물론 금년 들어 국립보건원에서 1주일 과정으로 '보건사업기획실무반(40명)'을 신설하고, 간호사 교육과정에 2주일간의 실무교육을 시행하고 있으나, 질적으로나 양적으로 모두 부족한 실정이다. 중앙에서는 보건소장 등을 대상으로 장기교육과정을 개설하고, 실무자를 위해서는 도별로 순회교육을 마련하도록 해야 할 것이다. 그리고 교육과정 자체도 이론보다는 실제 자기지역의 계획을 발표하고, 상호검토하는 과정을 중심으로 해야 한다.

3 통계담당인력의 부재

지역단위 통계자료의 부족은 지역보건의료계획 수립에 많은 장애를 가져올 것임은 자명하다. 지방자치제를 실시하기 전에 국가와 각 지방자치단체가 이 문제를 인식하고 해결하려고 노력을 기울였어야 했다. 그러나 일선 시, 도는 지방자치제를 앞두고 체계적인 지역통계 작성을 위한 담당 직원을 늘리기는 커녕 1994년 5월에 기구 축소를 이유로 통계담당관실을 전산담당관실과 함께 합쳐 2개의 계를 1개로 줄이거나 아예 없애 버렸다. 이 때문에 평균 9.3명이었던 15개 시, 도 통계담당 인력이 5.3명으로 줄었다. 이는 이웃 일본(94년도 현재 57.5명)의 10분의 1에도 미치지 못하는 상황이다.

서울의 통계담당 직원이 2계 18명에서 1계 9명으로 줄었고, 경기도의 경우는 8개 시, 군의 통계 계를 아예 없애 버렸다. 광역시, 도아래 시, 군, 구로 내려가면 통계담당 인력은 계획실 안에 설치된 통계 계에 계장과 직원 1명 등 단 2명만 있다. 그나마 통계 전문직은 거의 없으며, 직원들도 잠시 거쳐 가는 자리 정도로만 여기고 있는 실정이다. 현재 있는 지역통계는 그나마 그 대부분이 시, 도 등 광역단위의 통계이며 그것도 지자체에서 만들기보다는 통계청이 중심이 되어 작성, 공급하고 있다.

읍, 면, 동 단위 통계는 인구주택 총 조사와 주민등록상 인구, 사업체기초 통계 등 3개자료 밖에 없다. 또 지역별 소득(GRP)통계는 15개 시(광역시 포함), 도에서만 작성되고 있을 뿐 시, 군 ,구별 통계는 없다. 그러나 이제 지방화 시대를 맞아 지역통계에 대한 수요와 관심이 높아질 수밖에 없다. 특히 지방자치를 제대로 하려면 지방 경제,

사회정책을 세우는데 필요한 그 지역의 통계를 지자체 스스로 작성, 활용해 나가야 한다. 구체적인 인구구성이나 시, 군, 구 단위의 전출입 상황, 지역 주민들의 소득은 기본이며, 생산, 물가동향, 교통, 환경 등의 지역통계가 있어야 한다.

지역주민이 어떻게 살아가고 있으며, 무엇을 원하는 지와 같은 '삶의 질'을 알려주는 사회통계도 필요하다. 지역경제의 실정을 정확하게 파악하는 것도 지자체의 고유 업무다. 지방재정이 부도를 막고 합리적인 지방행정을 펴려면 지역통계의 활성화가 필요하다.

지역통계는 그 지역의 현상을 나타내 주는 중요 기초자료가 된다. 이 기초자료가 잘 정리되어 있어야 그 지역의 중, 장기 발전계획이나 정책을 입안할 수 있고, 행정을 원활히 집행할 수 있다. 또한 이 같은 기초 준비를 갖추려면 무엇보다도 자치단체 수준에서도 전문인력이 확보되어야 한다. 종래와 같은 통계요원만으로는 효율적인 지방행정을 집행할 수가 없다. 과학적이고 합리적인 지방행정을 위해서는 지방 통계조직의 확충과 전문인력의 양성이 뒷받침 되어야 한다.

4 광역자치단체의 역할 재정립 및 기능강화의 필요

우리나라의 지역단위와 행정체계를 고려할 때 시, 군, 구 단위에서 작성된 보건의료계획은 건강증진 프로그램과 같은 서비스의 개발과 추진에 치우칠 수밖에 없고, 보건의료에 관한 정보의 수집, 해석, 평가에는 한계가 있다는 지적이 있었다. 특히 동일생활권에서 각기 다른 보건의료계획을 작성하는 것은 논리적으로 모순이며, 시간의 낭비라는 지적도 있었다. 따라서 광역자치단체의 기획기능을 강화시키는 것이 지역보건의료계획을 발전시키기 위한 수단이라는 지적이 많았다. 즉, 지금처럼 광역자치단체가 기초자치단체의 지역보건계획을 수립하는 역할에만 머무르기보다는 지역보건의 광역적, 전문적 그리고 기술적인 거점으로서의 기능을 강화할 필요가 있다는 지적이 많았다. 지역보건의료계획의 작성과 관련하여 광역자치단체에게 요구되는 역할들은 다음과 같다.

첫째, 기초자치단체의 지역보건의료계획 작성을 지원하기 위한 정보관리와 조사, 연구 사업이다. 시, 도의 보건지표를 비롯한 필요한 정보가 기초자치단체들에게 즉시 제공되어야 지역실정에 부합되는 계획수립이 가능한데 이를 기초자치단체가 전부 수집하도록 하는 것은 곤란하다. 또한 지역의 특수한 보건문제에 대한 조사, 연구가 보건소 단위로 이루어져서는 단편적이며, 타당한 조사결과를 얻기 어려운 경우가 많으므로 시, 도 차원의 조사, 연구 사업을 활성화하고 이를 기반으로 시, 도의 특수사업을 시행하는 것이 바람직하다.

둘째, 지역보건의료계획 지침서에도 예시되어 있듯이 보건소를 지원하기 위한 제반 보건시설의 운영이다. 현재의 보건사업이 만성퇴행성 질환관리나 노인문제로 옮겨가고 있는 점을 감안하여 지방공사의료원을 전문요양기관으로 개편하여 보건소 업무를 지원하도록 한다. 보건시설의 적정규모나 입지적 조건을 감안하여 기초자치단체별로 시설을 건립하는 것이 부적절한 경우는 지방자치단체조합을 결성하여 공동으로 시설을 건립, 운영하도록 조정하는 것도 광역자치단체의 역할 중 하나가 될 것이다.

셋째, 지역보건의료계획서의 평가 역시 지금처럼 중앙에서 일괄적으로 하기보다는 지역의 실정에 밝은 시, 도가 참여하도록 해야 한다. 또 계획서에 따라 사업이 진행되고 있는지를 평가하는 역할 역시 중앙정부 보다는 시, 도가 담당하는 것이 업무의 효율성을 높이면서, 지역의 독자성을 살릴 수 있는 방법이다.

넷째, 보건소 직원에 대한 인력교육, 사업에 대한 재정지원 등이 필요하다. 교육을 위한 특화된 보건소의 운영, 전술한 지역보건계획 실무반의 운영, 시, 도 차원의 연수, 시범사업의 지원과 확산, 사업보고서의 발간 등이 인력교육의 방안이 될 수 있다. 또한 시, 도 차원에서의 사업지원을 위한 건강증진기금의 일부를 시, 도에 배정하여 시, 도차원의 특수사업을 실시하거나 보건소에 대해 지원하도록 한다.

서울시에서 금년에 실시하고 있는 「시민보건지표 조사와 건강증진 프로그램 개발」은 지역에 근거한 기조자료가 거의 전무한 현 상태에서 지역보건의료계획을 작성하기 위하여 겪는 일선 보건소의 부담을 완화시켜 주기 위한 목적에서 추진되었다고 볼 수 있다.

제5장

일차보건의료

제1절 일차보건의료

1 일차보건의료의 배경

최근의 보건의료는 종래의 치료 위주에서 예방 위주로 변화하고 있으며, 질병양상은 전염병 관리보다도 비전염성 질환관리 위주로 변화하고 있다. 특히, 보건의료가 국민의 기본 권리로 인식되고 있으며, 이에 대한 국민의 요구가 증대하고 있으나. 이를 충족시켜야 할 보건의료자원은 부족할 뿐 아니라 불균형하게 분포하고 있는 것이 현실로서 해결해야 할 문제이다.

이러한 문제는 병·의원 중심으로 발전해 온 기존의 보건의료전달체계 만으로는 해결될 수 없으며, 지역사회 주민의 건강 확보를 위한 보건의료 서비스 추진에도 큰 문제가 된다. 따라서, 지역사회 주민의 의료비 부담을 줄이고 필요시 가까운 곳에서 적절한 서비스를 받을 수 있는 새로운 보건의료전달체계를 개발하기 위하여 개발도상국은 물론 선진국도 노력하고 있다. 이에 세계보건기구(WHO)는 전 인류를 위한 보건의료의 새로운 접근 방법을 모색하기에 이르렀는데, 이를 일차보건의료(primary health care) 개념으로 발전시켰다.

일차보건의료란, 필수 보건의료(essential health care)를 지역사회의 각 개인과 가족이 받아들일 수 있고, 비용지불이 가능한 방법으로 그들의 극적인 참여 하에 손쉽게 골고루 활용할 수 있도록 하는 실제적 접근 방법이다.

이는 세계보건기구(WHO)와 국제연합긴급아동기금(UNICEF)이 공동으로 1978년 9월 Alma-Ata시에서 개최한 국제회의에서 내세운 2000년까지 모든 인류에게 건강을 확보시키자(health for all by the year 2000)는 슬로건(목표) 달성을 위한 기본적인 세계의 전략으로 적절한 하나의 접근 방법이다. 이러한 새로운 보건의료 질서의 필요성은 1960년대 개발도상국들의 국민보건에 대한 각성에 의하여 1970년대 들어 지역사회 의료개념이 대두됨에 따라 발생한 당연한 결과라고 볼 수 있다. 이에 세계보건기구는 새로운 보건의료 질서를 위한 새로운 접근 방법을 모색했으며, 이를 일차보건의료개념으로 발전시켰다.

일차보건의료에서는 의료공급자 보다는 지역사회가 자주적으로 보건의료체계에 대한 책임을 수행하며, 그 책임을 수행함에는 지역사회가 어떻게 결정하는가를 중요시하고 있다.

2 일차보건의료의 기본 개념

(1) 일차보건의료란 필수적 보건의료(essential health care)로서 실질적이며 과학적인 면에서도 합당하고, 사회적으로도 받아들일 수 있는 방법과 이에 바탕을 두어서 지역사회주민의 적극적 참여 하에 개개인이나 가족단위 등 모두고 쉽게 이용할 수 있는 방법이어야 하고, 재정면에서도 그 국가나 지역사회가 부담 가능한 방법이라야 한다.

(2) 일차보건의료는 국가 보건의료체제의 중추적 기능과 핵심이 되어야 하며, 지역사회의 전체 개발정책의 일환으로 유지되어야 한다.

(3) 일차보건의료는 국가 보건의료의 체계적 활동이, 국민이 살고 일하는 고장의 최말단 지역에까지 도달하게 하여 개인 또는 가족단위 더 나아가 지역사회와 최초로 접촉하는 기점으로서 전체 보건의료를 연속적인 과정으로 볼 때 첫 부분을 구성하는 가장 중요한 요소이다.

(4) 일차보건의료는 지역사회의 최첨단인 마을단위의 건강 보호에 주목표를 둔 것으로서 치료뿐만 아니라 예방, 환경 위생, 나아가서 신체적·정신적 안녕을 가져오는 건강은 물론 생활의 질적 향상을 도모하는 온갖 활동이 포함된다.

(5) **일차보건의료의 기본전략**

① 다각적인 접근(multisectoral approach)

② 지역사회 참여(community involvement)

③ 균형된 분배(equtable distribution)

④ 적절한 기술(appropriate technnology)

이러한 기본 개념은 각 나라마다 실제 적응함에 있어서는 그 나라 나름대로의 사회, 경제, 문화 및 보건의료의 현 실정에 따라 구체적인 면에서 약간씩 다를 수가 있다.

병의 치료와 예방을 기능적으로 분리하여 치료 기능은 민간 부문에서, 예방은 공공부문에서 분리 담당하는 보건의료 활동의 이원화체제 하에서 2차 진료(병원 기능) 및 3차 진료(종합병원 기능)에 대응하는 의료 기능의 개념이며, 현대의료 즉, 총괄적인 의료개념 하에서는 일차보건의료 기능 중에 포함되는 기능이라고 말할 수 있다.

3 일차보건의료의 필수사업 내용

소련의 Alma-Ata 국제회의에서 채택된 Alma-Ata선언문에서는 일차보건의료의 사업내용이 8가지였으나, 추후 1가지가 추가되어 9가지로 분류하고 있다.

① 보건교육 : 널리 퍼져가는 보건 문제 인식과 예방 방법

② 적절한 식생활 및 영양개선

③ 안전한 식수공급, 기본적 환경위생 및 적당한 주거생활

④ 모자보건사업(가족계획 포함)

⑤ 예방접종관리

⑥ 지방풍토병 예방 및 관리

⑦ 질병의 조기진료

⑧ 필수의약품 공급

⑨ 심신장애자의 사회 의학적 의료

이러한 사업을 실시하는데는 예산이 뒷받침 되어야 하는데 재정 확보에 대한 내용이 없는 것이 제한점이라 할 수 있다. 그리고 이러한 사업은 의료보정 측면에서 재정적인 문제가 어느 정도 해결되어야 할 것이다. 치료라는 말은 의사의 기능에 한정해서 사용하는 고정적인 개념 때문에, 비의사인 의료인이 1차 진료 요원으로 등용되었을 때 갖가지 문제가 발생되었고, 의료법 위반이라는 극한적 상황으로까지 발전되었다. 무의면에 대한 개념이 무의사면에서 무의료지역으로 변천하고 있는 것은, 의료가 의사만에 의해서가 아닌, 무의료인 및 보건의료에 관여하는 전문직 또는 비전문직종이 모두 참여해서 보건이 이루어진다는 개념적 변화에서 관계가 된다.

건강의 결정요소가 복합적이고, 따라서 건강 문제가 복잡화되기 때문에 그 해결에 있어 다변적 접근법이 시도되어야 한다. 진료와 의료에 대한 개념이 보다 포괄적인 성격을 띠어야 함은 복잡화되어 가는 시대적 요구이기도 하다.

일차보건의료의 요구는 건강보건에 관련된 가장 기본적인 것으로 구성되기 때문에 삼각형의 개념 모형을 적용한다면, 그 삼각형의 저변을 차지한다고 표현할 수 있다. 1차 진료 요구를 저변으로 하는 주민들의 건강 요구는 차차로 발전될 수 있어 피라미드형을 형성한다고 할 수 있다〈그림 5-1〉.

이 피라미드 형태의 건강 요구 모형에서 암시하는 것은, 기본 건강 요구에 가까울수록 요구 범위나 요구량이 크다는 것과 상대적으로 2차, 3차로 올라갈수록 요구량이 감소된다는 것이다. 이 건강 요구를 충족시키는데 필요한 사업과 그 사업을 집행해 나가는 인력들이 기술수준에 따라 잘 혼합되어야 한다.

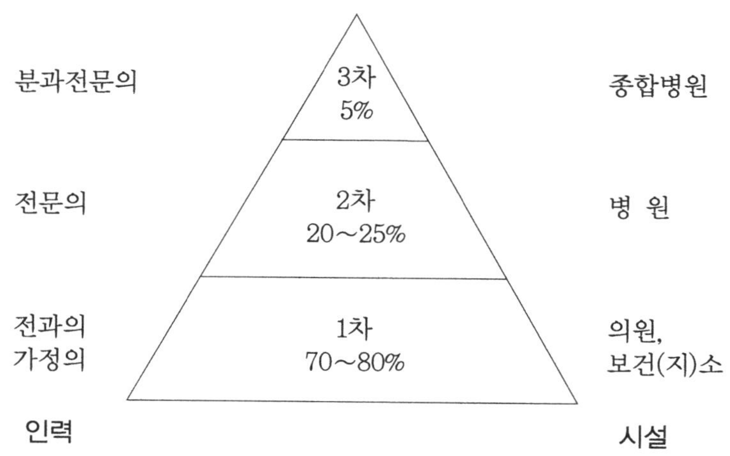

〈그림 5-1〉 의료서비스 수준별 인력 및 시설 구조

다시 말해서 건강상태에 일치하는 기술수준의 대비 즉, 건강상태에 따른 기술수준의 단계적 활용이 합리적인 것이다. 이러한 개념이 정립되면 주민의 일차보건의료 요구의 내용에 따라 1단계, 2단계 또는 3단계로 구분하여 각 단계별로 적절히 준비된 일차보건의료 요원, 예를 들면, 보조원, 간호사, 의사를 활용할 수 있을 것이다. 이와 같은 일차보건의료제도에서는 1차 진료권 안에서 각 단계별 진료 기능을 수행하는데 있어 각 하향단계에 대한 기술적・행정적 지원체제가 되어야 함은 물론, 환자를 상호 의뢰하는 제도적 장치와 더불어 1차진료 요원 간의 팀웍이 이루어져야 한다. 이 지원 장치 제도는 1차 진료권제의 각 단계 간에 해당될 뿐만 아니라 지역사회 보건진료의 시혜 구분인 1차, 2차 그리고 3차 진료권 사이에서 반드시 마련되어야 함은 물론이다.

요약하면, 일차보건의료는 포괄적 지역사회 보건진료 시혜 구분에 의해서 분류된 가장 필수적 건강 요구를 충족시키기 위하여 필요한 사업이다. 일차보건의료는 보건진료제도에 주민건강 문제해결을 위하여 최초로 접하는 관문 역할을 하여(제도상), 예방과 진료기술(기술상)을 적용하여 건강보호를 위하여 1차적으로 관여한다.

일차보건의료는 지역사회에서 건강한 일상생활을 영위하는 데 근본적으로 필요한 지식과 기술의 제공, 예방과 치료 요구가 혼합되고 중복되는 수준에서 진료봉사의 제공과 건강상태의 조사(screening), 2차 진료 요구가 있는 환자의 전문 시설에 대한 의뢰 등이다.

일차보건의료는 지역사회 보건의료라는 포괄적 개념 배경이 필수적이기 때문에, 일차보건의료 개념을 실제 사업에 적용하는데 있어서의 기본전략은 지역사회 참여와 개인이 중심이 된 지역사회 개발사업의 일환으로 또는 통합된 부분으로 추진되어야 한다.

4 일차보건의료의 접근 수단

일차보건의료도 보건의료의 한 요소이므로 건강증진이 1차적 목적이고, 보건의료 봉사의 제공이 주기능일 수밖에 없다. 그러므로, 이와 같은 기본기능을 수행하는 수단은 전술한 발상과 일관성이 있어야 함은 물론이며, 대체로 다음의 몇 가지로 요약할 수 있다.

1) 지역사회의 종합적 개발 활동의 일환으로 자조정신 (self reliance)에 의해 추진

지역사회 주민의 건강증진을 도모함과 아울러 그들의 건강 문제를 효율적으로 해결하기 위해서는, 지역사회 개발사업계획과 연계하여 추진하여야 한다. 즉, 장기종합개발계획의 목표 하에 지역사회가 주체가 되어 자조의 정신에 입각해서 체계적으로 사업이 추진되어야 한다. 다시 말하면 지역사회의 도로사업, 주택개량사업, 상하수도사업, 환경위생시설 개선사업, 소득증대사업, 노인복지사업, 교육사업 등과 상호 연계성을 갖고, 적절한 재정조달을 기할 수 있는 조직체계 하에서 이루어져야 한다. 그리고 지역사회 진단을 통한 보건 문제의 우선순위에 입각한 사업결정과 주민의 수용성에 부합한 접근 방법을 잘 선정해야 한다.

2) 접근성(accessibility) 보장

지역사회 주민이 필요시 보건의료의 혜택을 쉽게 받기 위해서는 보건의료의 접근성이 높아야 한다. 접근성에는 크게 지리적 접근성, 재정적 접근성, 문화적 접근성, 기능적 접근성이 있는데, 이를 구체적으로 살펴보면 다음과 같다.

지리적 접근성이란, 지역사회 주민이 보건의료기관을 이용할 때 보건의료기관과의 거리가 어느 정도 되는지, 오고가는 시간은 어느 정도 걸리는지, 이용할 수 있는 교통수단이 어떤 것이 있었는지 고려하여 거리적인 측면에서 지역사회 주민이 보건의료기관을 이용하기에 용이한 정도를 나타내는 것으로서, 농어촌이나 산간지역 같이 보건의료기관의 배치가 충분하지 못한 곳에서는 지역사회 주민의 지리적 접근성을 보장하기 위해 노력해야 한다.

재정적 접근성이란, 어떤 지불 방법을 사용하든지 국가나 지역사회가 비용을 부담할수 있는지를 나타내는 것이다. 즉, 아무리 좋은 방법이라도 지역사회 주민이나 국가가 그 비용을 부담할 수 없다면 그것은 의미가 없으므로, 의료보장 차원에서 항상 국가가 지역사회의 부담능력을 고려한 일차 보건의료사업을 실시해서 재정적 접근성을 보장해야 한다.

문화적 접근성이란, 사용되는 기술과 관리 방법들이 지역사회의 문화와 조화를 이룰 수 있는지를 의미하는 것으로서, 사용되는 방법이나 기술들이 아무리 훌륭하더라도 지역사회에서 문화적으로 받아들일 수 없는 것이라면 의미가 없으므로, 일차 보건의료사업의 실시에 있어서는 지역사회 주민들이 문화적으로 받아들일 수 있는 방법을 사용해야 한다는 것이다. 끝으로 기능적 접근성이라는 것은, 올바른 형태의 보건의료가 사람들이 필요한 보건의료를 보건의료팀에 의해서 적절히 공급되도록 운영되고 있는지를 나타내는 것으로, 일차 보건의료가 기능적으로 원활히 운영되어야만 지역사회 주민이 보건의료의 서비스를 받을 수 있기 때문에 기능적 접근성은 보장되어야 한다.

3) 지역사회의 참여 극대화

지역사회의 자체 능력에 의존하자면 참여는 필요불가결의 요소이며 결정권을 수반하여야 한다. 일차보건의료는 지역사회 주민이 기본적인 보건의료를 계속적으로 제공받을 수 있도록 하기 위해 노력하는데, 지역사회가 이용할 수 있는 가용자원은 한정되어 있으므로 이를 달성하기 위해서는 가용자원을 최대한 효과적으로 활용하는 것이 중요하다. 이를 위해서는 여러 가지 접근 방법이 시도될 수 있으나, 지역사회 주민이 그들의 건강에 대해서는 그들이 책임을 져야 한다는 책임감을 가지고 노력할 때에만 이루어지는 것이다. 이렇게 지역사회 주민이 책임감을 가지고 적극적으로 일차보건의료사업에 참여할 때 기존의 보건사업에서, 수혜자로서 피동적인 위치에만 있던 지역사회 주민이 인적 자원의 역할을 담당하므로 지역사회가 이용할 수 있는 자원이 늘어나서 일차보건의료사업을 더욱 효과적으로 수행할 수 있는 것이다.

일차보건의료사업의 형태는 획일적인 내용이 아니라 지역 실정에 맞는 내용이어야 한다. 그렇게 하기 위해서는, 국민들이 참여해서 사업을 결정해야만 지역실정에 맞는 사업 내용을 정하고, 또한 국민들이 책임감을 가지고서 적극적으로 사업에 참여하므로 일차보건의료에서 참여의 중요성을 누누이 강조하는 것이다. 보건요원이 지역사회의 실정을 파악하여 지역사회의 보건 문제는 어떤 것이 있으며, 지역사회 주민들이 어떤 보건사업을 원하는지를 파악한 다음. 지역사회 주민들에게 당면한 보건 문제에 대하여 설명을 하고 이에 대처하기 위한 정부의 전략은 무엇인지를 인식시키기 위해서는 지역사회 주민들과의 끊임없는 대화를 통하여 주민들이 일차보건의료 활동에 적극 참여하도록 유도해야 할 것이다.

4) 일차보건의료 수행을 위한 요원의 훈련교육

일차보건의료사업을 효율적으로 수행하기 위해서는 관련 요원들에게 필요하고도

적절한 직무교육이 필요하다. 관련 내용을 정리하면 다음과 같다.

① 일차보건의료 개념과 철학
② 지역사회 조직에 대한 개념과 활용
③ 지역사회의 건강상태에 대한 조사와 평가
④ 지역사회에서의 보통 질병치료와 응급처치
⑤ 약품투약과 가정상비약 분배
⑥ 환자후송체계 활용
⑦ 정기검진과 관련자료 기록 및 보고
⑧ 건강상담과 보건교육

5) 비상임, 비전문 요원을 활용

간단한 보건의료적 조처만이라도 모든 사람에게 보장하기 위한 수단이다. 지역사회 주민이 비상임 요원으로 일해준다면 주민들에게 보건의료 이용상의 지리적 접근성을 보장할 수 있을 뿐만 아니라 사회적 간격을 좁혀 줄 수도 있을 것이다. 또 비용을 절약하고 현지 요원의 확보난을 완화시킬 수 있다. 상임 요원이라 하더라도 극히 제한된 기능만을 담당하는 단기교육으로 양성한 요원을 증가시키면, 비슷한 효과를 기대할 수 있으므로 이 수단도 동원된다. 이 방안은 보다 전문적 요원의 노력을 절약함으로써 전체적 효율의 제고도 꾀하고 있는 것이다.

6) 전문적 보건의료기관의 지원과 자문

일차보건의료라는 말은 이미 상급 보건의료가 있음을 내포하고 있으며, 그 지원과 지도가 있어야만 지역사회 수준에서의 제한된 능력이 보완될 수 있을 것이다.

7) 여러 부문의 지원, 협조, 조정

종합적 지역사회 개발사업의 일환으로 전개되는 것이므로 종합적 사업의 성패가 곧 보건의료의 성패이다. 그러므로 일차보건의료의 성공적 수행은 지역사회 개발과 관계있는 모든 부문의 지원을 요한다. 여러 부문의 지원이 조화있게 이루어지려면 상위 수준에서의 부문 간의 협조, 조정이 필수적임은 물론이다.

일차보건의료의 수행과정을 단계적으로 나열하면 다음과 같이 요약할 수 있다.

① 지역사회에서 보건의료 문제점의 우선순위를 정한다.
② 문제해결에 있어 예산상 가장 효과적인 분야를 조정, 선정한다.
③ 전 지역과 주민을 담당할 수 있는 감시 프로그램을 고안하고, 건강상 위험집단을 파악해 둔다.
④ 지도감독체계를 마련한다.
⑤ 지원을 할 수 있는 관리운영체계를 구축한다.
⑥ 보건제도와 지역사회간의 책임과 권한의 균형을 유지한다.
⑦ 정기적인 검진과 평가를 실시한다.

5 일차보건의료의 사업내용

일차보건의료 사업계획은 전반적인 지역사회 보건제도의 체제 안에서 이루어져야 하는 것이 원칙이며, 사업목적과 활동목표는 측정 가능한 용어로 설정해야 한다. 그 기관의 전반적 목표와 사업목적은 어디까지나 그 지역사회의 건강 요구에 기초를 둔 것이어야 한다. 활동목표는 사업목적 달성에 필요한 활동 종류와 양을 제시해야 한다. 활동목표와 사업목적을 설정하는 데 있어서 고려해야 할 점은 가용요원의 종류와 시간 및 사업비로 쓸 수 있는 예산 규모에 따라 달성 가능한 범위 내에서 정한다는 것이다.

1) 전반적 사업목표

전반적 사업목표는 그 지역사회 전주민이 기본 보건 봉사를 이용할 수 있는 지역사회 보건의료전달제도를 확립하는 데 있다. 전반적 사업목표를 구체적인 목적으로 표현하는 것이 필요하다.

① 질적 생활에 도달할 수 있는 수단으로서 노동 생산성의 향상을 위하여 가용 지역사회 자원과 경제능력 범위 내에서 적절한 보건관리를 제공할 수 있는 효율적인 보건의료전달 제도를 확립하고 개발한다.
② 문화적, 경제적으로 낙후된 지역사회 주민에게 현대적 생활에 요구되는 지식과 기술을 제공한다.

설정된 사업목표와 목적을 달성하기 위하여 설정한 사업방침과 전략을 수립한다.

2) 사업방침과 전략

(1) 경제적 운영

① 의뢰 병원(2차 진료 시설로서 종합병원)과 밀접하게 연결된 일차보건의료 사업망의 확충

② 마을 수준, 보건진료소 및 종합병원 등 각급 수준에 있는 보건관리사업간에 상호의뢰제도의 이용

③ 2차 진료와 임상진료사업보다 예방면과 2차 보건의료사업에 치중

④ 각급 수준에서 준비된 요원 자격에 일치하는 업무를 부여하며, 요원의 적절하고 완전한 활용

(2) 보건의료사업의 합리적 조직

① 주민의 보건상태에 상응하는 단계적 보건의료제도

② 인력활용에 있어 단계적 기술 투입을 위한 적정 지원채용

③ 지역사회의 요구에 기초를 둔 우선순위를 적용하고 포괄적이고 통합된 보건의료사업조직

(3) 지역사회보건사업을 통합된 지역사회사업의 일부로 개발

① 지역사회의 자체 지휘와 결단력 행사에 대한 동기 조성

② 지방자치단체 추진사업과의 연계

③ 각급 수준에서의 지역사회 참여에 대한 권장을 통하여 생활 및 작업환경의 향상과 현실화

제 2 절 일차보건의료에 있어서 사회보장

1 일차보건의료에 있어서 사회보장의 기능

일차보건의료가 지역사회 주민의 건강 확보의 기능과 역할이 있다면 사회보장의 가장 기본적인 기능은 최저 생활의 보장 위험 분산을 통한 국민 연대 기능, 그리고 소득재분배 기능이다. 즉 우리나라가 지난 30여년동안 경험한 산업화, 도시화, 핵가족화 사회복지에 대한 욕구는 다양해지고 발생하는 사회적 문제도 변화하고 있다. 사회적으로 충족되어지는 혹은 충족되어져야 하는 욕구의 범위가 과거에는 단순히 질병 치료와 생계보장의 차원에 머물렀으나 점차 자아실현 욕구, 문화충족욕구, 건강증진욕구 등 다양한 방향으로 확대되고 있다. 사회복지 서비스의 대상도 빈곤문제 등 기존의 특정문제를 지닌 개인뿐만 아니라 지역사회에 거주하고 있는 일반국민들에게까지 확대되고 있다. 그리고 우리나라가 국민생활 개선과 보건·의료수준의 향상에 힘입은 평균수명의 연장과 함께 출산율 수준의 저하로 점차 노령화사회로 진입하게 됨에 따라 특히 노인들의 욕구가 과거의 생계보호 위주에서 보건의료복지를 통합한 종합적인 서비스에 대한 욕구로 변화하고 있는 것이 현실이다.

그러나 현실적으로 이러한 다양한 욕구에 적절히 대응할 수 있는 사회복지 전달체계, 의료전달체계가 미비한 관계로 생활보호대상자 뿐만 아니라 일반 주민이 이용할 수 있는 다양한 복지프로그램이 마련되지 못하고 있으며, 이에 따라 사회복지 서비스의 질과 급여도 사회복지 대상자의 욕구를 만족시킬만한 적절한 수준이 되지 못하고 있으며 보건의료 욕구 역시 보건의료의 자원인 의료기관과 의료 인력이 지역적으로 균형 배분되지 않음으로서 만족할 만한 수준이 되지 않고 있다. 일차보건의료는 지역사회에서 지역사회 주민을 바탕으로 하고 해결되어야 할 것이다. 따라서 일차보건의료원의 의료서비스에 대한 진료비는 의료보험에서 감당해야 한다. 우리나라의 대표적인 일차보건의료요원인 보건진료원(community health practi-tioner)은 지역주민을 칭하고 보험료를 청구할 수가 있으나 의사가 아니기 때문에 진료범위에 제한이 있다.

1) 최저생활의 보장 기능

사회보장이 보장하는 생활수준은 최저생활이며, 이것은 생리적 한계에 있어서 생활뿐만 아니라 사회적 한계에 있어서 최저생활(national minimum)을 의미한다. 이러한 최저생활의 보장을 사회보장이 책임짐으로써 모든 국민이 인간으로서의 존엄을 보장받는 기본 조건을 충족시키게 된다.

2) 위험분산을 통한 국민연대 기능

사회보장에 있어서 특히, 사회보험은 개개인의 생활상의 위험을 보험료의 공동 갹출과 공동 사용이라는 위험분산 기능을 통해 공동 대처함으로써 피보험자 간의 연대감을 불러일으킨다.

3) 소득재분배 기능

사회보장제도는 여러 가지 상이한 소득 계층 간 소득을 재분배 또는 이전시키는 장치로서의 기능을 한다. 사회보장에서 생활보호 즉, 공적 부조는 국가의 부담에 의해서 빈곤층에 일정액이 지급되고 그 재원으로서의 세금은 대부분 고소득층이 부담하고, 빈곤층은 갹출없이 급여를 받을 수 있기 때문에 분배 관계에 큰 변화가 나타난다. 무갹출 연금, 사회 복지, 보건 서비스 등과 같이 국세를 재원으로 하는 사회보장은 국세가 누진세를 전제로 하는 한 저소득계층에게 유리한 분배체계가 형성된다.

2 일차보건의료에서의 의료보장의 개념

일차보건의료의 9개 필수사업 내용 중 예방접종관리 및 조기환자 발견과 조기환자 치료 사업이 있는데 이는 의료보험 또는 의료보호에서 감당할 수 있어야 한다.

사회보장의 주요내용 중의 하나로 간주되는 의료보장이란 용어는 사회보장의 일반론이나 의료보험론과 관련시켜 흔히 사용되고 있지만, 의료보장은 그 자체로 독립적인 이론영역을 형성하고 있으며, 그 개념 규정도 단순하지 않다. 먼저 사회보장의 일반론적 정의로서 살펴 보면, 사회보장은 사회구성원에게 생활의 위험이 발생하였을 때 사회적으로 보호하는 대응체계로 포괄적으로 정의할 수 있으며, 질병도 생활의 위험이 되기 때문에 의료보장도 사회보장의 일반론 속에서 취급된다.

사회 보장론에서 흔히 언급되는 Beveridge 보고서에서는 사회보장이란 실업, 질병 혹은 재해에 의하여 수입이 중단된 경우에 대처하기 위해서, 또는 노령에 의한 퇴직이나 본인 이외의 사망에 의한 부양의 상실에 대비하기 위해서, 또는 출생, 사망, 결혼 등과 관련된 특별한 지출을 감당하기 위한 소득보장을 의미한다라고 정의를 내리고 있어 역시 사회보장의 일반론 속에서 의료보장이 언급되고 있다.

질병으로 인한 수입의 중단이나 질병치료를 위한 치료비 지출은 생활의 위협이 될 뿐 아니라, 질병으로 건강이 허약해질 때 건전한 경제생활이 어려워지는 측면이 있다. 따라서 의료보장은 의료비보장과 경제보장으로서의 소득보장을 포괄해야 한다는 주장이 있는가 하면, 질병치료에서 한 단계 더 나아가 질병을 예방하고 건강을 증진시키는 광의적 의미에서의 건강보장이라는 개념도 있다. 그러나 사회적 위험으로 인한 소득상실에 대비한다는 소득보장의 개념과 의료보장의 개념에는 차이가 있음을 유의할 필요가 있겠다.

의료를 사회적으로 보장하는 방법은 〈표 5-1〉과 같이 세가지 방법이 있다. 첫째는 모든 국민에게 원칙적으로 필요한 의료를 무료로 제공하는 것으로 국가가 일반재정으로 사회서비스로서 직접 제공하는 방법이다. 이러한 제도를 국민보건서비스(National Health Service ; NHS) 제도라 하며, 이러한 방법을 택하고 있는 대표적인 국가로는 영국, 뉴질랜드 등을 들 수 있다. 이 방법은 질병치료 뿐만 아니라 보건교육, 예방, 재활에 이르기까지 건강에 관련되는 모든 서비스를 포괄적으로 제공함으로써(comprehensive services) 건강보장에 유의한다는 특징을 지니고 있다. 이 방법은 재원이 국가의 일반재정에서 조달되기 때문에 별도의 의료보장기구는 없고 모든 국민을 보건부에서 단일 관리하고 있다. 그리고 의료기관은 국가의 직접 관리하에 두고 있다. 이 방법을 택한 국가는 질병으로 인한 소득 중단에 대비하는 현금급여의 소득보장을 국민보건서비스에서 제외시켜 별도의 사회보험제도에서 다루고 있다.

둘째는 의료보장의 기본적인 방법은 첫 번째와 같으나 재원을 국가의 일반재정으로 조달하지 아니하고 지방세로 조달하며, 모든 의료기관을 지방정부의 소유로 하는 방식이다. 이 방법에 있어서도 서비스는 보건교육, 예방, 치료, 재활에 이르기까지 포괄적으로 제공하는 특징을 갖고 있다. 이 방법 역시 재원을 주로 지방세에 의하여 조달하기 때문에(국가에 따라 중앙정부 보조금이 일부 있음) 별도의 의료보장기구는 없고 지방정부의 보건국에서 의료보장 업무를 관장하고 있다. 이 방법을 택한 국가 역

〈표 5-1〉 재원별 의료보장의 세 가지 방법

구 분	조 세		보험료
	국세	지방세	
명칭	NHS	의료보장	NHI
관리방식	중앙정부관리	지방정부관리	조합 또는 공안관리
적용범위	전 국민	전 국민	전 국민 또는 근로자
병원소유	병원은 중앙정부 소유	병원은 지방정부 소요	공공 및 민간 병원 공존
의료서비스	포괄적 서비스	포괄적 서비스	치료 중심 및 또는 포괄적
사회보험과의 관계	현금급여를 위한 별도 사회보험조직을 갖기도 함. 본인부담의 일부는 사회보험에서 갖기도 함.		현금급여와 의료급여 동시취급
국가	영국, 뉴질랜드 이탈리아, 스페인	스웨덴, 덴마크 핀란드, 캐나다	독일, 프랑스, 일본, 네덜란드

주 : 1. 지방세로 재원을 조달하고 있는 국가는 단순히 의료보장이라는 용어만 사용하고 있으나 캐나다는 NHI라는 용어를 사용함. 그러나 사회보험방식과는 별개 모형임.
2. 이탈리아는 NHS형 국가이나 의료보장 재원을 국가 일반재정으로 모두 충당할 수 없어 사회보험료의 일부를 잔존시켜 충당함.
3. NHI에서 의료서비스를 보험자가 직접 제공하는 남미 국가의 보험업무는 현금급여에 치중되어 있고, 적용대상자는 근로자를 중심으로 하고 있으며, 단일관리체계 모형을 주로 유지함.

시 질병으로 인한 소득중단에 대비하는 현금급여의 소득보장은 별도의 사회보험기구에서 다루고 있다. 이 방법을 택한 전형적인 국가로는 스웨덴, 덴마크, 핀란드 및 캐나다가 있다. 이 방법이 지방세라는 조세로 재원을 조달함에도 불구하고 해당 국가들이 NHS라 부르지 않는 것은, 의료보장을 지방정부 책임으로 하는 소위 분권화체계(decentralized system)로 되어 중앙정부가 장악하는 국가체계(nationalized system)와 구분되기 때문이다.

셋째는 질병이 발생했을 때 치료비를 부담하고 질병으로 일을 못한 데 대한 소득상실을 보험방식을 통해 공동 부담하는 방법으로 국민의료보험(National Health Insurance ; NHI) 제도가 있다. 이 방법은 보험료를 부담하기 어려운 계층에 대해서는 국가의 일반재정에 의해 사회부조방식으로 별도로 의료를 보장한다. 이러한 방법을 택한 대표적인 국가는 독일, 프랑스, 일본, 우리나라 등인데, 우리나라는 질병에 따른 소득상실을 보상하는 현금 급여는 실시하지 않고 있다. 이 방법에서는 서비스가 치료중심으로 제공되어 왔으나, 1942년 영국에서 Beveridge 보고서가 발표된 이후,

점차 포괄적 서비스로 옮아가고 있으나 나라에 따라 치료 중심 서비스로 한정하는 경우가 많다. 이 방법이 전형적인 의료보험방식이며, 의료부조나 의료보호가 가미되어 보험료 부담능력이 어려운 계층을 보호하고 있다. 그리고 의료기관에 대해서는 국가의 직접 관리보다는 보험조직과의 계약 등의 방법으로 관리되고 있다. 이 방법은 보험료를 부과·징수하기 위한 보험조직을 갖추어야 하는데, 보험료의 형평부과를 위해 소득행태, 소득노출도, 의료이용행태가 유사한 집단끼리 조합이나 금고를 조직하여 보험 업무를 관리한다. 그러나, 남미제국은 주로 근로자층에 한정하여 보험방식을 사용하고 있으며, 의료기관을 보험조직에서 직접 관장하는 특이한 방법으로 의료서비스를 제공하고, 보험기구에서는 주로 소득보장의 현금급여중심의 보험관리를 하는데, 광산 노동자, 철도 노동자, 선원 등을 제외한 일반근로자는 단일조직으로 관리하기도 한다.

그러나 국가에 따라서는 여러 가지 방법을 혼용하고 있어 세계의 모든 나라를 이 세 가지 방법으로 모두 설명하기는 어렵다. 예컨대, 스웨덴은 소득 보장을 위한 재원과 약값 및 치과서비스에 따른 본인 일부 부담금을 사회보험의 목적세 방식으로 조달하고 그 외 대부분 서비스는 지방정부재정으로 조달하고 있고, 덴마크는 모든 서비스를 별도의 사회보험 없이 지방재정(중앙정부의 보조금이 25%정도)으로 하고 있으며, 캐나다의 경우는 더욱 복잡하다. 캐나다는 외형적으로 보면 스웨덴과 유사하게 질병으로 인한 소득상실에 대한 보장은 별도 사회보험으로 하고, 질병치료에 관한 보장은 지방재정으로 재원을 조달한다. 그런데, 캐나다의 경우는 더욱 복잡하다. 캐나다는 외형적으로 보면 스웨덴과 유사하게 질병으로 인한 소득상실에 대한 보장은 별도 사회보험으로 하고, 질병치료에 관한 보장은 지방재정으로 재원을 조달한다. 그런데, 캐나다의 Alberta주와 British Columbia주에서는 질병치료에 소요되는 재정의 20%를 보험료로 별도 징수한다. 그리고 스웨덴은 병원급 의료기관이 모두 지방정부 소유로 되어있는 반면에 캐나다는 그렇지 않고, 다만 병원급 의료기관에 대해서 지방정부는 예산통제를 통해서 관리하고 있어 실질적 효과는 스웨덴과 다름이 없다. 그리고 의사에 대해 스웨덴은 월급제로 하여 월급제 의사가 지역주민에 대한 포괄적인 보건의료서비스를 제공하고 주민의 건강관리를 책임 지우게 하는데 반해, 캐나다는 의사들에 대해서 우리나라와 같이 행위별 수가제도를 실시하여 포괄적 건강관리 측면에서는 스웨덴에 비해서 다소 미흡하다.

제6장

지역보건의료 정보체계

제1절 보건의료정보체계 개발의 원칙

보건의료정보체계의 개발은 전체 보건의료체계를 강화하는 활동의 일부분이 되어야 한다. 보건의료정보체계를 개발할 때, 전체 보건의료체계와 연계를 맺지 않고 독자적으로 개발하거나 보건관리자가 정보를 의사결정에 어떻게 사용하는지 고려하지 않는다면, 정보 수집은 제대로 이루어지지 못할 것이다. 특히 외부 기관에서 어떤 정보를 요구해 왔을 때, 그 정보가 관리 개선에 도움이 되지 않는다면, 그 요청을 거부하여야 한다. 보건의료정보체계의 개발 원칙은 다음과 같다.

1) 정보를 수집하기 위해서는 돈과 노력을 투여하여야 하므로 수집된 정보는 충분히 이용하여야 한다.
2) 자료수집과 이용을 개선하는 것은 서비스나 사업 활동의 질을 높이는 활동으로 보아야 하며, 서비스에 부가된 요구사항으로 보아서는 안 된다.
3) 특정 수준의 보건의료서비스에서 수집된 자료는 동일한 수준에서 관리를 위해 사용되어야 한다.
4) 수집된 자료를 참고로 환자나 지역사회 그리고 필요도가 가장 높은 주민 집단에

서 더 나은 진료를 제공하였다면 그 자료를 변화된 상황에 맞게 바꿀 수 있다.

5) 잘 운영되고 있는 보건의료정보체계의 요소를 변경하려면 상당한 주의를 기울여야 한다.
6) 정보 베이스를 확장하기 전에 실제적인 분석이나 제시의 질을 높여 기존 자료를 더 잘 이용하려는 노력을 하여야 한다.
7) 데이터베이스의 유지와 보고서 작성을 위한 기법을 훈련할 뿐 아니라 정보학과 컴퓨터의 일반적인 이용을 장려하여야 한다.

지역차원의 관리에서 이용에 관한 보건지표를 선택할 때는, 다음과 같은 질문을 던져 보는 것이 좋을 것이다.

1) 이 지표가 보건의료요원이 원 자료를 기록하는 데 유용할 것인가?
2) 이 지표가 단기간의 변화를 보여줄 수 있는가?
3) 일상적인 보건의료서비스 활동을 통해 얻을 수 있는 자료에서 이 지표를 계산해 내기 쉬운가?
4) 모든 보건의료요원이 이 지표가 무엇을 측정하려고 하는 것인지 분명히 알고 있는가?
5) 이 지표가 관련 주민을 대표할 수 있는가?
6) 이 지표가 국가적인 목적과 목표 쪽으로 나아가고 있는지를 측정하는데 유용한가?
7) 이 지표를 이용하여 지역 간 비교와 지역에 있는 시설 간 비교를 할 수 있는가?

제 2 절 보건의료정보 사용의 촉진

1 지역기획과 모니터에서의 정보 사용

지역에서는 일반적으로 정보를 제대로 이용하지 못하고 있기 때문에, 정보의 이용을 장려할 수 있는 새로운 방법을 개발할 필요가 있다. 지역에서 정보를 잘 이용하지 못하는 원인은 다음과 같다.

1) **자료의 질이 낮다** : 자료가 불완전하고, 부적절하며, 시기에 맞지 않고, 부정확하다.
2) **권한이 제대로 분산되어 있지 못하다** : 정보는 결정에 영향을 미치는 것을 의미한다. 따라서 정보를 사용하고자 하는 사람들에게 의사결정권이 충분히 이양되어야 한다.
3) **관리 활동이 없다** : 지역에서는 보통 단기적인 관점에서 바라볼 뿐 장기적인 아목의 관리를 하지 못하고 있으며, 관리자들은 정보를 이용할 수 있어도 이를 별로 이용하지 않는다.
4) **자원이 부족하다** : 보건의료 자원이 제한되어 있기 때문에 관리자들은 자신들이 자원 동원(할당. 이용과 재분배)에 관해 효과적인 결정을 내릴 수 있을 것이라고 확신하지 못한다.
5) **기술과 지원이 부족하다** : 보통 정보를 활용하는 데 필요한 기술, 장비와 훈련된 인력이 부족하며, 중앙의 지원이 부족하다.

지역 기획을 하려면 보통 현재 상황을 분석하는 것에서부터 시작하며 이를 상황분석(situational analysis) 이라고 부른다. 상황분석을 하려면 지역관리자가 전체 지역주민의 건강 필요에 대하여 포괄적이고 통합적인 관점을 가지고 있어야 한다. 필수적인 지표가 포함되어 있는 지역의 개괄적인 보건상황을 알고 있으면 상황분석에 유용하게 활용할 수 있을 것이다. 이외에도 이런 지표는 지역 보건문제의 우선순위를 정하고, 앞으로 전개할 사업의 목표와 대상에 대한 의견을 수렴하는데 쓸모가 있을 뿐 아니라 사업 활동의 진전사항을 모니터하고 부족한 보건의료자원을 관리하는 데도 사용할 수 있다. 포괄범위 지표들은 과정 지향적이고 행동 지향적이기 대문에, 지역에서는 매우 유용하다. 필수적인 공중보건 사업의 포괄범위가 낮으면 상황을 개선시킬 활동이 필요하다. 어린이 예방접종 사업에서는 이 방법을 일반적으로 사용하고 있는 반면, 산전 진료, 결핵 관리나 안전한 식수의 이용과 관련된 활동에서는 아직 이 방법을 제대로 활용하지 못하고 있다.

지역 계획을 수립하는 데 있어서 지역 나름의 목표와 대상을 설정하는 것은 매우 중요하며, 이렇게 되면 정보에 대한 요구도 더 커질 것이다. 중앙의 지원을 받아, 지역의 개괄적인 보건상황을 해마다 수정할 수 있다. 보통 지역에서는 여러 가지 지표를 다 모으려고 하는 경향이 있기 때문에 중앙에서 꼭 필요한 최소한의 지표에 관해 지침을 내리는 것이 좋다.

지역에서 보건의료정보를 보다 폭넓게 이용할 수 있다면, 지역 관리자는 이 정보가 유용하며, 적절하고 시기에 맞는 것이라는 점을 알게 될 것이다. 지역 관리자가 정보의 가치를 알게 되면, 그들은 전체적인 지역 정보체계의 결점을 찾아내고 개선하도록 지원하며, 자료의 질에 대해서도 더 많은 관심을 가지게 될 것이다.

2 자료 사용의 개선

각 나라마다 자료를 제대로 이용하지 못하는 이유는 각각 다르다. 그러나 일반적으로 볼 때, 지역에서 관리 기능을 맡게 되면 지역 자체의 기획이 늘어나며, 따라서 필요한 정보도 많아질 것이다. 공공서비스의 질을 높이려는 운동이 활발해지면 여러 가지 활동들이 촉진될 것이고, 따라서 지역의 자료 관리와 정보사용도 나아지게 될 것이다.

1) 자료관리

잠재력이 가장 큰 기술, 즉 제대로 활용하지 못하는 기술이 바로 컴퓨터 데이터베이스 관리이다. 보건복지부에서 적당한 사업별 데이터베이스를 만들어서 관리하면, 전국의 보건의료서비스 기관에서 제출한 일상적인 보고서를 토대로 점검하고 분석하여, 통합된 자료 관리를 할 수 있을 것이다. 전국적인 데이터베이스가 있으며, 중앙에서 지역의 자료보고 부서에 정보를 다시 보내줄 수가 있으므로, 자료의 질과 완성도가 점차로 높아질 것이다. 이렇게 되면 자료를 가지고 다양한 보고서를 만들어 낼 수 있다. 이 한 가지 활동만으로도 보건복지부는 컴퓨터에 투자한 비용을 회수할 수 있을 것이다. 그러나 대부분의 경우 컴퓨터에 많은 비용을 투자하고도 별로 이용하지 못하고 있는 것이 현실이다.

2) 일부 서비스에 대한 신속한 평가

어느 정도의 주민들이 예방접종, 모자보건과 가족계획 서비스를 받았는지 정확히 알아보기 위하여 일반적으로 군집(마을) 표본조사를 이용하여 왔고 또 이 방법은 성공적이었다. 그 결과 성취도를 측정하기 위해서 기관에 기반한 조사를 이용하는 횟수가 늘었으며, 보건의료서비스에 대한 신속한 평가 ─ 이는 지역에서 관심을 갖는 주제를 찾으려는 목적을 가지고 있다 ─ 를 촉진할 방법이 고안되었다. 일반적으로 사용하는 자료수집 방법은 직원 인터뷰, 과제 관찰, 기록 검토, 시설・물자・장비에 대한 점검표 작성, 진료를 마친 환자와의 인터뷰 그리고 마을 유지들과의 토론 등이다. 이런 방식으로 진료의 질과 환자 만족도를 측정하게 되면 지역에서 관심을 두고 있는 서비스와 개선해야 할 서비스가 무엇인지 알 수 있고 그 서비스에 초점을 맞출 수 있다. 더 나아가 지역 보건의료팀이 이 평가 활동에 참가하게 되면 지역보건의료체계를 관리하고 사업을 기획하는데, 이때 수집된 자료를 사용할 가능성이 더 커지는 것으로 나타났다.

3) 보건의료서비스 과정과 처치 지침의 검토와 개정

또 다른 활동으로, 이용 과정을 검토하고 그 과정이 얼마나 개선될 수 있는지를 보는 것이 있다. 이때 반드시 자료 기록이 적절한지와 자료 기록이 어떻게 이용되는지 검토하여야 하며, 특히 환자관리(case management)에 대해서 검토해야 한다. 환자관리 절차를 개선하는 지침을 만드는 활동을 하여야 하며, 이에는 기록할 자료의 종류와 표준 분류법 및 의뢰 기준을 정하는 활동이 포함되어야 한다. 예를 들어 세계보건기구는 어린이 질병을 통합적으로 관리하는 표준 절차를 만드는 활동을 하였다. 이런 지침이 있으면 자료 기록을 표준화시킬 수 있을 뿐 아니라 필수의약품의 이용도 개선되는 등 여러 가지 면에서 많은 도움이 될 것이다.

4) 이환율 보고서 개정

환자사례에 관한 표준 정의를 만들면 여러 보건의료기관에서 오는 증례를 표준화할 수 있다. 즉 모든 보건의료기관에서 일반적으로 모두 같은 이환 범주를 사용할 수 있다. 그러나 특정한 보건의료서비스의 영역에서는 더 상세한 분류법을 사용할 수도 있다.

5) 지역보건의료팀의 문제해결

보건의료서비스 요원에게 보건의료자료를 사용하는 것이 중요하다는 의식을 심어 주려면, 실제로 이들에게 자료를 사용하는 방법을 가르쳐야 한다. '지역보건의료팀의 문제해결'방법이 좋은 교육방법이 될 수 있다. 지역 직원으로 구성된 팀은 그 지역의 특정사업에 참여하여 개선할 필요가 있는 특정 보건문제를 할당받는다. 팀은 훈련가들의 도움을 받아 문제를 규명하고 간단한 조사를 설계·수행하며, 정보를 분석하고 제시하며, 이런 과정을 거치면 직원들은 관리의 모든 단계를 밟는 것이고, 이 과정에서 이용할 수 있는 자료를 모두 이용하게 된다. 이런 과정을 거쳐 만들어진 혁신적인 방법은 나라 안의 다른 지역에서도 활용할 수 있을 것이다.

제3절 지역보건의료 정보체계

1 지역보건의료 정보체계의 필요성

최근 사회생활수준의 향상에 따라 국민의 보건수준도 매우 높아져서 건강면에 있어서 보다 질이 좋은 의료의 요구는 국민의 당연한 권리로 생각하는 것이 일반화되었다. 이와 같은 경향에 따라 의학 또는 의료의 개념도 임상검사기술과 진단기술의 발전에 의한 현대의료기술의 수준향상에 힘입어 이제까지의 환자를 대상으로 한 치료중심의 의학에서 탈피하여 환경위생, 방역, 보건교육, 건강증진, 조기진단, 장기요양대책, 재활의료 등을 포함한 소위 포괄의료(comprehensive, integrated medical services)의 방향으로 변모해 가고 있다. 이와 같은 의료는 그 대상범위를 점차로 확대시켜 나가고 있으며 또한 모체가 되는 의학의 기본적 성질인 자연과학 및 공학에 덧붙여 사회와의 밀접한 관계, 특히 지역과의 관련성이 필수가 되고 있다. 이와 같은 배경 하에 지역보건의료 정보체계의 중요성을 인식하게 되었고 지역보건의료 정보체계의 구축은 현대의료의 커다란 목표가 되었다. 지역의료란 "지역주민의 그 생활 기반 속에서 스스로의 건강을 유지하고 증진시켜 생활의 향상을 계획해 나아가기 위해 필요한 보건의료의 제 기술을 조직적 체계로 제공하여 인간의 건강생활을 유지하기 위한 일련의 활동과정"이라고 생각되고 있다. 이와 같은 활동을 촉진시키려면 그 지역에 있어서 보건의료의 상태를 명확히 파악하여 인력, 물자, 자금의 중복투자를 피하고 한정된 자원을 유효하게 배분할 필요가 있으며 이를 위해 정보의 체계화가 불가결하게 되었다.

지역보건의료 정보체계를 요청하게 된 그 외의 배경으로서는 최근의 연령별 인구구조나 질병구조의 변화에 따른 의료수요의 변화, 또는 국민 총 의료비의 현저한 증가에서 볼 수 있는 의료 경제 문제 혹은 의료수요의 증가에 대한 의료관계자나 의료시설 등 의료 공급력의 만성적 부족 내지 편재와 같은 사회적 현상도 커다란 비중을 차지한다. 또한 의료기술을 비롯한 제반기술의 발전 및 혁신, 특히 정보처리관계기술의 현저한 진보가 지역보건의료 정보체계의 실현을 가능하게 한 것은 말할 나위도 없다.

2 지역보건의료 정보시스템의 계획화

지역보건의료정보체계의 수립에는 지역적 특성 외에 의료의 대상이 되는 지역주민의 특성, 물적 자원 등이 고려되어야 한다. 따라서 지역을 좁게 생각하지 않고 넓게 생각해 가는 것이 필요하다.

보건의료정보체계를 구축해 가는 데에는 여러 가지 생각이 전개되나 먼저 정연하게 정리한 조직을 만들어 두는 것이 필요하다.

지역보건의료정보체계의 계획에 대한 단계를 살펴보면 첫째, 정황분석의 단계이다. 둘째, 조사 데이터의 분석단계로 우선순위의 심사, 업무기술, 교육 및 서비스의 분석단계라 할 수 있다. 셋째, 실현성의 조사단계이다. 이 단계에서는 대체안과 우선순위를 총괄적으로 비교, 분석하는 단계이다. 넷째, 정책 작성의 단계이다. 이 단계에서는 의사결정 및 여러 계획을 수립한다. 다섯째, 실시단계이다. 여섯째는 평가단계로 정책은 어느 정도 타당한가? 그것들은 어떻게 원활히 실시되었는가? 서비스는 어느 정도 향상되었는가? 등에 대한 평가단계를 말한다.

3 지역보건의료 정보시스템에서 의료의 구성요소

의료의 구성요소에는 의료에 대한 수요와 의료를 공급하는 측의 요소가 있다.

건강관리를 체계화시키는 기본은 보건관리 및 검진관리에 대한 수요에 답하는 것이나, 이를 위해서는 보건소, 검진시설, 스포츠 센터 등 여러 기관의 확충과 아울러 의료정보센터의 설치에 의해 각 기관 사이의 정보의 유기적 결합과 효율 향상을 계획할 필요가 있다.

〈표 6-1〉 의료의 구성요소

의료수요의 분류
(1) 보건관리(건강증진, 건강지도, 건강상담, 보건교육과 홍보 등)
(2) 질병예방관리(예방접종, 검역, 방역, 식품위생, 환경감시 등)
(3) 건강관리(건강진단, 정기검진, 검사, 의료기관 소개 등)
(4) 치료관리(구급치료, 일반치료, 특수치료, 만성질환관리, 장기검사, 재활의학 등)

의료기관의 대분류(의료공급)
(1) 보건소, 검역소, 공해감시 센터 등
(2) 진료소, 일반병원, 전문병원 등
(3) 장기진료소, 재활시설 등
(4) 신체검사시설, 건강진단시설 등
(5) 스포츠 센터 등
(6) 의료정보센터, 구급의료 지령실 등

그 이유는 이들 대부분이 지역의료에 있어서 “지역주민의 건강관리를 위해 물적, 인적자원, 정보 및 자금의 흐름에 질서를 주자”라고 하는 계획성과 무관계하게 자연발생적으로 출현한 것이기 때문이다.

1900년대의 의료는 기술적으로 낮은 수준에 있었으며 병원을 이용하는 사람은 중병환자 또는 부유층뿐이었다. 1935년대에 들어와서 현재의 의료기술의 기본이라고도 할 수 있는 심전도, 방사선 검사, 외과수술, 화학요법, hormone제 등이 등장하기 시작하여 경증 내지 초기의 환자도 병원을 이용하게 되었다.

의료체계에 있어서도 치료기관으로서의 병원 외에 장기요양시설, 재활시설 등이 탄생했다. 이들 시설 중 어느 곳에 환자를 보낼까는 물론 의사의 판단을 필요로 했으나, 전체의 흐름에 혼란을 낳을 정도로는 복잡하지 않았다. 그러나 그 후 의료의 기술혁신, 투자의 증가 등의 요인이 상호작용하여 1970년대에 이르러 의료체계의 하위체계의 수가 급증하였으며, 의료기술도 방사성동위원소의 의학응용, 심장 카테터 검사, 인공신장, 장기이식, 고압산소요법 등 고도로 분화된 기술이 출현했다. 또 전술한 일반주민의 건강의식의 변화에 상응하여 건강진단이라고 하는데까지 의료의 대상이 넓어졌다. 이와 같은 복잡한 체계 속에서는 정보, 자재, 인력 및 자금의 흐름에 혼란

이 생기는 것은 오히려 당연한 일일 것이다.

이와 같은 상태에 대응하기 위해서는 의료체제의 체계적인 구성과 함께 의료의 수요와 목적을 대응시킨 흐름의 질서를 확립하는 것이 불가결하게 된다. 이때, 정보, 자재, 인력, 자금의 4요소에 우선순위를 부여한다고 하면 당연히 정보체계의 설계가 가장 순위가 높고 이것에 의해서 다른 요소의 체계화도 더욱 용이하게 된다. 이를 위해 Garfield는 미래의 의료체계를 제안했으며 이것은 건강과 질병의 관리, 진료보조원(paramedical staft)의 전면적인 기용, 컴퓨터에 의한 환자와의 정보흐름의 제어를 골자로 하고 있다.

이와 같은 체계가 그대로 지역보건의료체계의 실험에 이용되는 것은 아니지만 적어도 지역보건의료체계의 설계에 있어서 하나의 지침이 될 수 있다.

실제로 의료의 구성요소를 기능별로 구분한 것으로는 앞에서 말한 병원정보체계이나 검진체계 등으로 이들은 각각 별도로 체계화 되고 있으며, 이들도 지역의료체계의 하위체계로 구성될 수 있으므로 이들을 설계할 때도 Garfield의 미래의료체계와 같은 지역의료체계를 염두에 두는 것이 중요할 것이다.

4 지역보건의료체계의 발전을 위한 과제

지역주민에게 양질의 의료서비스를 제공할 수 있도록 만족할 만한 체계를 발전시키기 위해서는 여러 가지 문제점의 해결이나 검토가 필요하다. 장래 지역보건의료 정보체계의 구축을 위해 고려해야 할 몇 가지 문제점들은 다음과 같다.

1) 각종 의료기관의 구분

각종 의료기관의 목적, 기능, 특징을 확인하고 적절한 수급체계를 확립할 필요가 있다. 즉, 병원과 일반진료소의 환자를 명확하게 구분하여 일반병원과 전문병원의 효율적 운용이 가능하도록 하는 도입에, 검진센터 또는 지역임상검사센터와 같은 최근에 설립된 의료기관도 포함하여, 지역의료체계에서 각 의료기관의 기능을 확실히 정하여야 한다. 특히 의료전달체계의 확립과 더불어 이러한 문제는 충분한 검토가 필요할 것으로 생각된다.

2) 의료정보의 분석과 표준화

지역보건의료체계에서는 의료정보의 흐름을 체계화함으로써 여러 가지 의료기관의 유기적 결합이 가능하다. 따라서 앞으로 Garfield가 제창한 바와 같은 의료정보센터를 설치하여 여러 가지 의료기관의 정보를 총괄 처리하는 기능이 요구된다. 그러나 의료정보는 매우 복잡하며, 그 때문에 정보의 발생원인, 모든 기관에 정보의 종류나 내용 및 그 목적, 발생장소, 정보의 흐름, 또한 빈도 등을 분석, 파악해 두는 것이 중요하다.

의료정보에 관해서는 그 표준화도 매우 중요하다. 현대 의학용어의 체계는 통일되어 있지 않으며, 국제간이나 시대적 차이는 물론이고 의료기관 사이, 의사 개인 간의 의료정보의 유통에도 많은 장애를 받고 있다. 따라서 앞으로 지역의료체계의 확충에 필요한 의료정보센터를 설립하기 위해서는 먼저 의학용어의 표준화가 중요한 전제가 된다. 또 환자 측의 개인 식별 표준화도 빨리 착수되어야 한다. 또 의료정보센터에 관련된 개인 사생활 보호대책도 필요하며 이에 대해서는 기술적인 면 뿐 아니라 개인 사생활과 공공성의 구분을 명확하게 하는 입법・행정적 조치가 필요하다.

3) 의식개혁

지역의료체계에 관련하는 개개의 계획은 모두 상당히 복잡하고 어렵기 때문에 의료관계자나 체계공학자, 정보공학자 및 사회의 협력 없이는 진행될 수가 없다. 여기에는 computer mind의 고양, 체계에 대한 인식 또 체계화에 따르는 거액의 재정지원에 대한 이해 등 많은 의식개혁을 필요로 한다.

4) 전문인력의 양성

지역의료체계의 실현에는 이제까지의 의료영역에 없었던 인력인 체계 공학자, 전자공학자, 정보처리기술자 등의 협력이 전제로 되고 있으며 그 때문에 의학적 지식과 공학적 지식을 모두 갖춘 과학자의 양성이 필요해진다. 또 이러한 인력의 양성을 위해서는 처우문제도 계획 수행에 중요한 요소가 된다.

또 의사 등 부족하기 쉬운 종래의 의사직원에 대해서도 증원이나 적정배치에 의해 충분한 인력이 확보되어야 하며, 또한 지역의료에 적절한 의학교육도 필요하다.

5) 경제적 지원

지역의료체계 설립목표의 하나로서, 부문별 전문화에 의해 증가하는 의료비의 지출을 의료기관의 효율화로 극복하는 것도 꼽을 수 있다. 그러나 체계의 실현에는 상당한 투자가 선행되어야 하며 따라서 의료행위의 재정적 뒷받침에 대한 입법·행정면에서의 배려는 필수적이다.

제 4 절 의료정보체계의 기술적인 문제점

일반적으로 새로운 것을 추진하는 경우에는 그 추진을 맡은 사람은 좋은 면만을 보게 되어 나쁜 면을 경시하는 경우가 많다. 실시단계 전에 나쁜 면을 충분히 고려해서 그것을 개선해 나가는 것이 중요하다. 의료정보체계도 사회체계의 하나이기 때문에 사회적 허용성을 충분히 고려해야 한다. 또 의료는 빈사상태에 이른 생명을 구하는 사명을 가지고 있으므로 이것과는 정반대의 생명을 위태롭게 하는 안정성을 손상하는 것은 허락되지 않는다.

1) 비인간성의 제거

인간이 관련된 체계에 있어서 인간이 적응하지 못하는 것이 있어서는 안 된다. 컴퓨터체계에 대해서는 humanized computer system이라는 말이 있다. humanized라는 말은 비인간성을 없앤다는 것이다. 이것은 체계 내에 인간의 특성에 맞지 않는 점이 없도록 하는 것이다.

2) 사생활의 침해 방지

사생활(privacy)을 지키는 것은 인권을 지키는 것이다. 일반적으로 사생활을 지키는 데는 3E 즉 기술(engineering), 교육(education), 법적 규제(enforcement)가 필요하다. 사생활을 지키는 방법은 기술적으로 여러 가지 방법이 있고 또 사생활의 중요성, 사생활을 침해하는 일이 있어서는 안 된다는 교육 그리고 사생활을 침해할 경우는 법적으로 처벌된다는 것을 교육하지 않으면 안 된다.

3) 획일화 방지

인간에게는 개인차가 있으므로 인간이 어느 점에서 선택성을 발휘할 수 있는 것이 바람직하다. 예를 들면 심전도 자동해석체계에서도 컴퓨터에 의한 진단과 전문가에 의한 진단 중 어느 것이나 선택할 수 있는 것이다.

4) 인간 소외 방지

사회가 정보화 될수록 인간관계에 의한 대화나 상호작용이 아니라 컴퓨터와의 대화나 상호작용이 증가할 것이다. 이런 과정에서 인간은 인간과의 관계가 점점 소외되고 기계와의 상호작용이 증대됨에 따라 현실세계에서 고립되어 간다. 그러므로 자동화를 추구하다보면 인간은 자연히 소외되어 간다. 체계의 모든 단계에서 인간이 소외되는 요소를 충분히 고려하여 체계화를 추진해 나가야 할 것이다.

5) 질병보다는 환자를 고치는 데 중점을 둘 것

사람이 질병에 걸리면 환자가 되는데 의사가 질병을 고치려는 의식을 가질 때와 환자를 고치려는 의식을 갖는 경우가 있다. 어느 쪽이나 같은 것이라고 생각하는 사람도 있으나 양자 간에는 차이가 있음을 인식하지 않으면 안 된다.

6) 인간의 기계화 방지

자동화의 전제로서 3S 즉 단순화(simplification), 표준화(standardization), 전문화(specification)가 필요하여 인간이 기계적 작업을 강요당하는 경우가 있다. 항상 인간이 중심이고 우선인 체계를 개발해야 한다.

7) 비용의 유효성

일반적으로 좋은 물건은 값을 묻지 않는다는 사고방식이 변하여 값을 생각하지 않고 물건을 사는 시기는 지났다. 비용에 대한 효율성, 효과성을 충분히 고려해야 할 것이다.

8) 융통성(flexibility)과 여유성(redundancy)

융통성과 여유성도 체계화에 필요하다. 조그마한 여유도 없어서는 거부감을 갖게 되며 시간적 여유에 대해서는 특히 세심한 주의를 해야 한다.

9) 안정성 확보

체계의 안정성에 대해서는 종래의 기기의 안정성과는 차이가 있는 것에 주목하지 않으면 안 된다.

10) 정도(精度)의 확보

필요한 정도는 검사결과에 대해서도 물론이다. 이상을 정상으로 또 반대로 정상을 이상으로 잘못하면 중대한 결과를 일으킬 수가 있다.

11) 정서공학(emotion technology)

종래의 우리들은 너무도 인간의 이성적 활동만을 중요시해온 면도 없지 않다. 현재의 컴퓨터 사회란 인간의 감정이라는 것을 전혀 생각지 않은 면이 있다. 그러나 인간을 위해서라는 경우에 있어서 인간의 또 하나의 정신활동인 감정적인 면을 생각하지 않는 기술은, 이제부터는 인간을 위해서라는 말을 할 수 없게 되었다고 생각한다.

인간의 정서적 활동을 깊이 생각하는 기술을 정서공학이라고 부르는데 이러한 면은 이제부터 매우 중요한 분야임은 틀림이 없다.

결국 인간적 가치와 존엄성을 고양시키는 노력은 부단히 경주하고 정보기술의 인간주의적 활용을 시현할 때에만 정보화 사회에서 창조적, 지적 생활의 수준을 향상시키고 인간의 자율성과 풍요로운 삶의 수준을 높일 수 있는 것이다.

제 7 장

지역사회 보건교육

지역사회 보건, 생의학, 생태학, 그리고 역학의 4가지 과학적인 기본이념은 행동과학과 사회과학이며 이것들은 독립적이지 못하다. 왜냐하면 지역사회 보건과 인간행동양식의 관련성은 인간행동이 생물학 상, 생태학 상, 그리고 역학상의 진행에 어떻게 영향을 미치는가 하는 주요 문제이기 때문이다. 개인의 행동은 일정지역 전 주민의 생활스타일의 표준이 되기 때문이며 이 주민들은 표준을 만드는데 영향을 주고 태도, 문화, 가치를 전달함과 동시에 질병도 전달한다. 보건의 사회적 역사에서 표준의 행동은 조직화되었고 조직화된 행동은 환경에서, 생태학에도, 누적되는 효과를 가지고 있었다. 환경은, 특별히 사회적 환경은 개인 행동에 영향을 미친다.

이러한 상호작용은 4가지 과학적 이론 중에 다음과 같은 하위전문분야를 발생시켰는데 그것은 환경 역학, 행동 생태학, 행동 의학, 사회 의학, 의학의 사회학 그리고 사회 역학 같은 것이다. 이런 이론들의 과학적 생산품들의 적용과 보급은 공동사회 보건일꾼들에게, 특히 보건교육자들에게서 행동이 시작되었다. 지역사회 보건교육은 건강에 이바지하는 행위를 촉진시키는 자발적 적용의 계획된 방식으로서의 결합이다. 지역사회 건강증진의 광범위한 결과는 특별히 규정하는 행동에서 자발적 변화의 범위를 넘어설지도 모른다. 그리고 환경 조절 전략은 경로를 고안하며, 건강을 증진시키는 행동을 지지한다.

제1절 보건행동과 생활양식

인간행동은 직접적으로 또한 간접적으로 건강과 연관되어 있다. 직접적인 영향은 급작스런 상처나 질병이나 죽음 혹은 반복적인 과도한 위험이 개인, 집단 또는 전 주민에게 노출되어지는 것이다. 예를 들어 독성이 있거나 감염된 음식을 먹는 것은 개인이나 주민에게 있어서 즉시 과도한 위험에 노출되는 행위가 될 것이다. 음식물, 분포, 광고, 소비에서의 그러한 민감한 위험은 우리의 공중보건기구들에 의해 환경적인 통제와 관리적인 통제를 통해 보건의 사회역사에서 최소화되어왔다. 오늘날 그 위험은, 화학물질, 그리고 덜 치명적이거나 전염성 약한 물질들이나, 작용을 가진 것 같은 극소량의 처방에서도 종종 감지되었지만, 만성적인 결과로 보자면 비만, 고혈압, 혈청 콜레스테롤수치, 폐기능 저하, 심신의 조절 혹은 약물의존 등과 같이 미세하게 누적되어 그 위험들이 나타날 때까지는 거의 눈에 띄지 않는다.

행동이 건강에 여향을 미치는 직접적인 방식은 예방행위와 자기 보호행위를 포함하며 식이요법과 물리적인 건강한 작용들을 포함한다.

행동이 건강에 영향을 미칠 수 있는 간접적인 방법은 환경을 통해서이다. 그래서 사람들은 환경의 변화를 불러오기 위해서 개인적이거나 사회적인 행동을 계획할 것이다. 지역사회 환경의 관심사에서 행동의 예들은, 쓰레기 처리에 동참하는 것, 쥐의 박멸, 국민투표, 공동사회 식수의 불소화를 위해 관리자를 선출하는 것, 자동차 안전설비, 음식과 약품에 라벨을 붙이는 것, 대기오염, 수질오염의 통제 그리고 생산량의 단속, 분배, 그리고 유해물질의 홍보 등을 포함한다.

건강에서 행동의 직접적인 효과와, 환경의 노출이나 조절을 통한 간접적인 효과에 더해서 행동은 세 가지 방식으로 공공의료 시설을 통하여 건강에 영향을 미칠 수 있다. (1) 대중들은 입법상 그리고 보건입안 과정에서 개인과 사회적 작용을 통해 서비스를 창조하고 분배한다. (2) 대중은 이용 가능한 서비스를 때에 적절하게, 또한 적합한 방식으로 이용한다. (3) 대중의 건강서비스 제공자들에 의해 정해진 의학적, 예방적 섭생을 따른다.

제 2 절 지역사회 보건교육

지역사회에서 보건교육의 목적은, 사람들의 건강에 이바지하는 행동의 자발적 적용을 지지하고 능력 있게 하는 확신으로 긍정적인 건강훈련을 유지하고, 용이하게 하고, 도출하는 것이다. 보건교육 계획은 단지 최초의 방어행동, 건강서비스의 적합한 사용, 출생에서 청년기까지의 아이들의 건강 감독 그리고 성인과 아이의 적합한 의료와 영양의 통제의 충실 뿐 아니라, 또한 미래의 건강을 위한 기초로, 아이들과 청소년의 발전과 관련을 가지고 있다. 그들의 가족과 학교의 동료들 속에서 아이들은 나중의 성인 생활에서 야기되는 많은 건강문제들을 지킬 수 있고 증진시키는 경향 교육, 태도, 그리고 가치를 형성한다.

지역사회에서 보건교육 계획은 행동주의 과학, 역학, 생태학, 행정 과학과 의사소통으로부터의 이론과 방법의 조절적인 적용에 기초하고 있다. 아이와 어른 모두의 유익한 건강행동은, 지역사회 보건교육은 계획되고 일관성 있는 동등한 교육 기회의 결합의 결과로서 생겨난 것이라는 것을 가정한다. 이러한 가정이나 명제는 부분적으로 학교에서의 보건교육 프로그램의 결과, 작업현장, 의료 환경 그리고 매스미디어로부터의 직접적인 과학적 증거에 기초한다. 그것은 또한 보건과 교육의 장 밖에서의 경험으로부터 차용된 간접적인 증거에 기초하고 있다. 지역사회 발전, 협동적인 확장, 사회적인 일, 그리고 인간 서비스와 행동변화의 기업은 모두 사회수준의 변화를 위한 계획의 이해를 위해 이바지 해 왔다.

행동에서 자발적 변화에 영향을 미치는 계획된 활동, 우연에 반대하는 부수적인 교육기회는 공동사회 보건의 교육적인 접근과 구별된다. 지나치게 허용된, 합법적인, 혹은 강압적이 되기 쉬운 다른 변화전략들도 역시 구별되어져야만 한다. 교육의 결과로 발생하는 행동적인 변화들은 선택적이며 그들의 지식을 가지고 당연히 자발적으로, 자유롭게 채택되어진다. 어떤 행동적인 변화 전략은 비논리적인 구성요소를 가지고 있을 수도 있다. 행동 조절 기술은, 예를 들면, 환자나 소비자가 흡연이나 음식 통제와 같은 행동 결과를 얻기 위해 기술을 적용하는 데에 자유롭게 요구하거나 동의하는 한, 적합한 건강 교육 방법으로서의 자격을 얻는다. 지역사회 보건교육 계획의 원칙은, 입안 과정에서 소비자와 환자 혹은 시민의 참여를 요청한다.

대중매체의 사용은 어느 정도 지역사회 발전을 위한 교육의 하나의 경로로서 인정을 받는다. 미디어는 오로지 상업적이거나 경제적 이익에 의해 조정된다. 그들의 미디어의 사용은 엄격히 이익이나 선전을 위한 것이다. 광고와 미디어의 통제는, 예를 들면 음식 상품의 건강적 가치와 관련 있는, 소비자를 현혹시키는 광고요구로부터 소비자를 보호하는 법의 전략으로, 더 강압적이고 경제적으로, 통제는 없어서는 안 되는 필요한 것인지 모른다. 지역사회 보건증진은 건강에 도움되는 행동을 위한 관련된 조직, 환경, 그리고 경제적인 지지와 보건교육의 결합이다.

제 3 절 보건교육의 원칙

보건교육 계획은 인정되어지고 알려져 있는 건강 문제나, 지역사회에서의 위험 그리고 그 문제들을 막으려는 일치된 프로그램목표들이나 위험을 줄이는 것으로부터 이끌어 내야만 한다.

1) 축적(누적)된 학습의 원칙

주민의 건강상태의 많은 부분은 행동에 의해 결정된다. 행동은 개인과 문화적 경험, 그리고 사회적, 경제적 그리고 다른 환경적인 상황, 그리고 유전적인 상속의 복잡한 종합인데 오랜 기간에 걸친 종합이다. 그리하여 행동 변화에 영향을 끼치기 위해서 어떤 위치의 건강교육이라도 경험과 활동의 계획된 연속을 요구한다. 동일하게 맞추어진 자원들은 세부 집단의 중요한 경험과 환경들을 계산에 넣을 것이다.

2) 다양한 목표의 원칙

지식, 태도, 그리고 행동과 같은 보건교육의 목표들은 지역사회 보건프로그램의 최종 건강 목표의 중간에 있다. 최종적인 건강 목표들을 획득하기 위해서, 보건문제의 몇 가지 원인들은 보건교육 프로그램을 가지고 다루어져야만 한다. 이것은 목표 주민들의 성질이나 특질들이 중요하게 다뤄져야 한다는 것뿐만 아니라 이전의 행동들을 강화하고 의사 소통하는 공급자, 부모, 교사, 고용자, 동료들의 능력과 동기 그리고 행동의 사회적인 시스템까지를 의미한다.

3) 교육목표의 원칙

교실모델에 기초한 발전하는 프로그램과 지역사회 모델에 기초한 발전하는 교육프로그램간의 차이점은 임상의학모델과 지역사회 역학 모델의 차이점과 비슷하다. 한 사람의 증상과 병력에 기초한 환자를 위한 처방은 많은 증상들과 병력을 가진 지역사회나 주민들을 다루는 데에 바른 균형으로 결정하는 것 보다 덜 복잡하다. 보건교육 프로그램은 많은 다른 개인적인 병력들을 적응시켜야만 한다. 왜냐하면 교육적인 진단은 개개의 환자 소비자에게 수행하는 것은 아니기 때문이다. 지역사회 보건교육과 대부분의 환자교육 계획은 가시적이거나 쉽게 정의되는 특질들 위에 다양한 부분집단을 위해 교육적인 전략은 수정되어서 계획되어야만 한다. 왜냐하면 지역사회 프로그램에서 각 개인의 교육적 요구를 분석하기는 거의 불가능하기 때문이다.

4) 참여의 원칙

프로그램의 성공을 위한 전망에서, 요구하는 시민, 소비자, 혹은 환자들의 협동조합은 지역사회나 또한 스텝, 그리고 건강제공기구들의 멤버들이 초기 프로그램 발생에 참가하였을 때 크게 증가되었다. 확인된 문제에서 초기 소비자와 제공자의 연루와 그들의 원인들의 평가 그리고 변화의 예상되는 장벽들은, 보건교육의 노력이 관련된 현실적 목표들을 추구할 것이며 수용 가능한 방법들을 허락할 것이며 그러한 프로그램 활동과 목표의 복잡함의 위임을 가지고서 계속 나아갈 것이라는 더 큰 확신을 제공한다.

5) 상황적 특이성의 원칙

보건교육 활동은 보다 광범위하게 변경되는데, 그것은 때때로 보건 종사자들에게 그들의 유사성을 식별하는데 어려움을 준다. 교육목표들의 성취에서 사용되어지는 방법들은 그룹토의, 개인 카운슬링, 행동조절, 교육적인 기술, 스태프들의 발전 같은 교육용 방법에서 매스미디어의 사용, 정치적 행동 그리고 지역사회 조직과 같은 지역사회 방법까지를 그 범위로 한다. 이러한 어떤 방법들에도 고유한 장점이나 단점은 존재하지 않는다. 그 방법들의 적합한 적용은 상황에 의존한다. 가시적 행위는 고려할 것 없이 아이의 영향을 위해 토론하는 어머니들의 모임이든지, 시의회 이전에 사용하기를 주장하는 PTA(학부모-교사모임)회장이든지, 출장소 일군들의 연수교육기간 이든지 거기에는 이론들과 원칙들이 있는데 이것들은 이전의 연구와 평가에 기초하고 있는데 이것은 지역사회 프로그램의 중첩된 교육 구성요소를 가지고서 선택되고 조정하는데 지도한다. 방법의 선택은 상황의 명백한 교육적 진단에 기초하야야 한다.

6) 중간 목표의 원칙

보건교육은 여간해선 행동에 갑작스런 직접적인 영향력을 행사하진 않는다. 그것은 주로 지식, 태도, 신념, 가치 그리고 인식의 점진적인 변화를 통해서 행동을 기울어지게 한다. 그것은, 역시 친척들이나 다른 중요한 인물들의 사회적 지지로 강화된 것을 가지고 행동을 강화한다. 그것은 지역사회 자원들, 기술발전, 그리고 관련자들의 변화를 통해서 행동을 지지하거나 가능하게 한다. 이것은 방해하는 변수들의 전 범위를 나타내는데 이런 방해하는 변수들을 통해서 보건교육은 보건행동에 영향을 미칠 것이라고 기대되어져야만 한다. 그리고 그러한 이유로 이런 변수들은 교육적 경험들의 공동작용과 선택에서 고려되어져야만 한다.

7) 다양한 방법의 원칙

보건교육에는 다양한 목적이 있기 때문에 그것이 다른 교육적인 입력으로 지지되지 않는 한은 보건교육에 영구적인 영향을 주는 중요한 점을 가지게 될 거라 그 자체로 기대되는 단일한 교육적인 입력은 없다. 보건교육 전략은 건강에 도움되는 용이한 행동들의 몇 가지 요인들은 누적되어야만 하고 상호간에 지지되어야만 한다.

8) 상이점의 원칙

몇몇 사람들을 위한 교육적 방법, 미디어, 그리고 메시지들의 가장 좋은 결합은 다른 사람들이나 같은 사람들일지라도 다른 환경에 있는 경우 반드시 가장 좋은 결합이지는 않다. 그렇기 때문에 프로그램을 포함한 교육적인 방법들은 청중들의 특질이나 환경에 의해 다양화 되어야 한다. 또한 이것은 수많은 배움의 기회나 경험들이 확신을 위해 제공되어져야만 한다는 것을 의미하는데, 이 확신은 각기 다른 사람들은 그러한 방법들에 노출되어져 있으며, 건강과 관련된 그들의 결정을 용이하게 하기 쉽다는 것이다.

9) 건강증진의 원칙

보건교육은 자발적 행동의 변화보다 더 많은 것을 성취할 것을 기대하거나 요구해서는 안 된다. 행동의 변화를 위한 부가적인 조직이나 경제, 환경적 지지가 아니면 보건교육은 아마도 단지 학습자를 좌절시키게 될 것이다. 보건교육은 예를 들자면 식이요법, 지식, 동기 그리고 임산부의 인구에 대한 기술들의 변화에서는 성공을 거둘지 모른다. 하지만 이미 기술된 식이요법이 경제적으로 접근하기 쉽고 문화적으로 주민과 모순이 없는 한 보건교육방법의 효과는 제한되어 질지도 모른다. 이와 유사하게 만약 지역사회 보건프로그램에 의해 전달되어진 지식, 기술 그리고 사회적 지지가 행동에 적용되지 않는다면 보건교육 요소들의 성공은 조직적이고, 법적으로, 경제적 요인들에 의해 제한되어지기 쉬운데 이런 요소들은 보건교육을 넘어서 건강증진 개입에서 언급되어져야만 한다.

10) 관리(행정)의 원칙

지역사회 보건프로그램의 교육적인 요소들은 이런 것들을 가져야만 하는데 그것은,

(1) 교육안 – 분리되어지지 않고 독립적이지도 않은, 그러나 더 넓은 보건프로그램 계획의 상황 아래에서
(2) 관리들에 의해 고정되어진 교육적 요소들의 공동작용에 대한 책임
(3) 특정인에게 할당된 각각의 교육적인 개입에 대한 책임
(4) 인원과 재료들 그리고 다른 비용에 대한 예산과 같은 것들이다.

보건교육의 진행은 건강에 도움을 주는 행동에서 자발적 적용을 용이하게 하기 위해서 고안된 배움의 기회의 결합이라고 정의되어질지도 모른다. 관리의 원칙들은 결합(combination)과 계획(design)이라는 말로서 함축되어진다.

제 4 절 지역사회 보건을 위한 교육 계획의 진단 단계

지역사회 보건계획은 사회적 문제나 삶의 관계에서의 질의 분석으로 시작한다. 그리고 범위, 보급 그리고 주어진 인구에서 사회적 문제와 결합된 보건 문제의 원인에서 시작한다. 그 단계는 다음의 4가지로 나뉘어진다.

1) 사회적 진단

출발점은 지역사회를 지키기 위한 것과 관련 있는 사회적 평가가 되어야 한다. 즉 보건계획 수립은 지역사회의 주요한 관심사인 삶의 질이나 사회적 문제의 적합한 정황, 관계에서 계획되어져야 한다. 이 단계는 지역사회의 관심과 가치를 지닌 주제에 대한 이해가 요구되어지는데 동시에 사회적 척도의 객관적인 데이터의 이해가 요구되어진다. 이것은 실업, 가정문제, 10대 임신, 폭력, 그리고 빈곤 같은 것들이다.

2) 역학적 진단

지역사회 보건프로그램의 교육적인 구성요소들은 사회적인 관심이나 지역사회 내에서의 삶의 질과 관계하여 발전해 왔는데 이것은 보건프로그램같이 분석되어져 왔으며 재발견되어 왔다. 그리고 그것은 중첩된 프로그램 목표의 영원한 목표가 되었다. 후원 기관은 가장 최근의 사용 가능한 인구통계, 생명기관, 그리고 사회 문화적인 문제를 사용하여야 하는데 부분모집단의 보건프로그램에 대한 경험에 대해 그 특징들의 정의를 내리기 위해서이다. 문제는 더 넓게 분석되어져야 하는데 관계기관과 이전에 출판된 보고서들의 리뷰에 바탕을 두어야 한다. 보건프로그램에서 지역사회의 경험에 대해 전망을 얻기 위해서 유사한 다른 도시들, 주, 지역들의 데이터가 비교되어져야만 한다. 특별한 주의가 특정 집단(나이, 성, 인종, 수입)의 비율에 필요한데 이것은 다른 지역사회들이나 국가 통계 하에서 비교할만한 수치로 관계되는 지역사회 하에서 필요하다.

3) 행동적 진단

앞선 정보와 보건문제, 보건목표의 정의, 그리고 높은 위험의 부분모집단들은 열거된 행동적 문제의 과업이나 문제의 지역사회 해결책의 장벽을 확인해야 한다. 다음의 지침들이 행동주의적인 진단들에 있어 고려되어져야 한다.

① 보건 프로그램에 관련되는 행동들은 가능한 강하게 열거되어져야 한다. 많은 가능한 행동들이 유발하는 것과 같은 상품들은 상상 가능한 만큼 만들어져야 한다.

② 문제들에 관련 있는 비행동적인 요소들(환경, 생태학, 그리고 기술적 요인들)은 증명되어져야 한다. 그래서 그들이 결정자와 같이 인식되어질 수 있을 것이다. 그러한 전력들은 보건교육에서 발전되어져야 한다.

③ 결과에 대한 재고가 있어야 한다. 그 결과는 행동에 규정됨과 같은 가능한 원인들을 교육적 개입을 통해 변화하기 위해 따르는 것이다. 그리고 그러한 변화들은 문제시되고 있는 보건문제를 증진시킬 것이다.

④ 각각의 보건문제, 하나나 혹은 더 많은 뒤따르는 보건행위의 관련된 범위는 규정되어져야 한다.

⑤ 교육적인 개입에서의 주요한 초점같이 선택되어진 분명한 행동들의 이유는 정당화되어야 한다. 평가는 분명한 행동들의 선택을 이끌어 내는데 행동들은 교육적 개입의 목표가 될 것이다. 드물게, 그렇다면, 기관이 모든 보건문제의 자원을 갖는다. 이바지하는 행동에 영향을 끼치기 위해 필수 불가결한 몇몇 행동들의 최초의 선택은 만들어져야만 한다. 그 선택은 종종 기관의 정책들이 결정하는 요구되는 서비스들에 의해서 영향력을 받아야 한다.

: 합법적인 경제적 요인과, 행위들, 기관의 자원과 사용 가능한 전문적 지식, 교육적 개입의 정치적 실행가능성, 계속되는 자금지원의 가능성 그리고 프로그램의 빠른 성공 가능성

보건교육을 위한 주요 행동이 목표에서 두 가지 가장 중요한 목표의 기준은 (1) 행동변화가 보건문제의 감소에 차이를 만들 것이란 증거와, (2) 행동이 자발적 변화에 따른다는 증거이다. 앞서 밝혀진 보건문제에서 영향을 미치는 비행동적인 요인들은 다음과 같은 것들을 포함한다.

① 유전적 요인

② 경제적 기반

③ 직업
④ 환경적 고립

앞서 밝혀진 보건문제에서의 행동적 요인들의 예는 다음과 같은 것들을 포함한다.
① 적합한 영양식 다이어트
② 어머니와 아기를 위한 태아기부터 출, 생후까지의 각 단계에서의 의료적 체제의 수용
③ 18세 이전 임신의 연기와 40세 이후 임신의 기피
④ 24~30개월 정도 임신 간격을 띄움
⑤ 총 임신수의 감소
⑥ 임신 중 육체적 감정적 스트레스의 회피
⑦ 태아 손상의 회피(흡연, 음주, 아스피린, 다른 약물 복용의 감소)

4) 교육적 진단

채택된 행동들은 그들의 원인의 평가를 위해 광범위하게 분석되기 위한 주제가 되어야만 한다. 따라오는 요소들의 항목은 각각 행동의 원인으로 고려되어 져야 한다.
① **사전 조치 요소들** : 적합한 건강 행동을 취하는데 지식, 태도, 신념 그리고 가치들
② **사용 가능 요소들** : 동기 부여된 사람들에게 행동을 가능케 하는 기술, 그리고 유용성, 자원의 수용성
③ **강화된 요소들** : 태도, 그리고 서비스 제공자들의 지지의 풍토, 가족들, 공동사회 집단들 등. 동기 부여되고 행동을 채택할 수 있는, 그러나 보상이 없을시 지속되지 못하는 개인 건강 행동의 강화

프로그램에 영향을 미치는 기관이나 공동사회 하에서의 다양한 부분들의 대표자들은 이러한 분석들을 참고하여야만 한다. 대상 여성들 자신의 상담으로, 이런 여성들에게 더 적합한 환경에 맞는 건강 조언을 채택할 수 있다. 이런 요인들의 예는 모계의 그리고 뒤따라오는 아이들의 교육적인 진단을 규정한다.
① **사전 조치 요소들** : 재생보다 더 충만한 요구들의 방법으로서 임신을 통한 행위들, 임신에 대한 믿음 그리고 임신이 젊은 여성에게 수용 가능한 유일한 역할이다.

② **사전 가능 요소들** : 결핍 그리고 추천된 음식의 비용, 응급조치 후 접근 어려움, 태아와 좋은 아동 보호를 위한 의료기관에 도달하는 이송의 문제, 일하는 여성에게 불가능한 의료기관의 시간

③ **강화된 요소들** : 남편들은 피임 행위를 지지하지 않는다. 현장에서의 일에 대한 무능으로 부터의 수입 소실은 가족계획을 자극할지도 모른다. 그러나 일의 면제는 다른 사람을 위한 임신으로 보답될는지 모른다. 만원인 의료기관과 기다리는 시간은 대기인 들에게 보상을 주지 못한다.

이런 몇몇 요소들의 평가 그리고 세 가지로 요약되는 지역사회 보건교육 프로그램의 발전의 실패는 프로그램 영향에 심각하게 한계 짓는다.

5) 행정적 진단

지역사회 보건 프로그램을 위한 보건교육 과업의 채택은 대부분 건강행위에 영향을 미치는 순위와 동일하게 자동으로 따라온다. 행정상(관리상)의 진단의 지난 방법을 지지하기 위한 가능한 자원의 평가를 포함하는데 지역사회 프로그램에 상응하는 예정표를 통한 이런 방법들의 협동과 예산 짜기, 그리고 스텝들의 참여구축, 그리고 프로그램의 의도를 알고 이해하는 중요한 사항들의 위치결정에 기여하는 지역 거주자들, 수용할만한 접근들의 결정, 정보의 내용과 문제, 장애의 제안과 프로그램 목적 달성에의 용이함, 지역고유의 자원의 동일성 그리고 교육적 미디어와 재료들의 재검사, 계획에 있어 공동사회 멤버를 포함시키는 것을 통해서 알려진 프로그램 성공의 개인적인 위임을 얻는다. 가장 중요하게, 그들의 참여는 프로그램 계획자들이 소비자들의 이익, 전망 그리고 프로그램의 교육적 활동을 통한 가치를 통합시키는 것을 가능하게 한다. 소비자 참여의 원칙은 관계기관, 교육기관, 그리고 지역사회 조직들의 대표자, 그리고 프로그램 활동 권한을 받은 기관 스텝들에게 동등하게 적합하다. 프로그램 계획은 조직과 지방의 국가기관, 그리고 지역수준(학교, 시민단체, 회사, 노동조합, 종교단체, 광고기관, 연극단체, 약국), 지역시설들(도서관, 건강센터, 트레이닝센터, 시청, 광장), 건강교육 트레이닝, 경험, 감독과 관계된 기능을 가진 개인(자원봉사자, 기관 스텝, 사회 일꾼)으로부터 관찰된 정보에 기초한다. 지역사회 이벤트(박람회, 축제, 회의, 공·사적인 미팅), 의사소통 자원(텔레비전이 숫자, 라이도의 사용, 광고 게시판, 지역TV, 라디오 방송국, 신문, 회보, 사보) 그리고 보건서비스 기관 자

체와 관계기관을 통한 교육프로그램을 위해 사용하게 적립된 자원들. 이러한 사용 가능한 자원들의 평가와 증명은 목적, 전략, 그리고 방법의 세밀한 고안으로 나아가기 위해 이끌어 져야만 한다. 몇몇 기술된 이전의 목적들은 초기에 혹은 보다 광범위하게 더 많은 자원들이 얻어졌다. 부가하여, 개입한 목적들은 불충분한 자원의 발전을 위해 필요하다.

제5절 지역사회 보건교육의 보급을 위한 계획

이 분야의 계획단계의 전반적인 개요는 전적으로 연속하는 것은 아니다. 그들은 진행되는 진단단계에서 시작하며, 조직화, 실행, 그리고 평가단계를 통해 계속되어 진다.

1) 교육적 구성 요소를 위한 주요 대상인구

위험에 빠진 사람들, 혹은 건강문제에 영향 받는 사람들은 건강문제가 한번 정의되어 질 때 쉽게 영향 받는다. 그들은 대부분의 교육적 개입과 그러한 계획자들이 참고하는 수익자들을 위한 대상이거나 혹은 대상집단이다. 교육은 집단에게 곧바로 향해져야 하는데 건강문제로 영향을 주기 위해서가 아니라 그러한 영향을 주는 직접적인 지위에 있는 사람들에게 영향을 주기 위해서이다. 이러한 '정보통제자(gatekeepers)'와 사회적 강화자들[부모, 배우자, 교사, 동료들, 고용자, 그리고 의사결정 리더들(opinion leaders)]은 종종 교육적 개입을 위해 부가된 대상인구들이다. 일차적 대상집단은 추천된 건강 훈련의 수용을 위한 그들의 경향에 영향을 주기 위해 고안된 직접적인 의사소통을 수용한다. 지역사회 조직의 노력을 위한 한 개입된 대상집단은 다른 기구들의 지도자가 되는데 이 기구들은 보건행동이 훈련되기 위해 가능하거나 유용한 자원들을 관리한다. 또 다른 개입한 목표 집단은 훈련과 상담이나 언급되어진 보건행동의 강화에서의 감독을 수용할 것이다. 사전 확인된 요인들과 관련하여 주요한 목표인구는 지리적인, 고용에 관계된, 경제적인, 교육적인, 나이, 성별, 그리고 민족적 분포로 묘사되어야만 한다. 지역사회 보건 프로그램의 열거된 기본적 분석에서의 특징은 역시 교육적 개입의 발전을 위해 기본이 되어야 한다. 언급된 인구의 대표자는 교육적 계획의 더 나아간 발전에 포함되어야 한다. 사용가능하고 강화된 요소와 관련하여 개입한 목표 집단-건강행위를 위한 요구되는 자원들의 감시자들 그리고 강화된 행동을 할 수 있는 사람들, 정보전달자는 접촉되어져야만하고 계획의 참여를 권유받아야 한다. 만약 행동적인 목표 인구에게 사용가능하지 않다면 정보는 진단적-베이스라인 샘플조사에 의해 얻어지거나 다른 곳에서 얻어진 통계치로부터 평가되어질 것이다. 그리고 대상주민의 인구통계치의 지방인구 조사 데이터에 적용될 것이다.

2) 행동 목표

행동 목표단계는 이전 계획 단계와 중복된다. 그것은 열거된 행동 목표 그리고 결과적인 교육의 목표들의 순간이다. 어쨌든 공동사회 건강 프로그램의 교육적 요소는 다른 기술들과 서비스들과 실제로 구별되는 것 같이 긴급하게 시작되어야 한다. 목표들은 행동적인 발전과 교육적 진단들로부터 얻어진다. 목표들의 적합한 진술은 프로그램 계획과 그것의 실행의 방향의 목적에서 빌려져야 한다. 목표들의 테스트는 그들의 전달되고, 기대되는 결과들의 능력이다. 그들의 구성의 투명도와 정밀도는

(1) 명백한 교육적 간섭에서의 노력과 시간의 소비의 한계를 주어야만하고,

(2) 프로그램 성과의 측정의 표준을 규명해야 하며,

(3) 선택, 트레이닝, 그리고 스텝의 감독에서의 과업의 분석을 이끌어 내야하고

(4) 협력기관과 보편 공동사회에 방침을 주어야 한다.

교육적인 계획에서의 목적들의 공식화에서 시간소비는 때때로 행정상의 그리고 서비스 요소들의 계획에서보다 더 중요하다. 왜냐하면 교육적 출현은 몇몇 공동사회 건강 프로그램들의 좀 더 친밀한 행위보다 좀 더 명백하고 정의 내리거나 측정하기 힘들기 때문이다.

목표들은 결과로 표현되어야 한다. 그것들은 소비자들에게 제공되는 것과 마찬가지로 제공자들에게 적용되어야 하며 시스템에 적용되어야 한다.

각각의 목표는 물음에 대답해야만 한다. 누가 성취할거라 기대 되는가 혹은 얼마나 많이, 무엇이, 언제, 어디서?

누가 - 대상그룹 혹은 변화가 기대되는 개인

얼마나 많이 - 획득되는 환경의 범위

무엇 - 행동, 행위의 변화, 혹은 얻어지는 건강연습

언제 – 희망되는 환경, 시간
어디서 – 변화가 관찰되는 장소, 통상 '누구'의 설명아래 함축된다.

요망되는 행위들은 행동적인 진단으로부터 끌어내어진다. 그리고 참여가 프로그램의 결과로서 무엇을 하는지(할 수 있는지) 못하는지 서술하여야 한다. 행동의 컨디션은 아래 항목의 방법으로 진술되어야 한다.

누가 – 대상집단의 논리적 묶으로부터 파생 했는가
얼마나 많이 – 혹은 어느 정도까지 부분적으로 쓸모 있는 자원의 한 기증인 것인가
어디에서 – 지리적, 정치적, 제도적 경계선은 원래의 보건문제에서 일부 유래했나?
언제 – 혹은 얼마나 곧 또는 어떤 시간, 기간 내에서 공동체 내에 나타나는 보건문제들의 긴급성에 의해, 그리고 그 프로그램에 바쳐지는 조력의 양과 유형으로부터 기대될 수 있는 변화의 비율에 의해 결정될 것인가

목표들은 평가된 표준을 이끄는 것 같이 설명되어져야만 한다. 그들은 확실한 말로 진술되어야만 한다.

- 처음 2년 이내 A주와 B주 내에서 10%까지 산모 사망률을 줄이기 위해, 그리고 다음 3년동안 부가적으로 15%까지 사망률을 감소시키기 위해서, 그리고 이는 그 주 평균 비율에 도달할 때까지 계속한다.
- 10년 내에 주 평균까지 유아 사망률을 줄이기 위해

행동적인 목표들은 아래의 형태를 취해야 한다.

- 그 주에서, 임신문제의 높은 위험상태에 있는 40세 이하의 1,850명의 여성들은 그 프로그램의 첫 해에 두 번째 종합건강진단을 받을 것이다.
- 이 집단에서 임신의 80%는 첫 3개월 내에 발견될 것이다.
- 임신 여성들 중 95%는 그 프로그램의 첫 해 동안 산과 시설에서 자격 있는 의료인에 의해 분만할 것이다.

첫 번째 행동적 목표들에서 따라오는 것들이 적용된다.
누구 – 40세 이하 특징들이 선택된 지역의 여성은(예컨대, 나이, 사회 경제적 지위) 높은 위험의 임신과 관련되어 있다.
얼마나 많이 – 1,850

무엇 – 두 가지 보편적인 건강 체크를 받기
언제 – 첫 번째 프로그램 동안

공중보건이나 인구 – 기초된 프로그램들의 기록, 얼마나 많이 인구수나 인구의 확률이 언급된다.

3) 교육 목표

교육 목표들은 행동 목표의 하부 목표들이거나 중간단계여야 한다. 이것들은 행동에서의 발전이나 변화가 수행가능하기 전에 이뤄져야 한다. 이러한 개입한 변화들은 사전 조치된 분석을 통해 정의되어진다. 그리고 강화된 요소들은 행동적 진단에서 언급되어진다. 의사소통에 대한 무분별한 접근을 피하기 위해, 그 설계자들은 지식, 태도, 기술, 조직과 사람들을 공언한 목표로 향해 움직이게 할 것을 요구하는 훈련을 고려해야 한다. 이러한 행동 원인으로부터 흘러나오는 교육적 목표의 다양한 유형들이 아래와 같이 묘사될 수 있다.

① **정보목표** : 정보의 또는 인식의 목표들은 건강문제, 서비스 그리고 활동을 다루거나 대처하기 위하여 개인이나 집단의 일부에 대해 필요한 지식과 신념들과 관련되어 있다. 다른 말로하면, 누가 어떤 정보를 얼마나 많이 이해 할 것인가?

② **태도목표** : 태도의 혹은 감정적인 목표는 특정한 건강문제나 습관에 대해 혹은 특정한 건강 측정에 이용되는 수단에 대해 사람들이 가지는 경향이나 감정과 관련 있다(예를 들면 피임약이나 예방주사). 무엇이 사람들을 적절한 보건행위를 취하도록 충분히 동기를 부여할 것인가?

③ **기술** : 사람들은 서비스 시설들이나 자가진단 절차를 효과적으로 이용하기 위해서 온도계 읽기나 관찰을 하거나 증세를 판단하는 것 같은 특정한 기술은 배워야 할지도 모른다.

④ **지역사회 조직 목표들** : 지역사회 조직을 통해 서비스를 접근 용이하게 하는 것은 지역사회 우선 사항의 재정리나 자원의 재분배를 요구할 지도 모른다.

⑤ **훈련 목표들** : 직원 지식과 행동 그리고 태도에 나타나는 상술된 변화들을 야기한 훈련은 희망했던 행동을 북돋아 줄 수도 있고 강화시켜 줄 수도 있다. 비슷한 목표들은 부모님이나 고용주들, 배우자, 동료들, 그리고 지역사회 여론리더들을 위해 쓰여 질지도 모른다. 훈련은 장담이나 집단작업, 감독이나 계속되는

교육과 같은 다양한 형태를 열 수도 있다.

4) 실행에 대한 장애물과 촉진제의 평가

교육 계획을 실행하는 현실적 견해는 프로그램 활동 수행을 저지할 지도 모를 요인들의 평가를 필요로 한다. 동시에, 공동체의 특정한 현존하는 특징들은 프로그램 성공을 촉진할 수도 있다. 프로그램에 대한 장애물과 지지물 둘 다 고려되어야 한다.

교육적 목적을 성취하는데 방해물은 몇 가지 형태를 취할 수 있다. 사회적, 심리적, 문화적 방해물(예를 들면, 시민과 직원의 편견과 선입관, 오해, 금기, 불리한 과거경험들, 가치, 규범, 사회적 관계, 공무적인 불만, 유언비어들), 의사소통 장애물(예를 들면, 문맹이나 지방사투리), 경제적, 물리적 방해물(예를 들면, 저소득과 처방된 약값을 지불할 능력이 안된다든지 의료시설까지 거리가 너무 멀어서 가기 어려운 지역에서 의료서비스로 가는 운동수단에 대한 비용을 지불할 능력이 안된다든지), 법적, 행정상의 장애(예를 들면, 서비스에 적격인 주거 필요조건들, 한정된 지리적 경계선 내에서 그 프로그램이 작동하는 법적인 필요조건들)

프로그램 목적의 성취를 도와주는 촉진제들은 단순히 장애물이 없다는 것을 넘어선다. 프로그램의 실행에 유리한 지역 주민들의 지식과 경향 그리고 기술은, 비슷한 프로그램을 가진 과거의 유리한 경험과 프로그램 후원 기관의 높은 신빙성, 소비자들의 높은 교육 수준, 역동적이고 호의적인 지역지도자들과 단체들, 경험이 많은 노련한 직원, 소비자들과의 개방된 의사소통 경로, 그리고 다른 기관들로부터의 지원을 포함할지도 모른다. 게다가 몇몇 지리적, 물리적 합법화하는 요소들은 프로그램 자산으로서 도움을 줄지도 모른다(예를 들어, 인구분포와 밀도, 편의 시설에 대한 접근)

프로그램을 방해하거나 지원할 지도 모를 요소들을 고려함에 있어서, 인식과 보건행위를 증진시키기 위한 새롭고 낯선 계획의 도입은 공동체 내에서 현재의 지식체계 이동과 영향으로 통합될 때 성공할 기회가 가장 크다는 것이 강조되어야 한다. 학교와 지역매체, 클럽, 교회, 이웃 그리고 민족 관계들은 의사소통의 가장 효과적인 경로이다. 또한, 장애물들의 확인은 장애물을 각각이 얼마나 많이 그리고 언제 그 프로그램에서 극복되는지를 지적하는 부가적인 목적에 포함되어져야 한다.

제 6 절 조직단계

지역사회 보건 프로그램의 교육적 구성요소의 조직은 그 계획 운영의 발전과 정화를 따른다. 이 단계에서, 관련 인물들의 연구가 이루어졌고 계획이 상술되거나 완전해진다면, 직원과 자원자들 그리고 협동기관들은 프로그램의 목적과 전반적 전략에 대해 협정 상태에 있을 것이다. 이 단계에서 그것들은 교육적 노력을 취하는데 전념되어야 한다. 그 프로그램을 시작하기 위해서는, 보다 구체적인 계획자 자원 확인, 장비와 재료 조립, 절차의 설계 그리고 전 직원의 훈련과 예비교육이 필요하다. 많은 보건 종사자와 유사직 종사자들은 보건교육의 방법에 대한 충분한 지식이 없을 지도 모른다. 반면에, 다른 사람들은 교육적 노력이 너무 느리고 복잡하고 효험이 모호하다고 느낄 수도 있다. 그러므로 사람들이 자신들의 관심도를 토론하도록 허용하고, 격려와 지지를 제공하는 융통성 있는 훈련 계획이 지적된다. 보건교육 훈련은 보건과 의료 내용과 관련된 기술적 훈련과는 차별화 되어야 한다. 보건교육 훈련은 장기간 건강유지와 의뢰인들의 문화적 인식 그리고 잘 계획되고 적절히 지속된 행동의 필요성에 근본적인 태도적, 행동적 요소들을 강조한다. 이는 지역사회 보건 프로그램의 목적에 의해 요구되는 보건 행위 변화를 성취하기 위해서이다.

1) 우선순위

자원은 지역사회 보건에 있어 중대한 요구에 의하여 약간 고려되어 질 수 있다. 이용할 수 있는 가장 경제적인 사용을 확보하기 위해 교육활동 중에서 선행 할 일들이 고려되어 져야 한다. 능률을 위해 긴급한 필요성은 효율성의 필요와 관계된다. 이것은 교육적인 중재와 이용할 수 있는 활동 간의 가장 효율적인 결합의 선택을 요구한다. 그 첫 번째 단계는 절차가 실천할 수 있고, 주어진 제한된 직원, 서비스, 돈, 시간을 결정하는 것이며, 그때 프로그램 목표를 성취하기 위해 최고로 잘 보조할 수 있는 이러한 자원들을 결합하는 것이다. 후자는 계획을 하는데에 독립된 단계가 아닌, 교육적 진단의 관점에서 행해져야 한다. 그 다음에 고려해야 할 것은 먼저 해야 할 일을 정하는 것이다. 교육적 서비스를 위해 선행되어야 할 것에 대해 공동사회 구성원의 의견을 구하고, 최고의 이익이 최대의 수혜자에게 제공될 지역의 윤곽을 구상하고, 점진적인 시작, 제한된 인원수와 활동의 범위, 최소한의 직원훈련을 필요로 하는 빠르고 쉬운 성취와 활동에 가장 잘 따르는 지역들에 대한 초기의 중요성을 강조하는 단계적인 프로그램 활동을 정하는 것이다. 이런 결정의 대부분은 보건교육방법과 프로그램에 관한 가장 최근의 과학적인 조사 보고서를 검토함으로써 이루어져야 한다. 미래에 자원을 감소시킬 경우에 프로그램 존속을 돕기 위한 우연성이 있는 하나의 계획이 있어야 한다. 이런 일반적인 원칙을 넘어, 전략적인 방식이나 결합에서 교육적인 노력의 선택은 각 장소의 특별한 환경에 지배를 받는다.

2) 교육방법과 매체의 개발

먼저 해야 할 일을 정하고 선택된 전략이 갖추어졌을 때 입안자는 교육적인 도구와 방법의 사용의 개발을 진행시킬 수 있고 계획표를 짤 수 있다. 방법과 매체와 재료들을 시각적, 청각적, 개인에 따라 분류되어질 수 있고, 다중매체는 특별한 단체의 편리함과 능률, 효율성의 속성을 지니고, 그들의 수용성의 관점에서 미리 평가되어질 수 있다. 특별한 단체의 편리함이란 시간의 요건, 인적자원, 필요사항, 빛과 소리와 같은 상황에 알맞은 관심이며, 능률은 고정비용, 계속비용, 공간과 유지를 위한 요구조건, 직원과 시간은 메시지를 전달하기 위해 필요하다는 것을 의미한다. 그리고 효율성은 메시지를 서로 주고받고, 주의와 관심을 환기시키고, 상호작용을 진전시키며, 적당한 반복과 메시지 보존 기술을 사용하고, 원하는 태도와 원칙의 채용을 장려하는 것이다.

직원과 서비스가 제공된 고객의 모든 경험은 어떤 연구지식을 수반하고, 그런 지속은 프로그램 목표의 성취를 위해 도움이 될 수도, 유해할 수도 있으며, 또한 중립적일 수도 있다. 개개인에 관계되는 의사소통 또는 양방향의 절차는 연구지식을 위한 가장 좋은 환경을 제공하고 그것은 일반적으로 장기간의 더욱 큰 행동 효과를 지니고 있다는 것으로 인식되어 진다. 대중매체의 소책자는 종종 프로그램의 초기단계 또는 더욱 지속적인 결과를 가진 다른 방법들을 실천할 수 없을 때에 적절하다. 때를 맞춰 분리된 유일한 교육적인 중재는 개인의 보건행동에 중요하고도 지속적인 영향을 주는 것에 의존되어진다는 것을 인정해야 한다. 보건 담당 직원과 보조자, 지역사회 지도자, 친구와 가족에 의한 보강을 포함한 반복적인 교육의 주입을 통해서만 보건교육은 동시대의 지역사회 보건문제와 관련된 인간행동에 영향을 줄 수 있다.

3) 방침과 훈련

활동범위와 담당직원(자원봉사자, 교사, 고용주, 부모, 동료, 농업대리인과 다른 지역사회 지도자를 포함한)을 조직화하는 방침과 훈련단계에서 보건 프로그램의 목표는 수요자, 즉 목표로 하는 주민의 실천에 의해 우선적으로 이루어져야 한다는 사실을 받아들여야 한다. 따라서 담당직원은 고객의 행동에 긍정적이고 부정적으로 영향을 미칠 수 있다는 것에 대해여 알아야 한다. 직원훈련은 그들의 교육적인 기능과 교육프로그램의 일반적인 목표, 교육기회를 인식단계에서의 준비, 숙련된 의사소통과 기술을 보강하고 수요자와 접촉할 때 직원을 위해 선행되어야 할 훈련과 계속적인 교육에 직원을 민감하게 하는 데에 목표를 둔 방침이 포함될 것이다.

보건 서비스와 수요자 사이의 최초의 연결에 의해 공동사회 보조자와 자원봉사자는 보건교육과정에 있어 그들의 특별한 역할을 깨달아야 한다. 공동사회 주민과 상호작용을 통한 그들의 잠재적인 영향력은 프로그램을 계획할 때 강조되어져야 한다. 자원봉사자는 무료가 아니다. 자원봉사를 적절하게 쓰는 것은 지속적이고, 조심스러운 감독과 훈련을 필요로 하고, 이러한 것은 교육계획에 예산이 잡혀 있어야 한다. 자원봉사자의 훈련을 위한 철저한 계획은 태도와 반응에서 프로그램이 요구하는 그들의 통찰력과 보건교육에 대한 관심을 육성하기 위해 고안된 내용이 포함될 것이다. 서비스 단체의 일상생활과 숙련된 의사소통과 협동 작업에서의 역할의 훈련, 그리고 교육적 책임성과 자원봉사자의 제한하는 내용도 포함될 것이다.

4) 자료수집과 기록

통계는 교육계획과 재 계획, 프로그램의 영향에 관한 지속적인 검토조정, 직원의 훈련, 감독, 계발, 프로그램의 과정과 결과의 평가를 위해 사용된다. 추가적인 문서업무를 필요로 하는 정보수집은 항상 시간의 경과에 따른 다른 요구에 반하여 가중치를 부여해야 한다. 소규모의 추가와 대조표는 적은 노력과 당연히 직원이 수용하는 기존의 기록에 통합되어 질 수 있다. 더욱 강렬하고 이야기 식의 보고와 기록, 제한된 시간동안 특별한 노력은 받아들일 수 있고 직원들의 저항을 일으키지 않는 충분한 자료와 제어하기 힘든 문서업무량을 제공한다. 교육적 계획은 새로운 형식과 기록의 사용과 목적을 명확하게 동일화해야 한다.

5) 시간계획

시간을 정하는 것은 교육계획의 성공에 결정적이고, 언제, 어디서, 누가 완성을 위해 책임질 것인가에 대한 분석을 필요로 한다. 이런 분석은 평가된 리드타임(계획의 고안에서 완성사용까지의 시간)과 전체계획과 관련된 각각의 활동이 필요로 하는 완성 기일을 제공할 것이다.

작업의 분석과 활동의 시간적인 연결은 교육의 완성과 전체 프로그램 계획을 통합해야 한다. 외부의 일들은 공동사회의 행사와 학교의 개강과 공휴일 그리고 지역사회의 계획표와 조정을 하여 시간계획을 세워야 한다.

제7절 실행단계

실행하는 단계는 이전단계의 진단과 계획, 조직화로부터의 논리적 진행이다. 계획이 진행되는 부분에서 이미 포함되어 있지 않은 완성에 관해 계획에서는 거의 언급되지 않는다. 당국과 연결선은 상세화 되어야 한다. 좋은 기록과 문서화, 품질관리와 다른 과정의 평가는 모든 것이 만족스럽게 잘 되어 지는지에 관해 즉각적인 반응을 제공할 수 있다. 보건전문가사이에서 동료의 세밀한 검토는 품질관리를 유지하는 것을 돕지만 표준과 실행의 문서화에 근거를 두어야만 한다.

제8절 평 가

평가는 수용 가능한 기준에 대해 관심의 대상을 비교하는 과정이다. 평가는 최소한으로 프로그램, 방법, 또는 몇몇의 다른 관심대상들의 가치를 산정하는 것이다. 평가는 사용된 자료가 특정한 활동에 기인하는 정도와 실현된 활동이 목표를 성취하는 정도를 측정을 제공할 수도 있다. 목표에 부합되는 결정요소는 주관적인 인상과 보고서와 함께 정확한 진술에 대한 지시된 기준에 근거한다. 확실한 데이터는 때때로 유용하며, 지속적인 평가조사 노력을 유지하는데 사용되어진다. 평가는 몇몇의 대안을 가진 교육적인 전략이 가장 효율적이며 그러한 조치가 특정한 행동에 영향을 미칠 것이라는 사실을 암시한다. 평가는 이미 쓰여진 시간에 대한 수용이 가능한지의 여부를 제공한다. 결과는 주로 관리자, 소비자들 또는 스폰서들에게 성취감을 제공한다.

1) 진행평가

진행평가 또는 형성평가는 프로그램 활동이 진술된 대상을 성취하기위해 필요한 비율과 시간과 질적 요소를 만족시키는지에 관해 지속적인 관찰과 검사를 통해서 알 수 있다. 지속적인 진행평가에 대한 데이터들은 종종 지출비율이 목표의 성취에 관련한 프로그램 활동의 양을 암시하는 특정한 범주 안에 있는 월별지출에 관한 예산 보고서를 포함한다. 진행평가에 있어서 수용할 수 있는 기준은 전문직업인들의 합의에 근거한다.

진행평가는 특정 의료기관의 회의에 참석한 환자들의 총 숫자들을 위해 주별, 월별, 분기별로 일람표로 만든 의료기관에 참석한 기록들처럼, 소비자들, 환자들, 고객들과의 매일 같은 만남에서부터 얻은 관찰과 통계에 근거한다. 그러한 기록들의 체계화된 본보기는 약속이 깨어진 비율, 특정한 의료기관 또는 문제점들, 그리고 임산부의 첫 번째 방문한 3개월 등 에서와 같이 다양한 지위와 발전의 보다 상세한 측정을 획득하기 위해 일람표로 만들어진다. 진행평가에 유용한 데이터의 3번째 양식은 행정상의 기록이다. 시도된 가정방문의 수, 성취된 수, 진행된 그룹모임의 수에 대한 개인적인 기록과 다양한 교육적인 기능에 할당된 시간들은 정기적으로 일람표로 만들어진다. 피드백 원리는 수집된 정보가 실행을 재검토하는데 있어서 감독자나 동료들에게 사용되어질 수 있도록 잘 설정되어야 한다.

시간은 진행 중인 프로그램을 다시 채택하고, 장점, 단점들을 고려하는 관리모임과 공동사회의 모임에 허락되어야 한다. 다른 프로그램이나 기준을 가진 시간에 따른 도표기록이나 비교할 수 있는 발전된 통계에 대한 계획이 있어야만 한다.

2) 산출평가

산출평가는 기대한 결과를 평가함으로써 목표성취가 산정될 때 요약된 평가로 언급되기도 한다. 기술된 목표의 정확성은 이러한 산정의 유용성을 결정한다. 정보나 데이터는 미리 결정되어야 한다. 기본 정보는 프로그램의 시기와 프로그램 후의 시기로부터 비슷하게 모여진 데이터와 비교하기 위해 프로그램의 발단에 앞서 한 시기를 가져야 한다. 결과에 있어서 차이점을 산정하기 위한 통계적 절차는 데이터 수집에 앞서 선별되어야만 한다.

산출평가와 보건교육에 의해 제시된 기본문제는 다음과 같다. 보건행위의 촉진을 위한 프로그램상의 노력을 측정한 결과는 무엇인가? 추천한 행동양식 쪽으로 고객의 태도에 있어서의 변화 또는 추천한 행동양식을 실현하기 위해 그들의 능력에 있어서의 변화, 공동사회 안에서의 그러한 행동양식을 위한 자원과 사회적 지원에 있어서의 변화가 있었는가?

이상적으로 특정한 교육의 구성요소(예를 들면 팜플렛이나 그룹토론)의 평가는 아무 것도 받지 못하는 환자들의 그룹과 그러한 방법만을 받는 환자들의 그룹을 비교함에 의존해서는 안 된다. 그러한 비교는 포괄적인 보건교육 프로그램과 평가되어지는 구성요소를 제외한 모든 것을 받는 다른 그룹 사이에서 행해져야만 한다. 전체 프로그램과 보조그룹에의 개별적인 통계수치를 위해 전반적인 산출통계가 있어야만 한다. 여기서 보조 그룹에 속한 사람들은 관심 있는 재료와 특정방법을 제외하고 전체 프로그램에 노출된 사람들을 의미한다. 중요하지 않은 차이를 나타내는 결과는 비용을 줄이기 위해 프로그램으로부터 없어지는 방법과 재료를 지시한다.

진보에 관한, 혹은 보건교육의 결과와 지역사회 보건 프로그램에 관한 보고서는 계속적으로 발전하고 있고, 이미 이루어진 중요하고 예외적인 관찰과 결정 안에서 교육 프로그램을 실행하고 개발시키는 어떠한 단계를 일으켜야 한다. 프로그램 개발과 결과는 관련조직, 단체, 프로그램에 참여한 기관들, 일반 대중과 고객들에게 유용하도록 함으로써 비로소 효과를 발휘하는 것이다. 그들의 계속된 참여는 프로그램 개발 및 영향에 기여할 수 있도록 조장되어 왔다. 사례연구와 리포터는 전문적 지식과 실행의 진보에 기여하며, 계획, 프로그램, 다른 부서에 의한 용도를 위해 전문적인 저널과 사보에 출판되어야 한다.

제8장

지역사회 노인건강관리

노인학은 자연적인 노화과정과 병리학적 노화와 관계가 있다. 노인 병학은 노인에 대한 보살핌을 다루고, 노인들을 생산적이고 즐겁게 사는 것이 가능하게 하는 것과 주로 관련이 있다. 보건연구학자는 지역사회 보건의 응용분야가 노인학보다 노인 병학을 더 잘 다루므로 노인학에 특별한 흥미가 있음을 찾아낸다. 그런 까닭에 이 장은 노인건강관리 양상으로서의 보건과 관계가 있을 것이다. 보건은 시민의 삶(생활)과 동떨어질 수 없다. 보건과 간접적으로 관련된 생활형태는 고려되어야 한다. 실제로, 노화는 신체 기능이 쇠퇴하기 시작할 때의 생활양상으로 간주된다.

제1절 노화 요인

노화는 많은 생리학적 변화가 있는 자연스러운 과정이다. 그것들 중의 다수는 단순히 기능의 비율이 감소하는 것이다. 신진대사율의 감소와 세포분열, 세포성장, 세포재생률의 지연이 있으며, 세포를 포함한 조직은 마르는 경향이 있다. 지방질의 침투는 보통 세포 위축과 함께 일어나고 근육 강도의 감퇴가 발생한다. 순환의 효율성 감소와 더불어 지구력은 반대의 영향을 받는다. 결합조직은 탄력이 떨어지고 뼈는 조직의 물질 양이 감소함으로써 보다 부서지기 쉽고, 치아는 구조적인 완전성을 잃고 소화계통의 기능이 감퇴되어 소화가 훨씬 더 느린 비율로 진행된다. 60세 이상의 많은 사람들은 위장 속에 염산을 생산하지 않는다. 노인들의 영양 결핍은 빈약한 식사보다 소화불량과 불충분한 흡수 덕분일 수 있다.

신경계통과 특수감각 기관의 일반적인 기능 감퇴가 있다. 감염이나 다른 어떤 부조화에 대한 지연 반응으로 인해, 질병은 노인들에게 확대되는 경향이 있다. 그러나 보건학의 주된 관심사는 병리학적 노화와 관련되어, 신체 기능에 영향을 주는 반대 요인에 의해 노화 과정을 재촉한다는 것을 의미한다. 신체에 반복적인 손상은 대가를 남긴다. 우리가 알다시피 병리학적 노화를 야기하는 모든 요인이 예방되거나 즉시 취급될 수 있다면, 삶의 전성기는 확대되고 따라서 노화는 지연될 수 있을 것이다. 낮은 정도의 감염, 특히 만성의 손상을 입으며 환경으로 인한 독소는 또한 노화 과정을 재촉한다. 회복한 개인으로부터 파생한 위독한 질병도 노화를 재촉한다.

고혈압, 관절염, 류마티즘과 같은 악성 질병은 노화를 앞당기는 경향이 있다. 만성 긴장, 걱정, 무능력감과 관련지어 피로는, 노화과정을 서두를 수 있다. 스트레스 증후군은 노화에 있어서 상당한 손상을 입힐 수 있는 생화학적 기능의 교란을 가장한다. 무기력증은 병리학적 노화를 일으키는 요인이 될 수 있다. 순환계통이 달성하는 효율성의 단계(수준)는 순환계통을 자극하는 규칙적 활동과 순환계통의 길에 지닌 천부적 재능에 의존한다. 몇몇 저개발국에서 관찰되는 것처럼 영양 결핍은 노화에 영향을 미칠 수 있으며, 식사에 있어서 비타민, 단백질, 무기질의 불충분함은 노화를 일으키는 데에 영향을 줄 수 있다. 담배와 과잉 알코올은 요즘 보다 급속한 퇴화에 기여하는 가장 확실한 독보적인 요인이다.

제 2 절 노인의 특성

(1) 지위상실과 개인의 가치에 대한 증가된 불확실성, (2) 삶에 대한 욕구에 직면한 무능력감과 관련된 불안전성, (3) 건강에 대한 불안, (4) 은퇴에 대한 일상적인 업무로부터 순응되는 어려움, (5) 개인적인 희열감을 공급해줄 서비스 방법 찾기에 대한 무능력, (6) 사회적 변화에 의해 만들어지는 스트레스로 인한 어려움, (7) 사회 참여에 제한된 노인들은 어떤 능력에 유용해지기를 열망한다.

제 3 절 지역사회에서 노인들의 지위

가난한 사람들의 건강문제 대다수가 인종주의와 계층 문제에 관련된 것처럼 그리고 여자들의 문제가 남녀차별에 관한 문제인 것처럼, 노인들 문제의 대부분은 노인차별 문제와 관련이 있다. 따라서 노인건강에 대한 지역사회 연구는 노인들의 노화와 고정관념에 대한 공적이고 전문적인 태도와 관련되어야 한다.

노인에 대한 관례적인 편견은, 예방과 보건 치료 자원에의 접근을 위협하는 식으로 우리 지역 사회 시설과 기관이 노인들을 냉대하는 정도로까지 존재한다. 지역사회 보건 프로그램은 노인들의 특수한 욕구를 만나려는 자원, 의사소통, 장치에 적응하도록 시도한다.

미국의 은퇴 대비책은 아직 불충분하지만 급속히 개선되고 있다. 조사통계청인 사회 보장국과 보건과 인간의 서비스과는, 65세 이상의 시민들 중에서 39%는 은퇴했고(30%는 사회보장, 6%는 철도 은퇴, 3%는 개인연금), 4%는 재향군인공제, 5%는 공적보조, 33%는 고용 수입으로 살고, 15%는 투자수입, 5%는 친척에 의해 부양되고 있다고 보고한다. 사회보장 프로그램의 대책이 확장됨에 따라 65세 이상의 시민 중 더 많은 비율이 노령 생존자 보험혜택을 받을 것이며 더 소수의 비율이 고용될 것이다. 사회경제적 요인은 심지어 일반적인 인구에 대한 60세의 은퇴연령을 만들어 낼 수 있다. 조기 은퇴는 더 나은 프로그램과 은퇴국민을 대비시키는 것을 촉진하는 것 이외의 부가적인 문제를 일으킬 것이다. 65세 이상의 약 절반의 남자들은 노동력의 잠재숫자이고, 그들 중 많은 사람들은 계속 일하기를 선호한다. 그들이 은퇴 전에 종사하던 형태의 직장에서 계속 일하게 하는 것은 별로 가능하지 않고, 새로운 형태의 일을 배우는 것은 필요하다. 몇몇은 그들의 기술과 직업이 노후한 것임을 알고 있고 그런 까닭에 새로운 형태의 일을 찾아야 한다는 것을 알게 된다. 많은 사람들은 새 일에 종사하기 위한 적절한 학습능력뿐 아니라 적절한 신체적 능력을 가지고 있다. 그러나 산업체는 노인들이 더 느리고 높은 사고율, 더 높은 부재율을 가진 경향이 있으므로 노인 노동자 고용을 꺼린다. 그러나 노인 노동자는 일반적으로 직장에서 소심하고, 고품질의 제품을 생산하며, 지극히 신용할 만하다. 육체적, 정신적으로 능력 있는 노인들을 위해 직장장벽을 더 낮출 필요가 있다. 고용기회는 지역사회의 경제에 기여할 수 있는 능력이 있는 노인 시민들을 위해 증가될 필요가 있다. 시간제 일은 특히 노인들이 다른 지역사회 봉사활동과 관련된 일을 보충할 때, 그들의 장점이 있다. 개인의 적응력은 만족스러운 은퇴에 대한 중요한 요소이다. 노동자들은 은퇴에 도달하면 생활을 변경해야 한다. 성공적인 노인에 대한 준비는 약 40세에 시작되어야 한다. 지역사회 봉사에 대한 관심과 경로를 넓은 범위로 확대시키면서 노인들은 변화를 받아들이고 흥미의 범위를 발달시키고, 학습의지를 유지하고, 지역사회의 일에 능동적으로 참여하기 위한 지원을 받아야 한다.

제 4 절 수명에 의해 일으켜지는 건강문제

노인들은 심장질환, 동맥경화, 퇴행성 질환 등의 많은 불편함으로 인해서 초년보다 더 많은 의학적 치료를 요구하며, 주된 문제는 병고에 시달린 사람에 대한 적절한 의료적 관리가 되어야 한다. 악성 종양과 고혈압의 조기 발견과 치료(2차 예방)는 이런 노인들에게 몇 년 더 여생을 추가시킬 수 있다. 우수한 건강상태가 나타나는 60세 이상의 사람들조차 2년마다 한 번씩 철저한 건강진단을 받아야 한다.

건강이 분명히 좋지 않은 사람은 더 자주 정기검사를 받아야 함이 확실하다. 몇몇 질병은 노인들이게 중요한 문제를 나타냄에도 불구하고 사망의 원인으로 일반적이지 않다. 노인들을 무기력하게 하는 중요한 두 원인으로 관절염, 류마티즘은 대개 많은 고통으로부터 환자들을 구제하도록 치료될 수 있고, 활동 연장을 가능하게 한다. 시력 질환은 노인 사이에 흔하다. 사람의 안경 쓴 시력이 비정상적일지라도 몇몇 교정 정도는 가능하다. 시력 손실이 더 이상 읽을 수 없을 정도로 진행되었을 때, 녹음물은 장님이나 장님에 가까운 사람이 일상적으로 읽는 그 날의 특집 기사 저술듣기를 즐기는 것이 가능하도록 하는 데에 유용하다. 만년에는 청력 상실도 흔한 일이다. 더 높은 비율의 듣기 어려운 정도까지 개발된 보청기는 습관적인 요구를 위해 적절히 듣도록 도와준다. 귀머거리 증세는 고독감을 일으킨다. 이것은 청취력이 어떻게 얻어지든 간에 공급하려는 프로그램 개발 수요를 증가시킨다.

65세 이상의 15%정도는 정신적 문제로 고통을 겪고, 5%는 심한 문제를 겪는 것으로 산정된다. 음주와 마약 오용은 노인 사이에 늘어나는 것 같다. 한 가지 두드러진 사실은 이 나이 집단이 전체 인구의 단 10%만을 구성하고 있지만, 그것은 모든 자살의 30% 이상이라고 밝혀진다.

다른 한편 범죄 행위는 나이를 먹으면서 극적으로 떨어진다. 신체적 건강은 정신적 건강에 있어서 매우 중요한 요소지만, 사회적 요인도 그렇다. 인종문제, 사회 경제적 지위, 부부상태, 시고도시 거주 등 계속적 학습을 요하는 사회적 이슈는, 정신적 문제의 병 발생률, 유행, 진단, 원인, 치료에 공헌한다.

문제의 개선뿐만 아니라 예방에 이르는 방법에 있어서 생물학적 요인에 대한 사회문화적 요인과 관련된 실행가능 모델이 필요하다. 예를 들어, 산업화와 도시화는 노인들에게 더 큰 사회적 스트레스와 고립감을 만들고 있다고 자주 말한다. 사회적 고립감은 젊은 성인들에게서처럼 노인들에게 있어서 정신적 질병의 원인보다 결과로 더 잘 나타난다고 가리킨다. 교육과 수입은 정신건강 전문가에 의해 제공되는 정신질환 형태와 치료형태와 매우 관계가 깊다. 교육과 도움을 구하는 사람의 범위 사이에도 관계가 있다. 전문가이든 비전문가이든 대개 서구 사회에서 도움을 구하는 사람들의 문제 수준 넓히기와 결과에 따른 기대 수준 높이기가 있어 왔다. 현재 노인들은 이런 사회적 변화 양태가 적게 나타난다.

그러나 잘 교육받은 노인집단이 새로이 증가함에 따라, 그들의 정신적 건강(보건) 체제에 대한 욕구와 기대는 변하기 쉽다. 대부분의 노인의 기능성 정신병적 불안은 (우울증 상태, 편집증적 반응, 특히 의기소침) 적절한 치료에 반응을 보인다.

전체적으로 정신건강 체제를 전망해보면, 다른 나이 집단을 위한 정신병 시설의 사용 형태의 두드러진 변화가 있어 왔다. 정신 건강 이데올로기가 변화함에 따라, 정신건강 체제는 노인들의 더 젊은 비율을 제공해 왔다.

제 5 절 지역사회 조직과 노인들

노인들에 대한 자료 보급과 사회적 역할을 위한 지역사회의 제공은 노인들의 생활의 질과 건강에 연속적으로 커다란 차이를 생기게 한다.

1 사회적 조직망

가족, 우정, 일, 여가, 종교적이고 다른 조직과 같은 다양한 사회 조직망에 있어서의 다른 사람들의 지속적인 연루는 여생에 있어서의 고립감을 억제하는 것으로 여겨

진다.

특수한 중요성을 가진 것으로 계속 유지되지만 둘 연대는 거의 조직되지 않는다. 남편-아내 관계를 제외하면, 나이를 먹으면서 역할, 상호작용의 양, 사회적 접촉의 다양성의 수가 감소한다. 그러나 활동적인 사람은 더 악화된 건강과 더 불우한 환경에서 더 쉽게 늙게 되고, 그래서 퇴행의 범위가 노화의 원인이나 결과인지 명확하지 않다. 아마 그것은 둘 다 고립 연령 주기를 만들 것이다. 지역사회는 노인들에게 다양한 사회조직에 연관성이 감소되는 충격을 무시해서는 안 된다. 활동과 의욕은 사회조직의 지속적인 참여를 조장하느냐 훼방하느냐의 정도에 의해 영향을 받는다. 따라서 자발적인 은퇴와 강제적인 은퇴 사이에 구별이 있어야 한다. 게다가, 아마 중요한 것은 상호작용의 빈도라기보다는 질이다.

지역사회의 사회적 조직의 평가는 기관의 구조, 인간성이나 삶의 이력이 아니라 사람들 사이의 접속도를 검사하는 것에 초점을 맞춘다. 최근에는 모든 나이 집단에서 사회적 조건, 문제, 행동을 이해하는 것을 추구하는 데에 방법이 사용되어 왔다.

2 가족 조직

사회조직 중에서 가족은 최고이다. 예를 들어, 사회적 규범이 핵가족 독립을 억압할지라도, 노인은 세대 내와 세대 간의 친척 조직에 계속 연결되어 있다. 대부분의 노인들은 쉬운 방문 거리에, 접촉이 빈번한 가까운 친척이 있다. 노인들이 도움을 구할 기회로, 아이들 특히 여자애들이 있다. 가족은 노인들에게 강력한 지원단체로 존속해 왔다. 대부분의 노인들은 가능한 한 가족으로부터 독립하기를 원하지만, 더 이상 스스로의 힘으로 지낼 수 없으면, 자녀들이 도와주러 오기를 기대한다.

3 우정과 회원 연대

우정과 회원 자격은 친척으로부터 보살핌의 부담감을 덜어줌으로써 친척 연대감을 보완한다. 이웃이 사회 경제적 지위, 결혼 상태, 가치 적응 따위의 공통된 특성을 더 많이 가질수록 우정조직은 더 결합된다.

4 시민 참여

노인들은 특히 일과 가족에서 초기 역할에서 밀려났기 때문에 사회구조와 거의 연관이 없다. 따라서 지역사회와는 더욱더 소원해진 것이다. 시민 참여는 이런 접촉의 재수립 수단이다. 유사한 교육, 사회 계층, 인종적 배경, 정치적 행동, 지역사회 조직 관계와 더불어 인구 내에서, 자원 봉사 활동은 젊은 사람들보다 노인들에게는 두드러지게 다르지는 않다. 투표권 행사는 노인들에게서 눈에 띄게 일치함을 유지하고, 노인들은 투표를 하며 항상 투표해왔던 정당을 위해 투표하는 경향이 있다. 투표 이외에, 정치 활동에의 참여는 노인들에게 드물다. 지역사회기관에 참여하는 노인들은 매우 선택된 표본으로 나타난다. 지역사회기관은 종종 기관의 업무와 일치할 수 있는 노인들을 지역사회의 대표로 선발한다.

5 노인에 바탕을 둔 조직

노인에 근거를 둔 조직은, 활동을 위하여, 노인들의 존재에 의존한다. 노인들은 직·간접적인 소비자의 멤버 또는 특수한 관심사의 주체이다. 그런 기관은 전 세계적으로 산업화된 국가에서 존재한다. National Councilo Senior Citizens과 미국 은퇴자 협회와 같은 몇몇 단체는 미국 정계에서 활동 중이다. 그런 기관은 대중 정치 논점 이슈 공유에 역할을 맡을 수 있다. 그들은 입법부, 공무원, 정당 기관에 접근한다. 하지만 그럼에도 지역이나 국가 수준에서 일관성 있게 투표하는 노인들의 단체를 조직하는 능력을 거의 발휘하지 못했다.

6 지역사회 프로그램

지역사회의 문제는 근본적으로 3가지로 (1) 성인분야의 공중보건, (2) 모든 서비스의 통합과 노인에게 제공되는 서비스의 지역사회의 지배력, (3) 지역사회가 가지지 못한 필요한 서비스의 제공과 획득이다. 지역사회 건강대행자는 건강증진에 필요한 것을 결정하고 접근하여 사용하도록 구상하여야 한다. 공공의 지역사회건강센터는 의학적 서비스를 제공하지 않을 수도 있지만 정보, 협조, 건강증진센터의 프로그램을 제공해야 한다. 지역사회 프로그램의 중요성은 공중보건교육에 맞추어야 한다. 대중은 자연적인 노화와 해가 지나면서 관련현상을 이해할 필요가 있다. 대중은 조숙한 노화를 예방하는, 병의 예방을 위한 측정, 해가 지나면서 나타나는 무능에 대한 이해가 필요하다. 대중은 Self-care의 중요성, 의학의 관리, 그리고 개인적 기여, 주선 그리고 지역사회의 노인을 위한 Self-group을 만드는 게 필요하다. 아마 가장 중요한 것은 노화의 비현실적인 견해를 맞추는 게 필요하다. 노인들을 위한 지역사회의 프로그램은 치료, 입원, 약간의 장애를 가진 노인들을 위한 재활 등이 포함되어야 한다. 노인들은 참가를 통하여 즐길 수 있는 운동의 공급을 원한다. 아마도 가장 크게 기여하는 프로그램은 지역사회에서 대신하여 도와주어 돌아갈 수 있게 해주고 그들의 문제에 관심을 갖고 이해해 주는 것이다. 지역사회의 대부분의 노인은 원조의 힘은 가지지 않았지만 가족처럼 즉각적으로 필요한 도움, 충고로 충분하다. 그것이 노인의 지역사회프로그램에 큰 이익일 것이다.

7 미국의 영양프로그램

사회활동의 참가, 음식의 합치, 친구의 기회의 제공 등에 의해서 노인들의 소외감을 돕고, 영양프로그램, 건강교육, 건강서비스의 증가를 통하여 보다 좋은 건강증진에 도움이 된다.

많은 미국의 노인들은 적절하게 먹지 못하는데 그 이유는 ; 1) 그들은 그렇게 할 수 밖에 없기 때문이며, 2) 그들은 영양가 있고 균형된 식사를 선택해서 준비할 기술이 부족하다. 3) 상점과 요리사를 수용하기에는 운동에 제한이 있다. 4) 그들은 필요한 것을 혼자서 준비해서 먹고 치우는데 거부감을 느끼기 때문이다. 따라서 미국은 영양프로그램이 필요했으며, 국립 Sciences-national Research Council 그리고 Food and Nutrition Board에 의해 공표되는 일일 추천음식허용(RDAs)의 ⅓이 제공되어야 한다. 식사의 장소는 학교, 교회, 지역사회의 공공센터, 시민의 공공장소, 공공건물, 비영리시설 등 다른 서비스가 가능한 어떤 장소도 가능하다. 안내하고 영양프로그램이 계획된 장소에 참가자를 데리고 오는 운송서비스도 프로그램이 제공하는 일부분이다. 법률에 의한 영양프로그램이 가정배달식사(home-delivered meal) 활동이 아닐지라도 때때로 식사서비스 장소에 참가할 수 없는 규칙적인 참가자에게는 가정배달 식사를 제공한다. 1980년에는 대략 전체식사서비스의 15%가 가정배달이었다. 프로그램에는 건강서비스, 위탁정보, 안내서비스, 건강과 복지의 상담 그리고 소비자 서비스들과 연계서비스가 필요했다. 영양프로그램 계획은 노인들을 이끌면서 식사 돕기와 그들에게 제공되는 합법적인 권리, 주택, 쇼핑원조, 수입유지, 범죄예방, 중요한 문제에 대한 충고로 센터 역할을 한다. 또한 노인들의 사회화와 레크레이션을 위해 다른 자원자들의 서비스 기회를 가진다. Old American Act의 기간에서 주정부는 노인들의 대리자를 통해 조성된 서비스 시스템 부분의 영양프로그램 계획을 장려했다. 영양프로그램의 중요한 부분은 건강 그리고 영양을 포함하여 영양교육, 모든 건강에 필요한 직접적인 관심의 설계이다.

제 6 절 건강실행

1 영 양

노인에게 요구되는 음식의 양은 초년기와 크게 다르지 않고 단지 질이 중요하다. 상이한 단백질, 충분한 비타민, 적당한 광물은 매일의 식이에 포함되어야 한다. 노년에는 소화효소가 감소되고 소화율은 느려진다. 소화계통의 개인적인 투약 그리고 비타민의 보충은 내과의사의 조언에 따라 사용되어야 한다.

2 운 동

다른 점에서 내과의사의 조언이 없으면 절제된 활동을 하는 보통의 노인들은 매우 바람직하다. 어느 정도의 피로는 정상이지만 과도한 피로는 해로울 수 있으며 정원관리, 다른 간단한 직무 그리고 생산할 수 있는 활동은 목적일 수 있다. 엄격히 운동은 아니지만 적당한 걷는 노력은 육체적으로, 정서적으로 사회적으로 도움이 된다.

3 휴식과 수면

휴식을 취하는 날의 간격은 육체적 전력을 요구하는 활동 또는 노역에 따라 조정되어야 한다. 오전의 중간, 정오, 오후의 중간은 때때로 적당히 쉴 수 있겠지만 다른 더 많은 휴식시간이 필요할 것이다. 약간의 노인들은 개인적으로 특별한 휴식 없이도 매우 잘 할 것이다. 휴식 없이 약간의 직무에 사로잡히는 것을 좋아하는 개인적인 사람이 약간 있는 것은 사실이다. 일반적으로 나이가 들게 됨에 따라 매일 더 오래 자는 경향이 있다. 그 경향은 노인들은 일찍 자고 일찍 일어나게 되는데 이것은 일반적인 성인인구의 관습이다. 사람에 따라 젊었을 때 보다 잠이 없는 것처럼 보인다. 노인그룹의 개개인은 개인적으로 필요한 잠을 조정한다.

4 안 전

육체적 손상 그리고 우연한 죽음은 노인들에게 많다. 반응시간이 느리고, 낮은 시력, 그리고 노인들은 젊은 사람보다 위치 변화 쉽게 맞추는 데 무기력하여 사고에 많이 노출되어 있다. 집안의 조건은 가능한 안전하게 만들어져야 한다. 1층에 사는 것이 안전측면에서 효과적이다. 왜냐하면 노인들의 죽음의 원인이 계단에서 떨어져서 자주 일어난다. 채광이 좋은 방 그리고 현관, 그리고 심지어 밤 동안 흐릿한 빛을 계속해서 사용하면 안전측면에서 효율적이라 할 수 있다. 또 노인들은 교통사고를 많이 당하고 있다.

5 목 욕

신체상의 깨끗함은 심리학적으로 중요한 가치를 가지고 있다. 목욕을 포함하여 잘 확립된 생활의 일과는 노인들의 건강재산이다. 노인들의 감각은 열에 감소하여 있기 때문에 때때로 목욕통 또는 샤워기의 물 온도를 젊은 사람이 검사하는 것이 바람직하다. 많은 노인은 목욕물이 심하게 데워져서 너무 뜨거울 때까지 알지 못하여 화상을 입는다.

6 의 복

깨끗한 의복은 계절에 적응하고, 아마도 육체의 건강 보다 정신건강을 나타내는 인자로 필요할 것이다. 노인들에게 매우 중요한 자존심, 지위 또는 가치를 느끼게 하며 중요한 기분을 만드는데 유리하게 사용될 수 있다. 개인의 용모는 노인들에게 삶을 즐길 수 있고 효과적으로 필요한 곳에 정열을 쏟게 할 수 있다. 노인들의 건강실행은 앞으로 많은 그들의 정신적 그리고 육체적 필요만큼의 감정적 필요로 지도되어야 한다. 건강실행을 통하여 노인들이 지역사회의 매우 많은 부분이고, 의미를 가지고 있고, 심지어 중요한 역할을 하고 있다고 느끼게 만들어 줄 수 있다.

제 7 절 의료서비스

대부분의 지역사회는 그 지역에 있는 다양한 전문가의 서비스를 이용하여 노인의 많은 복잡한 문제에 대해 필요한 다양한 의학을 제공할 수 있다. 노인 병학 관점의 건강에 관한 관심은 꾸준히 증가되고 있지만 새로이 제기되는 특별한 질문에는 해답이 없다. 특별한 노인병 상담소가 미국에 설립되었는데 그들의 목적은 의학적 그리고 그들에게 독립적으로 고용되어 노인그룹을 돕고, 일하고, 고용되어 사회봉사를 동등하게 제공했었다. 노인그룹에게 중요한 진단서비스를 제공하고, 노인병 상담소는 의뢰인의 건강프로그램을 계속해서 감독하고 공식화할 수 있다. 다른 노인병 상담소는 센터의 개별화된 기관으로 되었다. 이것으로부터 노인들에게 건강 감독을 제공하는 또는 조직화된 지역사회 프로그램 형태의 초기의 준비된 노력은 노인의 건강필요에 의해 제공되는 문제를 키워가는 지역사회프로그램으로 발전시킬 필요가 있다. 이러한 노력과 특별한 계획은 매우 칭찬할 만하지만 아직 대부분의 지역사회는 일반병원에 의지하여 사용가능한 의학적 서비스를 받는다. 노인들은 일반적인 사람에 비해 나은 의학적 서비스를 요구하고 있다.

제 8 절 양로원과 자택에서의 요양

노인치료에 대한 양로원의 역할이 날로 중요시되고 있다. 현재의 상황을 감안할 때 필요한 것은 양로원 허가를 통해 적절한 수준을 제공하는 법적 조치이다. 양로원은 종합병원에 가입하여 협력해야 한다. 이러한 협약이 진행되면 의사들은 종합병원에서 저렴한 양로원으로 노인환자들을 후송시킬 것이며, 그곳에서 노인환자들은 만성병에는 간병치료가 필수임을 알게 된다. 이러한 상호 협약이 의미하는 바는 양로원에 수용된 환자들은 의사의 치료를 받을 수 있는 기회가 더 많아짐을 의미한다. 의사, 간호원, 치료전문가 및 봉사자들은 노인환자들이 가능한 자택에서 오랜 동안 요양하여야만 한다는 점에 동의한다.

제 9 절 재 활

노인환자 혹은 신체 장애노인은 보호치료만으로는 안 된다. 만성병치료 전문병원만이 이들을 치료할 수 있는 유일한 기관이 아닌 이유는 이들 병원은 이들 노인에 대해 평생 불구라는 생각을 갖게 하기 때문이다. 종합병원에서 노인환자들은 건강치료 및 재활치료를 함께 받아 퇴원 후 생활에 적응할 수 있도록 준비하여야 한다. 노인환자들이 퇴원하기 전에 간병서비스 및 사회적 서비스가 대비되어야 한다. 어쩌면 노인환자들은 정상적인 생활을 할 때까지 계속 일정한 의사의 관리가 필요할지도 모른다. 노인환자들이 가족원과 함께 거주할 때에도 사회적 서비스는 그들이 무엇을 요구하는지 그리고 어떻게 하면 그 요구사항을 충족시킬 수 있는지를 이해하는 데에 필요한 모든 것을 지원함에 있어서 중요한 역할을 한다.

제 10 절 노인과의 커뮤니케이션

노인들이 스스로 만족할 수 있는 생활을 계속 영위하려면, 사회의 모든 구성원과 마찬가지로 수많은 인쇄물 및 광학적으로 투사되는 물체의 의미를 파악하고 이해할 수 있는 능력을 갖추어야 한다. 그러나 일반적으로 인지되지 않은 사실이 있는데, 그것은 노인들의 이해력 부족의 원인이 지적 감퇴가 아니라 감각이 쇠퇴한데서 비롯된다는 점이다. 이처럼 감각이 쇠퇴된 것은 활자체, 활자크기, 그리고 인쇄물의 구성이 노인들의 독서속도, 쉽게 접근했던 책, 그리고 기록문에 대한 관심에 영향을 미쳤기 때문이다. 노인들은 로마체를 선호하고 로마체로 된 글을 더 빨리 읽는다. 뉴욕 타임즈 및 학교 교과서에는 로마체로 쓰여 있다. 활자의 크기를 일정 수준 이상으로 크게 한다 해서 노인이 독서를 쉽게 하는 것은 아니다. 우리는 사회적 서비스에 관한 정보를 제공하기 위해 지출되는 비용 또는 이익에 대해 아는 바가 거의 없다. 때때로 통신매체로부터의 소외는 육체적 소외로 이어진다. 인쇄물, 팜플렛, 통지서, 신문, 기타 등등에 의한 커뮤니케이션이 법, 규범, 적격성, 권리부여 해석을 관할하는 사람들과 노인 간의 직접 접촉을 어느 정도 효과적으로 대체해준다. 때때로 일대일 커뮤니케이션 이외의 방법이 완전히 잘못된 방법이라고 생각하는 것은 부적절하다. 이러한 사고가 부적절한 이유는 전화와 같은 현대의 커뮤니케이션 매체들이 텔레커뮤니케이션과 교통으로 변화되어가고 커뮤니케이션 매체로부터 서비스를 받는 사람들이 소중한 인적자원과 기타 혜택을 공유할 수 있도록 해주기 때문이다.

이들 매체들은 문제를 해결할 수 있는 준비된 해결책으로서의 도구가 되어야 한다. 공공 사회 사업기관이 고객에게 제공하는 서비스의 절반 이상이 한 가지 또는 다른 종류의 정보교환이므로 텔레커뮤니케이션의 발전이 요구된다. 일부 연구서에 따르면 노인들의 일일 평균 TV 시청시간은 세 시간 이라고 한다. 전체 인구의 평균 시청시간에 약간 못 미치는 시간이다. 반면에, 몇몇 연구서에 따르면 나이에 따라 TV 시청률이 많아진다고 한다. 많은 연구서에 따르면, 뉴잉글랜드의 노인센터에 있는 204명의 노인들은 TV 시청을 중요한 레크레이션의 일부로 여기고 있다 한다. 사실, 일부 조사에 따르면, 노인들의 모든 활동 중에서 1 순위는 TV 시청이라고 한다. 보고에 따르면, 노인들은 개인의 일대기를 다룬 프로그램을 좋아하고, 이 프로그램에 등장하는 사람들은 중요한 역할 즉 관객 또는 콘테스트 참가자와 같은 역할하기를 좋아한다. 할머니들이 할아버지보다 홀로 사는 경향이 많다. 이 같은 소외로 인해 커뮤니케이션이 줄어들고 더더구나 그들의 신체적, 정신적 질병 진단 및 치유가 어려워진다. 많은 여성들에게 노인성치매가 찾아드는 시기는 홀로되거나, 사별하거나, 우울해질 때이다. 노인들에게 가장 흔히 나타나는 건강문제인 시력 및 청각의 감퇴로 인해 커뮤니케이션에 장애가 있고 가족원으로부터의 소외감이 심해져 오해와 오진의 원인이 된다.

오랫동안 외부와의 접촉을 단절한 노인과의 일상적인 유선상의 연락에 의한 점검은 노인 및 가족원에게 중요한 서비스가 될 수 있다. 유선상으로 점검을 받는 노인들은 매일 예정된 시간에 전화를 받을 런지도 모른다. 그들에게서 아무런 응답이 없는 경우는 이미 그들의 집으로 도움을 줄 만한 사람이 방문한 경우이다. 일반적으로 아무런 응답이 없으면, 이웃, 친척, 가까운 경찰서 또는 소방서에 개인적인 확인점검을 부탁한다. 이 같은 세부적인 일련의 서비스는 한 개인이 이러한 서비스를 받기 시작한 때부터 이루어진다. 유선상의 점검조치가 신뢰를 얻게 된 이유는 의료진을 신속히 출동시켜 많은 생명을 구했기 때문이다. 한 주의 깊은 호출인이 경험한 사건을 소개한다. 그녀는 정기적으로 이야기를 나누었던 한 고객의 경미한 소리를 들었다. 그 고객에게는 별 다른 어려움이 없었던 것으로 보고되었지만, 담당 의사에게 그 경미한 소리를 보고한 사람은 바로 그녀였다. 담당 의사는 보고에 따라 누군가에게 개인적으로 그 상황을 확인하도록 했다. 그 고객은 심장이 경련 되었지만 그녀로 인하여 제때에 병원으로 후송될 수 있었다. 유선상의 점검조치는 일반적으로 비용이 많이 들지 않으며 10대부터 노년에 이르기까지 누구나 가능한 일이다. 예를 들면, 뉴욕의 낫소주에서는 노인 봉사원에 거주하는 사람들이 홀로 사는 노인에게 전화로 점검한다. 자신의 자택을 떠날 수 없는 플로리다주의 노인들은 42명의 센터 임원들에게서 매일 전화를 받는다. 뉴-멕시코의 Albuquerque의 한 병원의 보조원들과 기업직업여성클럽은 매일 노인에게 전화를 걸어 점검하고 그들의 상태를 파악한다. 네브라스카에서는 여성클럽연맹이 유선상의 점검조치를 주최한다. 방송을 통해 양로원을 위한 미사를 드리고 개별적이고 부가적인 서비스는 교회에서 보조한다. 이들 개별적 서비스는 철저하게 종교적인 특성을 띨 필요는 없다. 교인들은 전략상 중요한 신분이며 수용된 노인들이 마음과 정신 건강 및 육체 건강에 너무나 필수적인 복지의 틀을 완성하여 유지하도록 도움을 주는 개인적인 서비스를 제공할 수 있다.

제11절 교 통

물리적 환경이 노인과 존재에 필요한 서비스시설, 자원, 기회를 연결시켜 준다. 개인을 건강서비스 시설로 데려가든 그 곳을 방문 혹은 여행을 하든 혹은 서비스 제공자를 그 개인들에게 데려오든 교통은 중요한 수단이다. 교통감소 현상은 또한 노인에 대한 기타 서비스 효과에 영향을 미친다. 교통을 위한 긴급사항 및 수반 자금이 만족스럽지 못한 상태가 되면, 지역사회는 부득이 노인 또는 모든 방문객들을 위해 우열을 가릴 수밖에 없다.

대중교통시스템이 갑자기 중요시된 이유는 일차적인 교통수단으로서의 자동차가 전체적으로 감소추세이기 때문이다. 또한, 나이에 따라 자동차 소유율은 감소한다. 자동차 소유율의 감소현상은 노인들이 수입이 줄어든 원인도 있지만, 운전할 수 있는 신체적, 정신적 능력이 쇠퇴된 결과이기도 하다. 연구서를 보면 노인들이 상당히 도보에 의존하고 있음을 알 수 있지만, 도보는 불충분한 보행자 전용시설 및 보호조치로 인해 제한된다. 또한, 연구서에 따르면 대중교통을 이용하는 대부분의 사람들에게는 대중교통이 상당히 부족하다라는 것을 보여준다. 자신을 태워다 줄 친구나 친척이 없는 사람, 신체장애자, 소수집단의 구성원, 가난한 사람들. 노인들의 생활에 미치는 대중교통의 역할에 대한 관심이 최근 들어 비교적 고조되고 있다. 본 주제는 1961년 백악관 노인협의회의 약간의 관심을 얻는 것으로 그쳤다. 본 주제는 1969년에 국제노인협의회와 노인회 및 미 교통부가 공동 주최한 1970년 워크-샵에서는 우선순위로 부상되었다. 1971년에 백악관 노인협의회는 교통문제를 소득, 건강, 그리고 주택 바로 다음 순으로 상정했다. 또한 1981년에 백악관 노인협의회에서는 본 문제를 실제로 진행시켰다. 미 교통부, 노인회, 총무처, 지역사회, 시민단체는 현재 다양한 형태의 지원으로 미국노인들의 교통민원을 충족시키고 있다.

1 미 연방의 지원

1974년 전미 대중교통 시행령에는 노인 승객을 지원하도록 하는 수많은 조문이 포함되어 있다. 본 시행령에서 요구하는 바는 전미 교통부의 도시 교통부로부터 지원금을 받는 모든 대중교통 시스템으로 하여금 노인에게 교통요금을 절반 혹은 그 이하로 부과하도록 규정하고 있다. 도시교통부가 집행한 기타 프로그램에는 교통문제를 혁신적으로 해결할 수 있는 방법을 모색하기 위해 연구개발비와 차량 및 기타 부대장비 구입비 지원이 규정되어 있다.

대중교통선전을 위해 규정된 1973년 연방도로교통시행령이 규정되어 지방에서의 대중교통이 발전, 개선되어 이용되고 있다. 이들 선전 지원금에 지원한 단체들은 가능한 주 또는 전국적인 관할권을 지닌 공공기관, 공공목적을 지닌 비영리기관 또는 단체이어야 한다. 비록 본 프로그램이 일반적인 지방 대중을 위해 선전용으로 마련되었다하지만, 연방교통행정부의 프로젝트 선택에 대한 한 가지 기준은 교통시스템은 노인 및 장애자의 요구사항과 부합되어야 한다는 것이다. 선전용 프로젝트에 관심을 표명한 기관들은 그들이 속한 주의 교통부, 노인 단체, 주 의회 의사당의 관할부처와 연락하여 본 프로그램의 상황 및 지원가능성에 대한 정보를 얻을 수 있다. 이외에도 노인들에게 교통편의를 배려하기 위해 마련된 몇 개의 도로들이 있다. 주 및 공동체의 프로그램 지원을 인증하는 전미노인 종합 서비스 개정법의 제3장에 의거해, 전미노인행정부에서는 지정된 주의 노인 단체에 보조금을 지원하여 노인에게 포괄적이고 통합된 서비스를 배려하기 위해 주 및 지역기관을 지원하고 있다.

지정된 주 기관은 예비 교통자금 조달원을 확인하고 어떻게 하면 프로젝트를 최상으로 수립하여 이행할 수 있는지에 대해 조언할 수 있으며 교통 프로젝트를 수립하고 지원하는 데에 참여할 수 있는 기타 기관 및 조직과 협력하여 노력할 수 있다. 또한 지정된 주의 기관은 노인들이 기존의 교통편을 이용할 수 있도록 하기 위해 옹호할 수 있으며 많은 노력을 통해 수입공유자금을 확보하여 노인을 위한 교통 프로젝트를 수립할 수 있도록 원조할 수 있다. 일정하게 제한된 환경 하에서, 지정된 주의 기관 또는 노인 행정부는 직접 프로젝트 자금을 조달할 수도 있다.

2 지역사회 프로그램

많은 주 및 지방에서 실시하는 교통 프로젝트는 작은 마을 및 지방에 거주하는 자원봉사 운전자를 비교적 저렴하게 비공식적으로 이용하는 데서부터 계산된 부름에 응하거나 정기적으로 예정된 통행차량 혹은 노인의 특별한 요구사항을 충족시키기 위해 예정된 차량을 이용하기까지 다양하다. 공공 교통차량의 무료 혹은 저렴한 교통비 부과로 인하여 미국 및 유럽일대에 거주하는 노인들은 정오, 밤 그리고 주말을 가리지 않고 여행할 수 있다. 예를 들면, 펜실베니아주에 있는 모든 대중교통 운전사들은 주에서 실시하는 무료교통요금 프로그램에 참여하는데, 이 프로그램은 펜실베니아주 복권 판매금의 지원을 받아 실시되고 있다.

교통체증이 없는 시간대에는 노인들이 무료로 승차할 수 있도록 하는 많은 지역들 또한 러시아워 중에도 무료는 아니지만 저렴한 교통요금으로 승차할 수 있도록 하고 있다. 플로리다의 세인트피터스버그에서는 TOTE(노인교통)로 불리는 한 프로젝트를 통해 전에 아무도 곁에 있지 않았던 노인과 신체장애자에게 편의를 배려하고 있다. 적격한 승객들이 특수하게 제작된 미니버스를 이용하고 있는데, 이 미니버스는 특별 서비스뿐 아니라 호별서비스, 실비를 제공하고, 선약, 평일예약 또는 전화문의로 움직인다. OATS(노인교통서비스)는 회원제로 운영되며, 호별 버스 네트워크가 미조리 주의 114개 지역 중 80여 지역에서 운영되고 있다. OATS시스템에는 만 명 이상의 시민들이 등록되어 있고, 비영리 단체가 노인 및 장애인을 위해 편의를 제공하고 있다. 이들은 적절한 연 회비를 지불하고 장거리 여행의 경우에는 1 마일 당 일정금액을 지불한다. 본 시스템이 빠르게 성장하여 전국적으로 네트워크화 되었지만, 자원봉사자로 구성된 주 위원회는 노선, 일정, 그리고 특별정책을 지역차원에서 결정한다. 이외에도, 주에 거주하는 500명의 자원봉사자들이 교통을 이용하는 OATS 예약자들에 의해 정기적으로 호출된다. 사실, 다양한 역할을 하는 자원봉사자에 대한 깊은 신뢰가 심어 지지 않았더라면 이 서비스는 확대되지 못했을 것이다.

제 12 절 여가시간에 이루어지는 활동

여가 및 사회참여의 가치는 일반적으로 인식되고 있지만, 어떠한 계층도 노인에 비해 건강의 가치를 인식하지 못하고 있다. 노인들은 스스로 새롭게 찾은 시간 속에서, 그들이 유익하고 즐겁게 참여할 활동을 원한다. 일부 노인들은 사업 관계자, 무역기술, 자발적으로 협력하는 회원들 또는 자신이 돌보거나 시간을 할애할 수 있는 정원을 소유하고 있지만 많은 노인들은 타인과의 교제하기를 좋아한다(니트롬, 1974).

지역사회는 여가활동을 위해 개별적인 지도를 배려할 수 있지만, 집단적으로 지도하거나 보호하는 것이 일반적으로 훨씬 실효가 있다. 소수 그룹의 노인들은 예술, 공예, 음악, 드라마, 시 그리고 창작 분야에 도전할 수 있다. 이러한 도전에서 비롯되는 상호격려, 사교성, 그리고 기쁨은 의사나 병원에서 제공하는 서비스보다 많은 도움이 된다. 하지만, 사회활동 및 교제를 위한 참여가 건강치료를 대체할 수는 없다(불과 오코인, 1975).

큰 집단을 토대로 한 콘서트, 강연, 무도회, 파티, 야외 나들이, 외출은 노인의 생활에 대단히 중요한 요소이며 그들의 생각에 어느 정도 도움이 된다. 바둑, 체스, 카드, 그리고 원반치기 놀이는 인기 있는 놀이로 노인들에 의해 조직화되어 진행될 수 있다. 생활에 대한 열정은 노인 건강에 대단히 중요하다. 그레이 팬더와 같은 사회활동 단체는 생산적 참여를 유도하기 위해 차량을 제공하고 있지만, 이 같은 단체가 없는 지역에서는 생활에 대한 열정을 증진시킬 수 있는 길을 마련해 주어야 한다. 이러한 서비스는 노인들에게 안전감을 주지만. 사실 모든 사람의 일차적인 요구사항이기도 하다. 그러나 노인들이 공동체 생활에 지속적으로 참여하는 가운데 안전감은 지역사회로 환원된다.

제13절 평 가

노인들의 건강에 대한 지역사회의 책임에는 시민의 전체 생활에 대한 배려도 포함된다. 프로그램에 포함된 책임이란 의료서비스, 병원시설, 양로원, 주택환경, 건강교육, 건강상담 및 레크레이션 프로그램, 개인적으로나 집단적으로 생산적이고 즐거운 활동에 참여할 수 있는 기회의 배려를 말한다.

지역사회의 보건부에서만 모든 프로그램을 실행할 수 있는 것이 아니라 지역사회의 기관도 이 프로그램을 실행할 수 있다. 설립된 공식 기관으로서의 보건부는 노인복지 진흥에 긴요한 조치를 취할 수 있다.

제 9 장 지역사회보건 진단 및 평가

제1절 지역사회진단

1 지역사회진단의 개념

특정 지역사회를 대상으로 하여 건강수준의 증진을 목적으로 하는 보건사업 계획을 수립하고자 할 때는 먼저 그 지역주민의 건강수준이 어느 정도 인지를 파악하여야겠고 동시에 그 지역이 안고 있는 보건문제 및 관련 요인은 무엇이며 그들 중 주어진 여건 하에서 어느 것부터 해결해야 할 것인지의 우선순위를 결정하는 과정이 선행되어야 한다. 이러한 과정은 마치 의사가 환자의 질병을 파악하고 치료대책을 수립하기 위하여 진단과정을 거치는 것과 기본적인 원리가 같은데, 그 대상이 개인 환자가 아니고 지역사회라는 점에서 지역사회진단(community diagnosis)이라 부른다.

지역사회진단의 기본과정을 개인 환자에 대한 진단과정과 비유해서 정리하여 보면 다음과 같다.

즉 지역사회진단에서는 문제점 발견의 주 대상으로 질병 자체보다는 환자와 가정,

지역사회 등의 제반사회의 경제 및 자연환경 요인과의 '상호관계'에 더 중점을 두게 된다. 현성 환자에 대한 임상적 진단과 함께 가정 혹은 지역사회의 불현성 환자의 진단 및 그러한 건강-질병현상에 영향을 미치는 관련 진단이라 할 수 있다.

2 지역사회진단의 내용

1) 인구분석

인구의 크기, 구성 및 특성을 기술하는 인구정태통계와 인구의 시간적 변동을 나타내는 출산, 사망, 이동, 결혼 및 이혼에 관한 인구동태통계가 모두 필요하다. 즉 대상지역의 총 인구수, 연령 및 성별구조, 인구밀도, 평균 가구원수, 인구증가율 등을 파악하여야 한다.

2) 건강수준 측정

대상지역주민의 건강수준을 직접적으로 측정하는 것은 실제적으로 거의 불가능하기 때문에, 일반적으로 비건강상태를 측정함으로써 간접적으로 건강 상황을 평가하게 되는데, 이때 이용되는 보건지표로는 사망지표(mortality index), 상병지표(morbidity index) 및 의료이용도지표(utilization) 등이 있다.

(1) 사망지표(mortality index)

사망지표는 인구집단의 건강수준을 측정하는데 가장 흔히 사용되는 보건지표인데, 사망이란 현상은 비건강상태의 극단적인 표현으로서 개인에게 한번밖에 일어나지 않는 비가역적 현상이며, 그 확인이 사망신고자료를 통하여 비교적 용이할 뿐 아니라 세계보건기구의 표준화된 사망진단서의 사용으로 지역 간 상호비교가 가능하다는 점 등의 장점을 가지고 있다.

사망지표에는 평균여명, 비례사망지수, 조사망률, 영아사망률, 사인별 사망양상, 주산기사망률, 모성사망률, 신생아사망률 등이 있다

① **평균여명**(life expectancy) : 특정연령에 도달한 사람이 향후 몇 년을 더 살 수 있는가를 나타낸 지표로서, 이는 특정인구집단이 일정기간 동안 경험했던 인구동

태로부터 얻어진 자료를 토대로 산출된다. 흔히 사용되는 평균수명은 엄밀히 말해 일정시점의 사망자들의 평균 생존년수를 뜻하지만, 실제로는 생명표상 출생시(0세)의 평균여명으로 통용된다.

② **비례사망지수**(proprotional mortality indicator, PMI) : 전체 사망자 중 50세 이상의 사망자가 차지하는 점유율을 %로 표시한 것으로서, 계산이 용이할 뿐 아니라, 그 자체가 연령구성의 차이를 반영하고 있으며, 또한 지역 간의 인구동태 신고 상황의 차이에 따른 영향을 적게 받기 때문에 정확한 사망률을 산출할 수 없는 지역에서도 이용가치가 높다.

③ **보통사망률**(Crude mortality rate) : 1년간의 총 사망자수를 그해의 연간 중앙인구로 나누어 1,000을 곱한 것인데, 이 지표는 대상인구집단의 성, 연령구조에 의하여 영향을 크게 받기 때문에 이런 변수들의 영향을 보정한 표준 사망률을 산출하여 다른 지역 및 시기와 비교하는 것이 바람직하다.

이상의 세 가지 사망지표들은 세계보건기구가 지역 간 또는 국가 간의 건강수준을 비교하는데 사용하도록 권장하고 있는 것들이다.

④ **영아사망률**(infant mortality rate) : 생후 1년 이내의 사망자수를 그 해 총 출생수(live birth)로 나누어 1,000을 곱한 것인데 대부분의 국가에 있어서 그 나라의 건강수준을 가장 예민하게 반영하는 지표로 인정되고 있다.

⑤ **사인별 사망률**(relative frequency of causes of death) : 주요 사인이 되는 질환들의 상대적인 빈도를 나타내는 것으로서, 인구 10만 명당 사망수를 사인별로 표시하는 사인별 사망률이 그 척도이다. 선직국일수록 만성퇴행성질환에 의한 사망의 점유율이 높고, 후진국일수록 예방가능한 전염성 질환에 의한 사망이 많아 낮은 건강수준을 시사한다.

⑥ **기타 사망지표** : 대상지역의 모자보건수준을 측정하기 위한 목적으로 사용되는 지표에 주산기사망률(perinatal mortality rate)과 모성사망률(maternal mortality rate)이 있다.

주산기사망률은 나라마다 산출방법이 조금씩 틀리나, 세계보건기구의 정의에 의하면 연간 임신 29주 이후의 사산과 생후 1주이내의 초생아사망수를 합한 값을 그 해 총출생수로 나눈 뒤, 1,000을 곱해 산출하도록 권하고 있다. 모성사망률은 연간 임신, 분만, 산욕에 의한 모성사망수를 그 해 총출생수로 나눈 뒤

10,000을 곱해 산출한다.

(2) 상병지표(morbidity index)

이론적으로는 신뢰도와 타당도가 매우 높은 단일 상병지표를 개발하여 대상지역에 적용함으로써 건강수준을 정확히 평가할 수 있을 것 같으나, 현실적으로는 아직 그런 지표가 개발되어 있지 않다.

상병지표에는 유병률, 발생률, 신체장애(무능)율, 활동제한일수, 원인별 이환율, 급성 및 만성질환이환율, 전염성질환 신고율, 직업병이환율, 사고발생률 및 재해발생률 등이 있는데, 이들은 다시 연령별, 성별 및 지역별 등으로 구분, 산출하여 활용된다. 이러한 상병지표를 산출하기 위한 자료원으로는 법정전염병 신고자료, 특정질병의 등록자료, 국민건강조사자료, 의료보험수진자료, 병원자료, 특수집단 정기검진자료 및 특정지역에 대한 현지조사자료 등이 있으나, 각 자료원별로 신고율, 자료획득의 용이도, 진단의 정확도 및 대표성 등에 각 나름대로의 장점 및 제한점을 지니고 있다. 예를 들면 신고 및 등록 자료는 진단의 정확도는 높으나 신고율이 저조하고, 국민건강조사자료 및 의료보험수진자료는 대규모 인구집단을 대상으로 한 것이나 진단의 정확도에 문제가 있으며, 병원자료는 진단의 정확도나 표준 질병분류의 이용면에서 가장 신빙도가 높은 자료이나 분모에 해당되는 인구집단을 알기 어려운 단점이 있으며, 특정지역에 대한 현지조사는 직접적인 자료수집으로 정확한 자료를 얻을 수 있고, 분모도 정확히 알 수 있으나, 비용, 시간 및 인력이 많이 소요될 뿐 아니라 대표성이 결여되는 단점 등이 있을 수 있으므로 각 자료원에 대한 정확한 사전이해가 있어야 할 것이다.

대표적인 상병지표로 발생률과 유병률을 들수 있는데 각각의 지표는 다시 평균발생률 및 누적발생률과 시점유병률 및 기간유병률로 나눌 수 있으며, 발생률이 어떤 질병의 발병기전을 규명하는 데 유용한 반면, 유병률은 의료시설, 인력 및 약품 수요 추정 등에 유용하게 활용된다.

① **평균발생률**(incidence density) : 단위관찰시간(person-time)당 새로운 환자의 발생수로 표시하는데, 이는 일정 시점에서의 질병발생의 수준으로서 비율(속도)의 개념을 가진 지표이다.

② **누적발생률**(cumulative incidence) : 관찰개시 시점에 질병이 없었던 인구집단에서 일정기간이 경과하는 동안에 새로 발생한 환자의 분율로 표시하는데, 이는 확률의 개념을 가지는 지표이다.

③ **시점유병률**(point prevalence rate) : 어떤 특정 시점에 대상인구 중 특정질환에

걸려 있는 자들의 분율로서 시간개념이 개입되어 있지 않다.

④ **기간유병률(period prevalence rate)** : 일정기간 동안에 존재한 특정 질환자 총수의 전체 대상인구에 대한 분율이다.

(3) 의료이용도지표(health service utilization index)

의료이용도를 건강지표로 이용할 때는 두 가지 측면에서 그 의미를 해석해야 한다. 한 가지 측면은 건강하지 못한 사람이 의료이용량이 더 많을 것이라는 전제하에 의료이용도가 높을수록 건강수준이 낮을 것이라고 해석하는 것이고, 다른 측면은 건강증진을 목적으로 하는 보건사업의 이용도(예 : 예방접종률, 산전관리수진율, 건강상담률 등)가 높을수록 건강수준이 높을 것이라 해석하는 것이다.

의료이용도지표에는 성별, 연령별, 교육정도별, 지역별, 직업별 및 치료 종류별 의료이용도, 예방보건서비스 이용도(가족계획, 예방접종, 산전·산후관리, 영유아보건, 결핵치료, 신체검사), 평균재원일수, 환자의뢰별 이용률, 병상점유율, 의료기관분만율 등이 있다.

(4) 보건의료체계의 분석

지역사회 보건의료체계의 분석에는 여러 가지 접근방법이 있으나, 의료전달체계와 보건의료자원에 대한 분석이 핵심이 된다. 그 내용에는 보건의료기관, 의료인력, 의료재원, 진행중인 보건사업의 종류 및 기대효과, 각 보건의료 조직내 및 조직간 협력체계 등에 관한 분석이 포함된다. 흔히 이용되는 지표에는 의료보장상태, 의료기관의 종류와 수, 의료기관 분포상황, 사회복지시설 현황, 보건의료인력 수 추이 및 가구당 의료비지출액, 1인당 의료비지출액, 지역내 총 의료비지출액, 지출내역별 의료비, 의료수가지수 1일 치료비 등이 있다.

(5) 생활환경파악

대상지역사회가 안고 있는 문제점 및 그 관련요인의 본질을 보다 정확히 이해하고 가장 효율적인 해결대책을 수립하기 위해서는 그 지역의 생활환경, 즉 주거 및 사회경제적 환경에 대한 파악이 선행되어야 한다. 주거환경과 직접 관련된 지표에는 주택보급률, 방당 가구원수, 개량부엌 보급률, 개량변소 보급률, 안정 상수 보급률, 위생적 하수·폐기물 처리시설 보급률, 대기오염정도, 수질오염정도 및 소음정도 등이 있고, 사회경제적 환경과 관련된 자료에는 교육수준, 직업, 고용, 도로포장, 전화보급,

식량생산, 천연자원 및 관습 등에 관한 것이 있다.

3 지역사회진단의 목적

대상지역주민의 건강상태에 직접 또한 간접으로 영향을 미치는 관련요인을 규명하고 그런 요인들 간의 상호작용을 파악함으로써 대상주민의 건강수준을 향상시키기 위한 보건사업의 계획수립 및 사업수행결과의 평가에 필요한 기초자료를 제공하는 데 있다.

제 2 절 지역사회보건 요구의 발견

1 보건의료서비스의 취약점은 무엇인가?

보건의료서비스가 주민의 need에 대하여 항상 효과적으로 대처하는 것은 아니므로 지역사회진단을 통하여 보건의료서비스의 문제점을 파악하는 것은 중요하다. 예컨대 보건분야에 있어서 과거의 선진국의 제도가 남아있는 상태에서 많은 전문가들이 해외에서 특별 훈련을 받고 귀국하여 선진국에서 배운 전문적인 내용을 그대로 적용함에 따라 농촌지역의 보건의료가 예방적인 접근이 무시되고 병원을 바탕으로 치료중심의 보건의료서비스를 제공하는 경우가 많다.

의학교육에 있어서도 선진국의 교과과정이 그대로 적용되는 경우가 많아서 개발도상국에서는 예방의학이나 보건학이 학부과정 초기에 가르칠 필요성이 명백하나 대학원과정에서 가르치는 모순점이 있다. 이와 같은 모순점을 파악하기 위하여 다음과 같은 질문을 통해 문제점을 접근해 갈 수 있다.

1) 서비스가 제대로 health need를 충족시키는가?

보건의료서비스가 제대로 주민들의 health need를 충족시키고 있는가는 서비스를 공급하는데 책임이 있는 모든 사람들이 계속적으로 가져야 할 마음의 자세이다. 왜냐하면 보건의료서비스가 제공은 되고 있지만 health need의 충족과는 무관한 경우가 많기 때문이다.

2) 보건의료를 필요로 하는 사람에게 서비스가 제공되고 있는가?

보건의료를 필요로 하는 사람에게 보건의료가 적절히 제공되고 있는가는 매우 중요한 문제이다. 보건의료자원이 대도시의 부유계층을 중심으로 제공됨으로 실제 필요한 농민이나 도시의 하류계층에는 제공되지 못하여 이용범위의 문제가 많이 발생하기 때문이다.

이용범위에 있어서 특히 중요한 것은 지리적인 측면인데 보건의료기관들이 도시에 집중적으로 모여 있기 때문에 농촌주민들은 필요시 보건의료의 혜택을 받지 못하는 경우가 많기 때문이다. 특히 임산부나 위급한 환자들은 필요시 이동이 쉽지 않으므로 이들에게 지리적 접근성을 보장해주는 것은 매우 중요하다. 따라서 이러한 요인을 고려하여 보건소의 수와 위치를 정하여야 한다.

3) 모자보건서비스가 공급되고 있는가?

모자보건인구는 일반적으로 개발도상국에 있어서 전체인구의 2/3를 차지하고 보건문제가 발생하기 쉬운 계층이므로 이들에 대하여 얼마나 효과적으로 모자보건사업을 실시하느냐가 지역사회보건의 기본이 되므로 보건서비스의 문제점을 파악할 경우 모자보건사업문제를 중시한다.

모자보건사업이 제대로 이루어지고 있는지를 평가하는 요소는 다음과 같은 것이 있다. 즉 기본활동을 평하는 것으로;

(1) 산모들에 대하여 집단검진을 실시하여 위험요인을 파악한다.
(2) 분만이나 산욕기 기간 동안 care가 제대로 이루어지고 있는가?
(3) 어린이들에 대한 정기적인 건강진단과 예방접종을 확인한다.
(4) 어린이들의 신체기록부 작성을 확인한다.
(5) 영양, 면역, 출산문제에 대한 보건교육은 시행되었는가?
(6) 지역사회보건문제에 대한 상담과 보고는 하였는가?
(7) 가족계획에 대한 상담과 보고는 하였는가?

(8) 기본적인 약품이나 음식물과 피임약의 공급은 되었는가?
(9) 지역의 가장 흔한 질병에 대한 인식과 관리는 되고 있는가?
(10) 전염병관리는 되고 있는가?
(11) 모자보건사업과 다른 보건사업이 연결되어 있는가?

4) 사람들이 서비스를 얼마나 활용하는가?

사람들이 보건의료서비스를 얼마나 받아들이려고 하는지 매우 중요한데 많은 사람들이 보건의료서비스를 이용하는 것을 꺼리고 있다. 이것은 주민들의 무지와 문화적 요인에 기인한 것이다. 이러한 요인 외에도 보건소가 어디에 위치하고 있으며 보건요인이 어떤 사람이냐에 따라 크게 영향을 받는데 보건소와 보건지소가 주민들이 접근하기 쉬운 곳에 위치한 경우에 많이 이용된다. 또 보건요원이 지역사회주민들 중에서 임명되었을 경우 주민들이 친근감을 느껴서 더욱 더 많이 이용하게 된다. 그렇지 않고 보건요원이 보건센터내에서 유니폼을 입고 있으면서 타지역출신일 경우 주민들은 이질감을 느껴서 보건의료의 이용을 꺼린다.

따라서 지역사회주민을 보건요원으로 활용하는 것은 매우 중요하며 더 나아가 지역사회주민의 의사가 반영되도록 지역사회위원회를 설립하여 이 위원회를 통하여 주민의 참여의식을 불러일으켜 보건의료서비스를 적극 활용하는 것은 매우 중요하다.

5) 보건의료서비스의 제공시 특별히 관심을 갖고 돌보아야 할 계층

보건사업을 실시하는데 있어서 특별히 관심을 가지고 돌보아야 할 계층이 있다. 예컨대 모자보건사업에 있어서 10대 산모, 유산경험이 있는 산모 등에 대해서는 특별히 주의하여 치료를 제공해야 한다. 이와 같이 보건문제가 발생하기 쉬운 사람에 대해서 특별히 관심을 가지고 치료를 제공하는 것은 보건의료서비스가 제대로 운영되고 있는지를 나타내는 주요한 지표중의 하나이다.

6) 보건의료의 질이 적당한가?

보건의료의 질과 형태에 의해서 지역사회 보건문제가 영향을 받으므로 보건의료의 형태와 질에 대한 평가가 필요하다. 예컨대 모든 보건소가 단순히 병원의 외래진료

정도의 기능을 수행할 때, 이러한 기관들은 지역사회의 보건에 영향을 끼칠 수 있다. 또한 지역사회보건요원에 대한 연구에서 보건요원이 주로 치료활동에 종사하는 경우 예방에 소홀하기 쉬우므로 제공되는 보건의료의 형태와 질에 대한 연구가 필요하다.

7) 보건요원의 도덕성이 높은가?

보건의료의 질의 중요한 요소의 하나는 보건요원의 도덕성 문제이다. 즉 보건요원의 도덕성이 높을 경우, 보건요원이 어려운 환경에서도 보건의료를 제공하기 위해 노력하므로 그것의 질에 상당한 영향을 끼친다.

8) 보건요원들 간에 협조가 이루어지고 있는가?

보건요원들에 의해서 보건사업팀이 구성되었을 경우 보건요원들 간에 서로의 입장과 어려움을 이해할 경우 보건사업은 보다 효과적으로 이루어질 수 있으면 보건요원간에 정보의 교환이 많을수록 지역사회의 Health need에 적절히 대처할 수 있으므로 보건요원간의 협조적인 관계를 파악하는 것은 중요하다.

9) 보건사업에 대한 정기적인 평가가 있느냐?

모든 보건사업에 있어서 보건사업이 제대로 운영되고 있는지를 평가한다는 것은 매우 중요하다. 왜냐하면 보건사업에 대한 평가를 통하여 사업의 문제점을 파악하고 보건 팀이 우선적으로 시행할 보건사업과 대상지역을 파악할 수 있으며 가장 효과적으로 목표를 달성할 수 있는 사업방안을 마련할 수 있기 때문이다.

2 보건의료자원의 파악

1) 누가 보건의료를 제공하고 조언을 할 것인가?

보건문제에 관하여 조언을 해주고 보건의료를 제공하는 삶은 여러 종류의 형태로 존재한다. 예컨대 만약 아이가 아픈 경우나 이웃이나 조부모는 도움을 줄 수 있는 가장 가까운 위치에 있으면서 어떠한 보건의료가 필요한 지에 대하여 어머니에게 상담해 줄 수 있는 첫 번째 사람의 역할을 수행하게 된다. 이러한 가까운 친척이나 이웃과 상담을 한 이후에, 가족의 보건문제에 관하여 조언을 해주고 보건의료를 제공해 줄 사람의 형태는 가족들이 질병의 원인이 무엇이고, 어떤 서비스가 도움이 될 것이라고 생각하느냐에 달려 있다.

많은 사회에서 친척이나 이웃 다음으로 조언을 해주는 역할을 수행하는 사람은 약사나 의사인 경우가 흔하다. 몇 가지 예를 들어보면, Tyne의 Newcastle지역의 소규모의 연구에서 사회경제적인 수준이 하류계층인 어머니들에게 아이들이 아플 경우에 어떻게 할 것이냐고 물어보았을 때 대부분의 어머니들은 아이를 병원에 데리고 가는 것에 대하여 조부모나 이웃과 상의를 한 후에 결정하겠다고 대답했다.

영국에서 행해진 대규모의 연구에서는 사람들이 그들의 문제를 해결하는데 도움을 받고 의약품을 구입하기 위해 약사가 운영하는 상점을 찾아가겠다고 했다.

아프리카 일부지역 사람들은 골절에 대하여 병원에 가는 것보다 정골원(bonestter)을 찾는 것을 선호하고 있다. 오늘날 만성병에 대해서 사람들은 서양의 보건의료체계로 충분히 해결할 수 없다고 느끼기 때문에 다른 형태의 보건의료를 원하고 있으며(예 : 한방의료, 보약, 전통의료), 또한 그들이 보건문제와 그 배경에 대해서 잘 알고 있는 보건의료공급자과 상담하기를 원하고 있다. 이와 같은 예에서 살펴본 바와 같이 지역주민의 취향에 따라 제공받고자 하는 보건의료서비스의 형태는 다를 수 있으므로 보건의료 인력의 파악과 인력계획시에는 지역주민들의 수요를 충분히 고려해야 할 것이다.

2) 어떤 지역에서 보건의료가 공급되고, 어떤 지역의 주민들이 그것을 이용하는가?

(1) 어디에서 보건의료가 공급되는가?

보건의료가 제공되는 장소를 파악하는 가장 편리한 방법은 지도에 보건의료기관을 특별한 기호나 색으로 표시하여 전체 지역사회에서 보건기관의 위치를 파악하는 것이다.

(2) 어떤 지역의 주민들이 보건의료를 이용하는가?

특정 보건기관의 이용자의 거주지를 파악하는 간단한 방법은 일정 기관의 외래환자 chart를 이용하여 외래환자의 주소를 조사하면 의료이용자가 주로 어떤 지역주민이라는 것이 파악될 수 있다.

(3) 언제 보건의료가 공급되는가?

진료행위가 한 달에 한번 이루어지는가, 일주일에 한번 이루어지는가, 아니면 매일 이루어지는가를 파악하고, 하루 중에 어떤 때에 진료행위가 이루어지는가를 파악함으로 보건의료가 언제 제공되는지 알 수 있다.

(4) 제공하는 보건의료는 무엇인가(보건의료서비스의 형태는 무엇인가)?

어떤 보건의료가 제공되어지고 있는지를 파악하는 한 방법은 각 보건의료기관을 방문하여 제공되어 지고 있는 보건의료를 직접 조사하는 방법이 있다. 또 전래의 의사나 그들의 고객을 방문하여 질문을 통하여 파악하는 방법이 있다.

3) 자원으로서 보건인력 이외의 사람들은 누구인가?

보건인력 이외에도 보건사업에 기여하는 인력자원은 매우 많다. 이들은 비록 보건요원은 아닐지라도 보건사업을 수행하는데 도움을 줄 수 있는 주요한 인력자원이다. 예컨대 어떤 지역의 예술가가 보건교육사가 사용할 보건교육 자료를 지역실정에 맞게 제작하여 준다면 중앙에서 내려온 획일적인 보건교육자료보다 보건교육의 효과가 클 수 있으므로 이 예술가는 비록 보건요원은 아니라 할지라도 중요한 보건자원이 될 수 있다.

지역사회의 여론지도자도 지역사회의 여론을 조성하여 주민들이 보건사업에 적극 참여하도록 유도할 수 있으므로 보건사업에 있어서 학생들도 중요한 인력자원이 될 수 있다. 이밖에도 비록 보건요원은 아니지만 각 분야에서 보건사업에 미치는 인력자원이 많이 있다.

4) 물질이나 노동자원

많은 농촌 지역사회들은 서로 돕는 전통을 가졌다. 인도네시아에서는 이러한 전통이 확립되어서 지역주민들이 건물을 짓거나 증축하거나 내부 장식과 같은 작업을 할 때 서로 함께 일을 한다. 이러한 전통은 더 나아가 국가의 자조(self-help)계획을 향상시키는데 이용되어져 왔다. 이와 같은 노동자원 이외에 나무, 돌, 식량과 같은 물질자원이 있다. 이러한 물질자원 등에서 특히 관심을 가져야 할 자원은 식량자원이다.

농촌의 생산성의 상당한 부분은 식량생산과 관련이 있으며, 식량자원이다. 농촌의 생산성의 상당한 부분은 식량생산과 관련이 있으며, 식량자원은 현금만큼 중요하기 때문에 물질자원 중에서 특히 식량이 중요하다.

5) 재정자원

보건의료에 관한 재정자원은 세계 모든 곳에서 부족한데 그 중에서도 특히 후진국에서 심하다. 이러한 재원부족은 당분간 계속될 것으로 추정된다. 그렇기 때문에 지역보건사업을 발전시키기 위해서는 보건예산 범위 내에서 합리적인 자원배분이 이루어져야 하는데 현실은 이것이 이루어지지 않아서 재정자원의 상당부분이 비합리적으로 대학병원 급의 큰 병원에서 지출이 그 나라의 전체 보건예산과 비슷할 정도로 불균형적인 지출이 이루어지고 있다. 또한, 재정자원의 대부분이 치료에 사용되고 예방분야에는 투자되지 못하고 있는 실정이다. 이를 개선하려면 강력한 정치적인 뒷받침에 의해서 치료분야의 이익집단의 반발을 물리쳐야만 한다. 이와 같은 상황 하에서 많은 보건요원들은 농촌지역의 재원조달방법을 찾고 있다. 많은 보건요원들은 지역재정자원을 창출하기 위한 새로운 아이디어를 내놓았다.

신용조합(credit unions)이나 의료보험사업은 인도네시아에서는 성공적이었다. 신용조합은 농업이나 현금작물과 같은 생산 활동과 관련된 자금으로 조성된 것으로 이 자금 중 정해진 일정액의 자금이 보건에 투자되었다. 의료보험의 경우는 가정이 건강을 위해서 매년 일정액의 돈을 조합에 지불하면 그 보답으로 무료로 예방 서비스를 받고, 아플 때는 보험혜택을 받을 수 있게 되었다.

스웨덴에서는 새로운 보건사업을 하기 위하여 자원이 필요할 때 장거리 버스표에 세금을 부과하여 재정자원을 마련했다. 이와 같은 방법 이외에도 기여금, 복권 같은 재원조달방식을 통해서 보건에 관한 재정을 확보하는 방법이 있다.

6) 자연자원

어떤 지역사회의 경제활동이나 생산적인 삶은 존재하는 자연자원에 바탕을 두고 있다. 가장 기본적인 자원들은 농사에 영향을 끼치는 토지와 물이다. 토지를 적절히 사용하는 지역사회의 자원을 보존하는 것은 생산성을 증가시키는데 도움이 될 것이다. 아프리카 대부분의 나라에서는 농촌지역에 토지가 충분하여 아시아나 라틴아프리카의 여러 나라처럼 토지의 생상성의 저하가 일어나지 않는다.

아시아에서는 농촌인구가 40%가 소작농이다. 이러한 상황은 전체 인구의 1%도 안되는 지주가 토지의 42%를 점하고 있는 라틴아프리카의 몇몇 나라에서는 더욱더 절망적이다. 이와 같은 상황을 개선하는 토지개혁은 지역의료국의 활동영역 이상일지 모른다. 그러나 지역사회보건사업의 일환으로 농부들에게 농사짓는 방법에 대한 교육을 시켜서 생산성을 향상시키는 것은 주민들의 영양개선에 기여할 수 있으며, 궁극적으로 보건수준의 향상에 기여한 것이 된다.

제 3 절 지역사회보건진단방법

1 지역사회보건조사

지역사회보건조사를 계획하고 수행하는 기본목적은 질병관리와 건강증진에 주요한 영향을 미치는 환경적, 사회경제적 그리고 인간 형태적 상황의 발생과 분포를 파악하는 것이다.

조사는 지역사회의 기본 통계자료가 부족할 때에 분석을 위한 자료는 부족하기 때문에 조사는 지역사회보건을 분석하기 위해 가장 중요한 역할을 하는 것이다. 지역사회 보건분석을 위한 국가적, 지역적, 도 및 군단위 행정통계자료가 제공될 수 있지만, 지역사회보건조사는 지역사회의 특정한 정보를 얻는 유일한 방법인 것이다. 이 조사는 보건계획을 잘 할 수 있도록 중요한 수단을 제공하는 것이다. 지역사회보건조사는 다음과 같은 주요사항을 결정하기 위한 것이다.

① 예방접종
② 질병발생 및 이환
③ 보건의료서비스 이용양상
④ 인구학적 특성
⑤ 주거특성

⑥ 주민의 보건에 관한 태도, 실천 및 신념
⑦ 기타

보건조사(health survey)는 중앙의 통계담당부서(우리나라의 경우, 통계청, 보건복지부 보건통계관실, 보건사회연구원, 국립보건원 등)에서 주로 이루어지며 때때로는 지방 보건기관에서도 수행해야 하는 바, 이는 건강대인면접조사(health interview survey), 건강시험조사(health examination survey), 그리고 통원진료조사(ambulatory care survey)등을 포함한다.

1) 조사의 설계와 완결을 위한 단계(steps)

보건조사를 하기 전 조사계획 시는 조사방법에 대해서 알아야 하는데 참고로 Wiss와 Hatry가 조사를 설계하고 수행하는 기본적인 단계를 제시하였는데 그 과정은 9단계로 아래의 내용과 같다.

(1) 1단계 : 조사목적 결정

조사하는 목적이 무엇인지를 결정한 다음에 어떤 정보가 필요하고 자료는 어느 정도의 정확성을 가져야 하는지를 결정

(2) 2단계 : 조사대상 집단 결정

연구되어질 대상집단을 결정해야 한다. 대상자가 차가인(借家人, tenants)인지 집주인지 또는 양쪽 전부인지? 조사대상자의 연령은 21세 이상인지 18세 이상인지 아니면 어떤 연령계층인지?

(3) 3단계 : 수집할 자료와 조사방법 결정

수집할 자료와 이를 얻을 조사방법을 결정해야 한다. 이에는 주민의 태도, 가치관 또는 의견이 조사되어야 하는지? 보건에 관한 정보가 주민에게 질문을 해서 얻어야 할지 아니면 진료기록으로 조사해야 할지? 다른 연구에서 이미 얻은 자료를 이용할 수 있는지 혹은 이 자료가 본 조사 목적을 위해 수정되어 적용할 수 있는지? 등에 대해서 결정을 해야 한다.

(4) 4단계 : 조사표본단위 선정

표본의 단위를 개인으로 할 것인지 혹은 가정인지, 또는 농촌이나 도시로 해야 할지? 표본의 크기를 얼마로 해야 할지? 무응답자는 어떻게 처리해야 할지? 어떤 sampling 방법이 가장 적절한지?

(5) 5단계 : 조사방법의 결정

조사하는 방법을 개인면담으로 할지, 우편설문조사를 할지, 전화로 할지? 조사장소는 어디로 정해야 할지?

(6) 6단계 : 설문지 작성

바람직한 정보를 얻기 위한 이해하기 쉽고 명확한 조사표를 작성해야 한다.

(7) 7단계 : 조사를 위한 조직 및 면담 실시

설문지를 작성한 다음에는 조사를 하기위해 필요한 조사자와 감독관을 정한 다음에 이들에 대한 훈련을 시키고, 설문지에 대한 사전조사를 해서 필요한 경우에는 설문지 내용을 조정해서 조사가 효과적으로 되도록 한다.

(8) 8단계 : 자료를 정돈하고 분석

코딩하고, 입력시키며, 도표를 만들고, 통계적 분석을 한다.

(9) 9단계 : 결과보고

조사의 결과를 보고해야 한다. 적절한 설계는 요구되는 결과를 얻을 가능성을 증가시키기 때문에 조사설계는 조사에 있어서 가장 중요한 부분이다. 적절하지 못한 조사설계는 조사를 실패하게 만든다. 위에서 언급된 단계적 접근법은 조사를 설계하는 한 방법이다. 비록 몇몇 단계들이 사소하게 보일지라도 각 단계에 주의 깊게 고려되어야 한다.

2) 조사방법

(1) 표본의 크기와 정확도

보건조사를 설계하는데 있어서는 3대 주요사항이 고려되어야 한다. 첫째, 요구되어지는 표본의 크기 둘째, 요구되어지는 자료의 정확도 셋째, 표본의 형태이다.

필요한 표본의 크기는 측정되는 특성치와 원하는 정확도 수준에 의존한다. 자료의 정확도는 모집단 크기에 의해서 결정되는 것이 아니라 모집단에 비해 표본의 크기가 커짐에 따라 증가하는 것이다.

그러나 표본크기의 증가는 조사비용을 증가시키기 때문에 표본을 뽑아서 조사하는 이점을 감소시킨다. 따라서 정확도도 유지하면서 적정한 크기의 표본을 뽑는 것이 중요하다. 그렇게 하기 위해서는 자료의 원하는 정확도가 결정되어야 한다. 그런데 여기서 원하는 자료의 정확도는 통계적으로 결정되는 것이 아니라 행정적인 요인을 고려하여 결정하는 것이다.

① 표본의 크기

전수조사가 불가능하거나 너무 많은 경비와 시간이 들 경우에는 표본을 뽑아서 조사한다. 그런데 지나치게 적은 표본을 뽑으면 자료의 정확도나 신뢰도가 떨어지고 너무 많은 크기로 뽑으면 비용과 시간을 줄일 수 있는 표본의 크기를 결정하는 것이 좋은데 그 방법으로는 아래와 같은 것이 있다.

*** 신뢰도와 정확도를 이용하는 방법**

산출 공식 $n=(Z^{2^2}/E^2)\partial^2$

E (정확도) : 허용 가능한 오차의 크기
Z (신뢰도) : 신뢰도 수준을 결정하여 표준범수로 환산한 값
ə (표준편차) : 예비조사를 통하여 계산한 값을 이용하거나 과거의 경험 등에 의해서 정할수도 있다(Smx).

② 자료의 정확도

표본의 크기와 정확도 사이의 관계는 표본의 크기가 커질수록 자료의 정확도는 높아지므로 일정 크기 이상으로 표본을 크게 하는 것은 자료의 정확도를 높이게 되는 것이다. 예컨대 모집단의 50%가 어떤 특성을 가지는 집단에서 표본의 크기가 100인 표본이 95%의 신뢰수준을 가지는 경우 자료의 정확도는 ±9.8퍼센트이고, 표본의 크기가 1,000인 표본에서 95%의 신뢰수준을 가질 경우 자료의 에러는 1/3가량 줄어든다. 그런데 표본의 크기를 10배로 하는 경우 비용은 10배 증가하는데 비해 자료의 정

확도는 1/3정도의 에러를 줄이는데 그치므로 표본의 크기를 증가시키는 것은 결과에 비해 매우 값비싼 투자인 것이다. 신뢰수준과 자료의 정확도는 밀접한 관계를 가진다. 즉 자료의 신뢰수준을 높이는 경우 자료의 정확도의 구간은 좁아진다. 그리고 분산이 크면 자료의 정확도는 떨어지게 된다. 정확도와 마찬가지로 바람직한 신뢰수준을 결정하는 것은 행정적인 측면을 고려한 결정이다. 따라서 통계학자나 기획가들은 원하는 정확도와 신뢰도를 달성하기 위해서 필요한 경비의 추정액을 행정가에게 제공하여 행정가가 경비 등을 고려하여 행정적인 측면에서 요구하는 수준을 결정하도록 하게 해야 한다. 표본의 크기는 원하는 수준의 자료의 정확도는 물론 추정된 특성치에 영향을 받는다. 즉 모집단의 특성치에 따라 분산이 달라지므로 표본의 크기를 결정하는데 고려의 요소인 분산에 의해서 같은 크기의 표본인 경우라도 분산이 다름에 따라 자료의 정확도는 달라지는 것이다.

(2) 표본추출방법

표본추출에는 비확률추출과 확률추출의 두 가지 형태가 있다. 비확률추출은 모집단의 구성요소가 표본으로 뽑힐 확률을 모르는 것이고, 확률추출은 모집단의 각 구성요소가 표본으로 뽑힐 확률이 알려진 것이다. 그런데 비확률 추출확률에서는 모집단에 대한 추출이 sampling error와 같은 것을 언급할 수 없는 단점이 있다. 따라서 포집에서는 일반적으로 확률추출을 많이 쓴다. 다음은 확률표본추출의 몇 가지 주요 형태이다.

① **단순무작위추출(simple random sampling)** : 단순무작위추출이라는 것은 모집단으로부터 임의로 표본을 뽑는 것으로 모집단의 각 구성요소가 표본으로 뽑힐 확률이 같은 것을 말한다.

② **층별무작위추출(stratified random sampling)** : 표본을 뽑기 전에 모집단을 성격에 따라 여러 집단 또는 여러 층으로 분류한 다음 각층에서 표본을 추출하는 방법

③ **집락추출(cluster sampling)** : 표본을 일일이 하나씩 뽑아서 조사하는 것보다 집단으로 뽑아서 조사하면 조사비용을 줄일 수 있으므로 집단으로 표본을 뽑는 것을 집락추출이라고 한다.

(3) 지역사회의 관찰방법

지역사회의 구조와 특성을 파악하기 위하여는 사회과학적인 연구방법론에 대한 이해가 필요하다. 일반적으로 소개되고 있는 조사방법의 대표적인 예로서 질문서법(집단 조사법, 우편 질문서법, 개별 자기 기입법), 면접법(표준화 면접, 비표준화 면접), 관찰법(직접 관찰법, 간접 관찰법), 문헌연구법(문서자료, 통계자료, 내용분석 등), 현지 연구법(참여 관찰, 심층분석, 생활사 연구), 민속학적 연구방법론(인류학적) 등이 있다. 구체적인 방법을 선택하기 위하여는 앞서 지적한 원칙과 각각의 방법들이 가지고 있는 장점과 제약사항들을 염두에 두어야 할 것이다. 지역사회의 이해를 위하여 가장 전형적으로 사용되고 있는 방법에는 현지 연구법이 있다. 현지 연구법이란 연구자 자신 또는 동료가 직접 현지에 가서 상당 기간 생활하면서 자료를 수집하는 방법으로 연구의 대상이 비교적 한정되어 있는 경우에 사용된다.

지역사회 보건 분야에 종사하고 있는 연구자의 경우는 연구의 관심이 현지 주민인 경우가 일반적이고, 경우에 따라서는 관심의 대상도 상당히 한정적이기 때문에 특정한 기법이나 이론에 매달려 있지 않고 자유분방하다. 현지 연구법은 자연스러운 상황에서 사회적 과정을 관찰법에 주로 의존하지만, 때로는 관찰과 병행하여 공식적・비공식적 면접도 실시한다. 그런가 하면 개인적・공시적 기록, 표본조사, 각종 통계도 사용하고 설문지 조사도 실시한다. 현지 연구법에서 일반적으로 활용될 수 있는 기본 절차를 크게 나누어 예비 단계, 착수 단계, 현지 작업 단계, 완결 단계로 표현할 수 있다.

① 예비 단계

㉠ 연구(또는 관찰)의 목적에 비추어 주제를 정하여야 한다. 주제에 대한 관심은 내용 자체가 될 수 있고, 이론에 입각할 수 있다.

㉡ 기동성, 접근 가능성, 비교 가능성 등에 입각하여 연구(또는 관찰)대상을 설정하여야 한다.

㉢ 기타 사진과 경비의 문제, 자료의 긴급성 및 중요도 등을 고려하여 연구(또는 관찰)의 골격(기간, 범위 등)을 마음속으로 정해 두어야 한다.

② 착수 단계

㉠ 연구대상에 대한 자료, 정보를 입수, 분석한다.

㉡ 현지 접근에 있어 허가를 받아 내어야 한다. 유리한 위치에서 입장허가를 받

기 위하여는 공식적인 지도자(책임자, 여론지도자 등)의 허락을 받는다거나, 지역사회 내부에 자기 사람을 하나 둘씩 심어 둔다거나, 지역주긘에 대하여 구체적인 도움을 준다거나 하는 방법들이 사용될 수 있다.

㉢ 연구(또는 관찰)자의 역할을 정하여야 한다. 완전 참여관찰자가 될 것인가, 참여자적 관찰자가 될 것인가, 비참여 관찰자가 될 것인가를 결정하여야 한다. 연구자의 역할은 연구가 진행되는 동안 바뀔수도 있고, 역할에 따라 자료수집의 질과 양도 변경된다.

㉣ 현지 연구는 상당 기간 조사대자상들과 가깝게 지내면서 이루어지는 것이라 조사대상자와의 친분관계(rapport)를 수립하고 유지하는 것이 필수적이다.

㉤ 상황에 익숙해질 때까지는 특정 개인이나 계층에 속해 있는 사람들과 지나치게 친숙해 지는 일은 삼가는 것이 좋다.

㉥ 친근 관계를 유지하는 동안에도 상황 분석을 연구대상 지역이나 집단에 대한 각종 문서, 기록, 자료들을 수집하여야 한다.

③ **현지 작업 단계**

㉠ 사회적 지도를 준비하여야 한다. 이를테면 사람들 간의 관계, 역할, 지위의 사회적 구도를 눈여겨보고 기록해 둔다.

㉡ 공간적 지도를 마련한다. 사람들, 사건들, 권력의 중심, 조직체의 구성 부분이 공간적으로 어디에 위치라고 있는가. 사람들과 자원들이 어떤 통로를 통하여 이동하는가를 포착하여야 한다.

㉢ 시간적 지도를 마련한다. 사람들과 사건들의 시간적 기록을 준비한다. 관찰대상의 경계와 내용을 파악하는데 도움이 된다.

㉣ 여러 가지 조사방법을 병행하여 사용해 본다.

㉤ 지나치게 한 가지 방법만을 선호하는 것보다 융통성을 가지고 예측하지 않았던 상황의 경우에는 과감하게 방법을 전환하는 것도 필요하다.

㉥ 연구대상인 지역공동체, 조직체, 그 속의 성원들이 시간을 나누어 사용하는 방식을 존중하여 그 시간 특성에 맞추어 시간 표집을 할 필요가 있다.

㉦ 누구를 연구할 것인가는 연구의 목적, 주제, 현실 여건에 따라 달라지게 되지만, 눈덩이(snowball) 표집법이 전략적으로 유용하다. 눈덩이 표집법이란 접근과 입장이 쉬운 사람, 내부의 실력자, 신참자 등 눈덩이의 시발자 역할을 할 수 있는 사람부터 접근하여 정보를 얻어 나가는 방법이다.

④ **완결 단계**

㉠ 자료수집이 끝나면 일단 자료의 처리 및 분석으로 넘어간다. 이때, 통계적인 분석방법이 중요하다.

㉡ 연구 또는 관찰의 목적에 따라 일정한 기간 내에 완결짓는 것이 불가능한 경우는 수집된 자료를 정기적·주기적으로 정리하는 일이 필요하다.

㉢ 완결짓기 전에 수집한 자료를 잘 정리하고 미진한 부분은 보완을 끝낸 다음에 완결한다.

2 현장조사(field study)

최근 ESCAP에서 1차보건의료지도자를 위한 국제훈련과정에서 적용하고 있는 현장조사의 정보내용을 소개하기로 한다. 이는 적은 village의 보건기획을 위한 자료수집의 사전조사활동 즉 지역사회 보건진단으로 수행하고 있는 내용이다. 이 조사내용은 각 항목별로 구체적인 설문이 작성되어 있지 않은 채 조사자 동표에서 제시된 8가지 주요사항과 구체적인 세부사항(sub-items)에 대해 현장을 방문하여 지역사회내 보건기관, 관련행정기관, 기타 관련민간기관이나 단체 또는 의료인 등을 방문하여 자료를 구하고, 나아가서 각 조사그룹별로 각 가정을 방문하여 면담을 통해 조사자의 주관적 판단 하에 구체적인 내용별로 자료를 수집하여 그 결과를 모아서 그룹별로 정리하여 발표를 하고 서로 비교 검토하는 것으로 되어 있다.

동 조사내용의 주요 8가지 내용은 다음과 같다.

① 지역사회 자연환경 및 주민생활양상
② 공식적·비공식적 교육시행 여부
③ 실제 적용되고 있는 1차보건의료서비스
④ 경제활동, 특히 농촌의 수공업
⑤ 레크레이션과 교통수단
⑥ 지역사회보건문제 파악
⑦ 지역사회 메카니즘 분석
⑧ 지역사회의 종합적 평가

〈표 9-1〉 지역사회진단의 지침서

〈ESCAP MODEL〉

1. 지역사회의 자연환경 및 주민생활 양상
   - 1년의 계절주기
   - 농사주기
   - 기타 지역사회 특성
   - 지역사회의 활동
   - 지역사회의 역사
   - 인구학적 특성
   - 지역사회의 활동진단
   - 영양과 영유아관리의 연계성
2. 공식적 · 비공식적 교육시행
   - 교육분야
   - 학습진단
   - 교사집단
   - 공식, 비공식 교육사이의 연계
   - 영양과 영유아 관리의 연계성
3. 실제 적용되고 있는 1차보건의료서비스
   - 서비스의 생산과 분배
   - 가족수준
   - 전통의를 포함한 지역사회 수준
   - 의뢰
   - 유병률
   - 다른 지역사회와의 연계
   - 다른 지역사회와의 연계
   - 보건의료를 위한 사회조직
   - 조직참여
   - 보건의료시설과 요원의 유형
   - 기능과 활동
   - 시간활용
   - 지역사회와의 친밀성
   - 보건과 타 분야와의 관련성
   - 제약사항
   - 자발적인 참여자에 대한 훈련
   - 리더쉽
4. 경제활동, 특히 농촌의 수공업
   - 노동계층(여자, 근로자, 어린이, 공무원)
   - 리더쉽
   - 기술과 도구
   - 지원활동 : 재정, 기술(개량된 씨앗, 새로운 기계류 사용. 비료)
   - 판매활동
5. 레크레이션 교통수단
6. 지역사회의 보건문제 파악
7. 지역사회 메카니즘의 분석
   - BCS/PHC의 관련성
   - 지역사회보건 문제의 파악과 우선순위 결정
   - Upward planning_Downard support 기준
   - PHC의 지위와 역활
   - Articulation mechanism
   - 지역사회의 가치체계, 서비스 생산의 연계와 권력구조와 정책결정, 조직형태
   - 지역사회수준의 자원이용
8. 지역사회의 종합적 평가

제 4 절 지역보건사업 평가

1 서 론

보건사업의 목적은 지역사회의 건강수준을 유지·증진시키고자 하는 것으로, 이를 위한 세부 활동의 수행에는 반드시 자원의 소비가 따르게 된다. 때문에 자원을 소비할 필요가 있었는지, 곧 해당사업을 시행할 만한 가치가 있었는지에 대한 판단이 요청되는 것이다. 이와 같은 가치판단과 더불어 그 사업이 효율적으로 실행되었는지를 분석하는 과정을 사업평가라 할 수 있다.

사업평가는 일정 기간 동안 시행한 사업을 대상으로 하게 되며, 그 사업으로 인한 변화를 측정해야 가능하다. 그러나 대부분의 보건사업에서는 기대했던 변화가 단기간 내에 나타나지도 않으며, 그 변화를 정확하게 측정하기도 어렵다. 이러한 관점에서 보건사업에 대한 평가가 쉽지 않으리라는 것은 너무나 자명하다 하겠다. 그러함에도 지역사회 보건사업의 발전을 위해 반드시 사업평가가 따라야 하기 때문에, 개념적으로나마 평가에 대해 그 바탕이 되는 가정의 타당성을 검토해 보아야 한다.

이러한 과정을 끝내고 사업의 결과를 평가하게 되는데, 보통은 다음의 다섯 가지 항목을 중심으로 사업평가를 하게 된다.

첫째는 실제로 수행한 세부활동의 양은 얼마였는가(effort)에 대한 평가로, 예를 들면 결핵환자의 조기발견을 위한 객담수집 검사건수가 여기에 해당한다.

둘째는 이를 통하여 달성한 성과는 얼마인가(performance)에 대한 것으로, 객담검사에 의해 발견한 환자수가 그 예가 되겠다.

셋째로는 그 성과가 기대한 것에 비해 충분한가 (adequacy of performance)를 평가하게 되는데, 해당 지역사회에서 추정되고 있는 환자 수에 비해 발견된 환자 수는 충분한가에 대한 해답을 내리는 것이다.

넷째로는 세부사업에 소요된 자원(인력, 시간, 소모품, 예산 등 비용)에 비해 세부활동량이나 그 성과는 경제적인가(efficiency)를 판단하는 것으로, 보다 비용을 줄일 수 있는 다른 방법은 없었는지를 찾아보기 위한 것이다.

마지막으로 세부 활동의 내용, 대상 및 여건은 적정했으며 기대하지 않았던 효과나 부작용은 없었는가를 규명하는 과정분석(process)이 있는데, 이를 통해 문제점을 인식함과 동시에 원인까지 규명함으로써, 지역사회 보건사업의 새로운 방향설정 및 사업내용의 수정에 좋은 정보를 제공할 것이다.

일반적으로 보건사업 평가의 목적은 보건사업 기획가나 관리자가 보건사업이나 활동에 대한 의사결정을 할 때 도움을 주고, 사업목표를 성취하는데 효율성을 높이고, 보건사업 활동을 더욱 효과적, 효율적으로 수행할 수 있도록 하고, 현재 수행되고 있는 사업내용이나 활동을 개선, 향상시키고 향후 수행될 보건사업에 있어 자원의 분배를 예측하는데 있다. 사업평가를 통하여 사업으로 인한 성과를 확인할 수 있을 뿐 아니라 그 성과에 영향을 미친 요인들도 규명할 수 있는데, 이와 같은 요인의 규명은 사업평가의 효용을 더욱 높여 줄 것이다.

왜냐하면 계속사업의 계획입안 및 실행과정을 수정, 보완하는데 필요한 정보를 제공해 줌으로써 시행착오를 줄일 수 있도록 할뿐만 아니라 보건사업 수혜자의 요구에 부응하는 보다 좋은 보건계획을 수립할 수 있도록 하여 지역사회 보건사업의 발전을 가능하게 하기 때문이다. 이와 같이 평가결과의 환류(feedback)는 지역사회 보건계획에서 중요한 의미를 가진다 하겠다. 지역사회 보건사업을 수행하는 보건인은 사업이 목표한 방향으로 이루어져 가는지, 해당사업을 지속할 필요가 있는지, 재원의 투자가 계속되어야 하는지 등의 사업가치와 성과를 판단하기 위하여 사업평가를 수행한다. 보건사업 진행과정은 계획, 수행, 평가가 순환과정 속에 이루어지는 역동적 과정이다. 지역사회 진단결과에 입각하여 사업을 계획하고 수행하며 사업운영의 통제 기전의 하나로 정기적인 평가가 이루어져야 한다. 사업의 지속여부를 결정하는데도 "사업이 지역사회 보건 수준에 어떤 영향을 미쳤는가?"라는 평가의 결과에 따라 의사결정을 하게 되므로 효과적인 지역사회 보건관리 사업과정에는 반드시 주기적인 평가가 이루어져야 한다. 그러나 불행히도 대부분 평가는 일의 마지막 단계에 자금 지원처 확보다. 관리의 만족도 평가를 위해 실시하기 때문에 평가와 사업계획이 서로 별개로 시도되는 경우가 많다. 보건사업 평가를 위해서는 사업의 접근법이 목적 성취에 적절한가(relevance), 충분한가(adequacy)를 고려해야 한다. 즉 그 사업이 해당 지역의 보건문제 해결에 이론적으로 타당하며, 사업 실시의 근거가 보건문제 해결과 어떤 관계를 지니는가를 파악하는 것으로 사업의 목적, 범위, 적용인구의 규모 등의 측면에서 검토한다. 즉

① 이 사업수행에서 어떤 문제가 거론되고 있는가?

② 이 문제는 사회적 관심을 필요로 하는가?

③ 문제의 자료와 정보는 얼마나 정확한가?

④ 사전의 계획대로 진행되고 있는가?

⑤ 이 사업은 정의된 문제를 해결하는데 충분한가? 등

을 확인하는 과정이다. 이를 확보 받고 나면 사업수행의 결과인 보건 서비스의 효과와 효율성을 측정함으로써 평가가 이루어진다. 사업을 계획하고 적용하면서 투입한 노력에 대해 성취한 결과의 대비로 표현하는 가장 간단한 방식이다. 평가영역(내용)은 학자마다 구분 기준이 약간씩 다르나 일반적으로 위의 요소들은 체계 이론 틀에 입각하여 구조, 과정, 결과(효과, 효율, 영향)의 세 영역으로 구분하며 결론은 이 세 영역의 평가를 종합하여 내리게 된다. 사업 평가 모델은 다음과 같다.

1) 구조평가(structure evaluation)

서비스가 제공되는 조직의 구조, 시설, 장비, 인력 등을 점검하는 일은 과정 분석과 관련성이 있다. 사업에 투입된 인적 자원, 지식, 기술, 조직, 장비, 기구, 재정, 보수 지불 방식, 재원 조달의 방식은 사업의 결과, 효과, 효율에 차이가 생긴 이유를 설명할 수 있는 중요한 요소이다. 그러므로 평가된 결과의 합리적인 이해와 개선 방안을 찾아가는데 중요한 평가 영역이다.

2) 과정평가(process evaluation)

제공되는 보건 서비스의 과정평가는 주로 전문인의 관점에서 이루어지며, 평가 기준은 평균값에 입각하여 사업수행의 장애 요인을 파악하는 것이다. 때로 사업 운영 내지 사업 목적이다. 규범에 포함하지는 않았지만 현 체제를 개선해 갈 수 있는 동기 요인이 새로이 발견될 수도 있고, 수정 가능한 장애 요인이 발생할 수도 있기 때문에 과정평가의 요소는 사업 운영의 조정 요소로서 중요하다. 과정평가를 위해서는 아래의 항목들을 확인한다.

① 목표가 단계별로 제시되었는가? 설정된 목표는 시간 계획대로 성취되었는가? 목표와 서비스 요소는 상호 연관성과 일관성이 있는가?

③ 제공되는 서비스의 조직적 배치가 최선의 방법인가 / 가능한가? 어떤 대안은 있는가?

④ 일의 과정을 수행, 분석하고 연구하는 것이 순조로운가? 목표는 분명히 명시되어 있으며, 성취 가능한가? 다른 수단으로 이를 성취하는 것은 가능한가?

3) 결과평가

(1) 효과평가(effectiveness evaluation)

보건사업 계획의 또 다른 측면은 대상자가 결과를 유용한 것으로서 인지하도록 이끌어 가는 과정이다. 계획이란 최소한의 비용을 투입하여 최대의 이익을 얻도록 재원을 배정하는 것을 원칙으로 하기 때문에 계획 시에 자원의 효율적 활용 범위, 기대되는 결과나 효과(목표)에 대해 분명히 기술하여 평가의 기준으로 활용하는 것이 중요하다. 효과의 측정은 목표의 기술이 명확하다면 쉽게 이루어질 수 있으나, 모호할 경우 효과 측정은 어려워진다. 우리가 흔히 효과평가에서 점검하는 내용은 다음과 같은 것들이다. 즉

① 해당 사업이 명시된 목표를 달성했는가?
② 서비스 제공자들이 사업 활동 효과에 만족하는가?
③ 사업 대상자들이 사업 활동 효과에 만족하는가?
④ 사업 실시 이후 문제는 해결되어 있는가?

(2) 효율평가(efficiency evaluation)

결과의 효율성은 투입된 돈, 시간, 자원 등의 비용과 결과의 대비를 구하여 평가하는 영역이다. 이 평가의 성패는 투입된 비용을 얼마나 엄밀하게 구분해 내는가 하는 정도와 건강과 관련된 결과 변수를 어떻게 정확한 금액으로 환산해 내는가에 달려 있다.

① 비용에 비해 사업 효과는 충분한가? 항목을 점검한다.

(3) 영향평가(impact evaluation)

영향평가는 사업의 장기적 효과를 분석하는 것이다. 사업의 결과보다는 사업의 이상적(기대되어지는) 효과에 초점을 두고 판단하게 된다.

① 특정 사업이 기대된 결과를 가져 왔는가?
② 관찰된 결과가 현재 실시한 특정 사업의 수행이 없이도 발생하였겠는가? 아니면 다른 사업을 통해서도 동일 결과의 발생은 가능한가에 대한 물음에 답을 구하는 평가 영역이다.

2 평가는 어떻게 하는가?

1) 평가자 및 평가시기

평가는 기관 내부에서 이루어지는 자체 평가와 외부 전문가 집단에 의해 이루어지는 외부 평가가 있으며, 수혜 대상자들에 의해 이루어지는 사업의 내용평가와 만족도 평가가 있으며 그 결과를 자체 평가와 외부 평가에서 한 자료로 이용한다. 평가는 형성평가(formative evaluation)와 종합평가(summative evaluation)로 구분하여 사용한다.

형성평가는 매일매일의 기능과 활동 측정에 초점을 두며 사업 개발을 위한 즉각적인 자료 수집과 개선 방안 마련, 운영의 분석을 통해 이루어진다. 예를 들어 처음에 부모 훈련 교육은 "가"지역에서 오후 8시에서 9시에 실시되었고, 5명이 참석하였다. 참석률 저조의 이유를 간단히 확인하기 위해 조사한 결과, 학령기 아이들의 저녁 일을 돌보아주기 위해서는 교육 시간이 너무 늦다는 형성평가에서 지적이 있었다. 그 후 교육 시간을 오후 7시에서 8시까지로 변경시켰고, 그 결과 20명의 부모가 참석할 수 있었다.

종합평가에서는 프로그램의 장기적 효과에 관해 평가한다.

① 현재의 아동 훈련 대책에 대한 대안 마련 여부

② 아동 학대 보고의 수적 변화 등이다.

형성평가와 종합평가는 사업의 운영시기상 구분으로 구분하여 종합평가는 대개 사업의 중간과정에 차기 사업계획의 반영을 위해 실시한다. 그러나 앞에서 평가를 하나의 반영(feed-back loop)으로 볼 때 구분된 시간상의 종료일 뿐이지 사업의 전체적인 운영에서는 한 과정이다.

2) 평가방법

지역사회 보건서비스사업에서 수행의 질적 측면을 평가하는 방법은 여러 가지가 있다. 주기적인 의료 사용 평가(utilization review), 동료 검토(peer review), 기타 기관의 업무감사법(보험회사의 감독, 환자 만족도 조사)이 있다. 직원간 검토위원회

(staff review committee)에 의한 평가는 아주 일반적인 미국에서의 직원에 대한 업무평가 방법이다. 평가과정은

(1) 특정 연구 주제 선정
(2) 질적 관리를 위한 기준 설정
(3) 기준을 만족시키는지 확인을 위한 기록 검토
(4) 기분을 만족시키지 못한 사례에 대한 동료 간 검토
(5) 문제를 시정하기 위한 조언제공
(6) 문제가 제거되었는지를 확인하기 위한 추구관리

보건서비스 예를 들면 동료의 검토는 두 가지 유형이 있는데 하나는 현재의 문제를 검토하는 동시성의 검토법이고 다른 하나는 후향성의 검토법이다. 동시성의 검토법은 가정방문 등 현장에 나가서 서비스를 제공하는 것을 직접 관찰하고 평가하는 방식이다. 이 방법의 장점은 ① 문제를 서비스 제공시점에서 확인하는 것이 가능하며, ② 현장에서 대상자의 요구를 충족시키고 명확히 하는 기전을 제공하며, ③ 전문인의 책임을 듣고, ④ 서비스가 진행중에 있기 때문에 어차피 제공될 서비스의 총체적 양상을 평가하기는 어렵다.

후향성의 검토법은 대상자에 대한 서비스가 끝난 이후에 제공되는 평가제도이다. 장점은 ① 간호의 표준과 행해진 간호과정을 비교하여 평가하는 것이 가능하고, ② 실제 수행의 결과를 분석할 수 있으며, ③ 주어진 간호의 전체 양상을 볼 수 있고, ④ 계획 수정을 위한 보다 정확한 자료의 제공이 가능하다. 단점은 ① 평가의 초점이 서비스의 지속과 거리가 있으며, ② 대상자의 문제가 퇴원 후 확인되어 수정의 기회가 없다.

보건의료서비스에 대한 평가는 주로 실제 필요한 서비스는 무엇이며, 비용은 적절했는가에 대한 검토를 한다. 이를 수행하는 방법은 전향성, 동시성, 후향성의 방법을 모두 쓸 수 있으며 특히 지역사회 보건사업이나 가정 서비스에서는 기관에서 서비스받는 입원기준, 대상자의 방문 수, 서비스 적용 가능성 등을 평가한다.

위험요인 관리법(risk management)은 위원회가 가능성 있는 모든 위험요인을 검토하여 대상자와 제공인력의 안정 정책이나 과정을 검토하여 인력이 규정을 준수해야 하는지를 검정한다. 대상자와 제공자와 관련하여 어떤 문제들에 관한 서류가 적절한지, 정확한 지를 검토하고 문제 수정을 위해 필요한 정책의 변화를 요구할 수 있다.

미국의 경우 전문가 검토집단(professional standard review arganization : PSRO)이 있어 연방정부가 입원보다는 안전하고 효율적인 외래 수술을 실시하기 위해 그리고

부적절하고 불필요한 입원을 줄이기 위해 병원 기록을 질적 기분에 따라 평가한다.

평가연구는 보건사업의 효과와 질적 부분을 평가하기 위한 시도로 DONABEDIAN의 구조-과정-결과모형을 적용하여 시도해 왔다. 구조는 간호의 제공 기구, 장비, 조직, 인력, 재원에 대한 평가이며, 과정은 대상자 관리의 표준과 관련하여 시도된 행위 그리고 결과는 사업의 결과로 발생할 순수한 변화에 대한 평가로 이를 통합한 결과로 결론지어 진다. 이를 위해 평가하는데 보다 효과적인 방법이다. Steven은 간호사업의 tracer를 ① 특정 질환, ② 비슷한 치료법, ③ 비슷한 요구, ④ 비슷한 생활양식, ⑤ 비슷한 질병의 단계 등이 될 수 있으며, 분명하고 쉽게 진단되며 자료를 얻는 것이 용이하다는 점에서 평가에서 쉽게 사용할 수 있는 평가법이라 보았다.

망보기법(sentinel method)은 환자 관리의 결과를 갖고 평가하는 방식으로 ① 불필요한 사례의 발생; 질병, 불능, 합병증, 사망 등, ② 질환 발생의 주변 환경 ③ 사망/유병률의 검토, ④ 보건지표 등이 평가자료로 쓰인다.

환자 만족도 조사는 직접 면접이나 전화 혹은 우편을 통해 설문조사하여 환자가 받는 서비스를 평가한다. 환자에게 주어진 중재, 받은 서비스에 대한 태도, 상황에 대한 인식, 전문인과의 관계를 조사함으로써 환자의 사업에 대한 호응정도와 서비스의 질 관리를 유지할 수 있다. 수행부진에 대한 법적 소송은 서비스의 질적 관리에서의 위험을 줄이고 법적 체계에 대응할 수 있도록 간호 수행이 이에 대해 무방비 상태로 있다. 이에 대한 대응 방법으로는 간호의 표준이 형성되고 이에 따라 지속적인 지도감독과 교육이 수행되어 서비스의 질적 수준이 유지되어야 하며 또한 제공된 서비스에 대해 정확하고 빠짐없는 기록이 되어지는 일도 중요하다.

기록의 종류는 가정방문을 통해 주어진 간호 서비스와 대상자 변화에 대한 간호기록, 지역사회 서비스사업에 대한 운영 기록, 물품 및 사업운영의 제정 기록으로 매일의 가정방문 기록, 예방접종기록, 거리, 소요시간, 물품의 소요 등 각 서비스에 대한 매일의 기록을 포함하며, 이를 기초로 하여 월별, 년별로 건강 서비스 현황, 인력 시간당 비용, 교통수단, 유지, 소모품 등을 집계한다.

제 10 장

국민건강증진사업

제1절 건강증진의 개념

건강증진에 대한 정의는 시대적 배경이나 개인의 관점에 따라 여러 가지로 정의되고 있으며, 건강증진사업이 추진되기 시작한 지도 십여 년이 지났으나 그 정의는 아직 모호한 점이 있다.

건강증진이 질병예방〈표 10-1〉과 동의어로 사용되는 경우가 많으나, 건강증진은 단지 건강위험요인이나 질병을 감소시키는 것에 한정되는 것이 아니라 보다 수준 높은 건강상태에 도달하기 위한 것이다. 따라서 건강증진은 기존의 공중보건, 질병예방 및 보건교육 등의 기념에 비하여 새로운 개념이다.

여러 학자들의 건강증진의 정의를 소개하면 다음과 같다.

① **미국 공중보건국**(1979)

건강증진은 건강한 사람들이 자신들의 안영상태를 유지, 증진시킬 수 있는 생활습관을 개발할 수 있도록 개인과 지역사회의 방법들을 개발하는 활동

〈표 10-1〉 건강증진과 질병예방

건 강 증 진	질 병 예 방
· 건강 : 적극적, 다면적 개념 · 건강참여 모델 · 보건이슈에 대한 조직망에 관심 · 다양한 상호보완적 접근전략 · 조장하고 가능케 하는 접근법 · 건강증진 프로그램 : 민간단체, 정부 · 인간의 건강상태와 환경이 프로그램에 의해 변화 · 기대결과 : 장기적	· 건강 : 질병이 없음 · 의료모델 · 고위험군 접근 · 특수한 병리현상에 관심 · 일회용 접근전략 · 지시하고 설득하는 접근법 · 예방프로그램 : 보건의료전문직 · 개인 혹은 대상 집단에 초점을 둔 프로그램 · 기대결과 : 즉각적
〈예〉 치아의 건강을 위하여 이를 닦고 과당식을 피하는 행위	〈예〉 충치를 예방하기 위하여 충치를 조기 발견하여 치료하거나 치석을 제거하는 행위

② 오타와 현장

건강증진은 사람들로 하여금 자신의 건강에 대한 통제를 증가시키고 건강을 향상시키는 과정이다.(Health promotion is the process of enabling)people to increase control over, and to improve their health.

③ Tannahill

건강증진은 보건교육, 건강보호, 질병예방을 통하여 적극적 건강을 증진하고 불건강을 예방하기 위한 노력의 총합

④ Green

건강증진은 건강에 유익한 행동을 유도하기 위한 보건교육적, 사회적, 환경적 지원의 조합

⑤ Breslow

건강증진은 질적, 양적으로 충분한 삶의 가능성을 향상시키는 모든 수단들로서 특정 질환에 대한 예방뿐만 아니라 신체적, 정신적 기능을 유지, 증진시키고 건강에 해로운 요인에 대한 저항력을 기르는 수단

⑥ 미국 American Journal of Health Promotion

건강증진은 최상의 건강을 유지할 수 있도록 사람들의 생활양식을 개선하는데 도움을 주는 학문이며 동시에 예술이다(Health promotion is the science and art helping people change their lifestyle to move toward a state of optimal health).

이상에서와 같이 건강증진의 개념이 보는 사람이나 입장에 따라 서로 다르게 정의되고 있긴 하나 건강증진은 단순히 질병의 치료나 예방에 그치는 것이 아니라, 건강향상을 위하여 사람들이 지니고 있는 건강잠재력이 충분히 발휘될 수 있도록 이를 개발하고 건강을 보호하기 위한 예방의학적, 행동과학적 및 보건교육적 수단을 강구하는 것이라 할 수 있다. 즉 건강에 나쁜 생활양식이나 습관 등을 건강에 유익한 행동양식과 건강잠재력을 함양함으로써 건강을 유지・증진시키고 건강의 위해 요인들에 적극적으로 대처할 수 있는 저항력을 함양하는 것이라 하겠다.

제 2 절 건강증진사업의 접근방법

1 Breslow의 건강증진에 대한 3가지 접근방법

건 강 문 제	예방적 수단	환경적 수단	행동적 수단
고 혈 압	조기발견・치료	식품의 지방 및 염분 감소	과체중과 염분에 대한 인식 고조 저지방, 저염분 식사
폐암	조기발견・치료	담배선전 억제 발암물질에 대한 직업적 노출 감소	금연권장
치아상실	충치치료 치석제거	음료수의 불소화 설탕생산・선전 억제	이닦기 권장 과당식 회피

2 Tannahill의 건강증진 모델

1 : 예방서비스 : 예방접종, 자궁암검진
2 : 예방적 보건교육 : 금연교육, 절주교육
3 : 예방적 건강보호 : 불소주입
4 : 예방적 건강보호를 위한 보건교육 : 안전벨트 착용 입법화에 대한 로비 활동
5 : 적극적 보건교육 : 여가시간의 생산적인 이용 등 건강행위에 영향
6 : 적극적 건강보호 : 작업장 흡연 규제 정책, 금연구역 설정, 오락시설의 확보
7 : 적극적 건강보호를 위한 보건교육 : 대중과 정책결정자로 하여금 적극적 건강보호를 위한 대책 강구에 대한 인식 강화

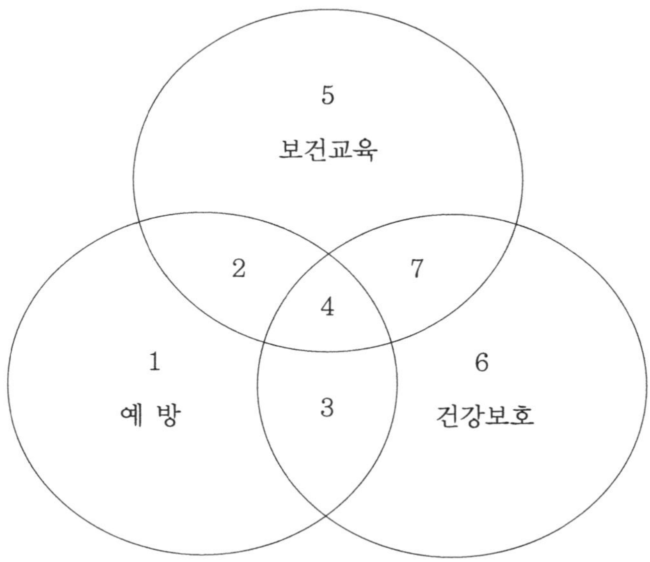

〈그림 10-1〉 Tannahill의 건강증진 모델

제 3 절 건강증진을 위한 사업수단

1 보건교육적 사업수단

1) 사업영역

보건교육은 지역사회의 주민과 집단을 대상으로 건강의식 및 건강행동 개선에 목적을 두고, 대중매체와 보건기관 및 단체, 학교, 직장 및 사회조직 등을 통하여 이루어지는 교육·홍보활동으로 사업대상영역은 주로 건강과 밀접한 관계가 있는 흡연, 음주, 운동, 영양 및 식생활, 스트레스관리 등 건강생활실천내용이다.

2) 사업내용

(1) 지역사회보건교육 강화

① 각종 교육매체를 이용한 보건교육 홍보강화
② 보건의료기관 및 관련 단체의 보건교육 기능 및 사업의 활성화
③ 학교와의 협력을 통한 학교보건교육지원
④ 사업장근로자, 민방위대원, 군인 등 특수집단대상의 보건교육 실시

(2) 건강생활운동 추진

① 지역사회 주민 및 조직이 참여하는 건강캠페인 전개
② 학교, 사업장 등 직장단위 건강생활실천운동 추진유도
③ 지역사회의 대중매체를 이용한 교육홍보 활동 강화

2 보건환경적 사업수단

1) 사업영역

사람들이 환경의 위해요인에 대한 접촉기회와 건강에 해로운 행동을 줄이도록 할

뿐만 아니라 건강한 환경속에서 살 기회를 확대하고, 건강에 유익한 생활양식을 갖도록 유도하기 위한 생활환경여건 조성으로서 법령·제도 및 정책적 접근과 건강보호시설의 확충이 중요한 수단이다. 사업영역은 지역사회 건강생활환경 조성, 식품 및 의약품 안전관리, 산업보건, 환경보건, 국민정강증진법에 규정되어 있는 흡연과 음주 규제 등의 지역사회 환경조성에 관한 활동이다.

2) 사업내용

(1) **금연 및 절주 환경여건 조성**
① 국민건강증진법령에 규정한 담배와 술에 대한 광고 제한, 경고문구 표기
② 청소년의 흡연예방을 위한 담배자동판매기 설치제한 및 담배판매 금지
③ 공중이용시설의 금연구역과 흡연구역의 구분지정 등 법령시행지도 및 감독
(2) 상수도시설의 확충과 수돗물 불소화사업
(3) **건강증진 및 보호시설의 확충** : 공원 및 체육시설, 교통안전시설, 공중위생시설, 레저시설 등의 확충
(4) 주민의 건강 및 체력증진을 위한 공공 및 민간시설의 설치유도
(5) 공공 및 민간조직의 건강증진프로그램실시 유도

3 예방의학적 사업수단

1) 사업영역

건강 및 질병이 위험요인을 조기에 발견하고 관리하기 위한 검진, 상담, 교육지도, 예방접종 등의 예방서비스 활동이 사업의 중심이며, 사업대상 영역은 ① 고혈압, ② 당뇨병, ③ 암, ④ 뇌·심혈관 질환, ⑤ 만성 간질환, ⑥ 관절염, ⑦ 구강보건, ⑧ 정신보건, ⑨ 모자보건 등이다.

2) 사업내용

(1) 보건소 및 의료기관의 예방서비스기능 강화

(2) 보건소 및 보건지소의 건강검진 및 성인병검진사업
(3) 고혈압, 당뇨병, 암, 구강질환 등의 검진 및 등록관리 사업
(4) 관내 병・의원 등과의 협력을 통한 질병예방을 위한 검진 및 상담사업
(5) 의료보험조직 및 관련 보건단체의 건강검진사업
(6) 학교 및 사업장의 건강검진사업 지원

제 4 절 건강증진 운동 추진전략

건강증진 전략과 활동 범위는 그 나라의 사회, 문화, 경제, 제도 등의 제반여건을 고려하여 결정되어야 한다.

1 Ottawa 회의(1986)

1) 건강한 공공정책의 확립

건강증진은 모든 부문의 각급 정책결정자의 주요 현안 문제에 건강문제를 포함시키도록 해야하며, 그들의 정책결정이 보건과 건강에 영향을 미친다는 인식을 심어주므로, 국민 건강에 대한 책임을 환기시켜야 한다.

건강증진정책은 여러 부문을 병합하나 입법조치, 예산조치, 조세 및 조직적인 변화 등을 포함한 상호보완적인 접근방법을 채택해야 한다. 건강증진정책은 보건부문이 아닌 타 부문이 건강에 방해되는 요소를 파악하고 그 방해 요소들을 제거하는 방법과 수단을 알아내고 건강지향적 정책을 채택하도록 유도하여야 한다. 건강증진청책의 목적은 정책결정자들을 위해서 유익한 선택을 보다 쉽게 채택할 수 있도록 하는데 있다.

2) 건강지향적 환경조성

우리 인간사회는 상호 연관되어 복잡하게 구성되어 있으므로 건강을 다른 목표들로부터 따로 떼어 낼 수가 없다. 인간과 환경간의 분리 불가한 연결은 건강문제에 대

해서 사회적, 생태학적 접근의 근거를 이룬다. 그래서 우리는 우리들의 자연환경과 지역사회를 돌보아야 하고, 그리고 서로서로를 돌보아야 한다. 자연자원의 보전은 우리 모두의 공동책임이다. 생활양식, 일, 레저, 오락 등은 건강에 큰 영향을 미친다. 따라서 민족과 즐거움을 가질 수 있는 직장환경과 생활환경이 조성되어야 한다. 자연환경과 조형환경에 대한 보호와 자연자원의 보전은 건강증진 전략에서 반드시 다루어져야 될 영역이다

3) 지역사회 활동 강화

건강증진사업은 보다 좋은 건강 목적을 달성하기 위하여 사업의 우선순위, 활동범위, 사업전략과 실천방법 등의 결정은 적극적이고 효과적인 지역사회참여를 통해 이루어져야 한다. 지역사회개발은 지역사회의 기존 인적, 물적자원을 동원하여 자조자립정신과 사회적 지원이 강화되고 보건문제에 대해 지역주민의 참여가 강화된 가운데 이루어져야 한다. 이렇게 하기 위해서는 지속적이고 전반적인 정보의 제공, 건강에 대한 학습기회의 부여 및 재정지원 등이 요구된다.

4) 개인들의 건강관리 기술개발

건강증진활동은 정보제공, 보건교육 및 생활기술 향상을 통해서 개인 및 지역사회 개발을 증대시킨다. 이 과정을 통해서 건강과 환경에 대한 통제능력을 기르며, 건강에 유익한 선택을 할 수 있는 능력을 함양하게 된다. 뿐만 아니고 인간 생애를 통해서 어떤 질환이나 상해를 받았을 때 위기를 극복할 수 있게 그 대처방안을 준비시키는 것이 중요하다. 이러한 일들은 학교, 가정, 직장, 지역사회 단위에서 촉진되지 않으면 안 된다. 또한 교육기관, 상업단체, 자원봉사단체와 각종 기고나 자체에서 이러한 활동이 시행되어야 한다.

5) 보건의료사업의 방향조정

보건의료사업에 있어 건강증진에 대한 책임은 개인, 지역사회단체, 보건전문가, 보건의료기관과 정부가 각기 책임을 분담하고 있다. 건강을 추구하는데 기여하는 보건의료체계를 위해서 이 모든 기관과 단체들은 함께 일하지 않으면 안 된다. 보건부문

의 역할은 임상적인 진료중심의 활동영역에만 얽매이지 말고 건강증진을 추구하는 방향으로 점진적으로 나가지 않으면 안 된다. 따라서 보건의료사업 조직과 형태는 새로운 보건요구에 맞게 조정되어야 하며, 보건의료 전문직의 교육과 훈련에 있어서도 보건의료사업의 방향에 대한 주의를 환기시켜야 한다.

2 Jakarta 회의(1997)

1) 건강을 위한 사회적 책임을 촉진한다.

의사결정자들은 건강에 대한 사회적 책임을 보다 분명하게 공표하여야 하며, 공공부문이나 민간부문은 다 같이 다음과 같은 정책을 추구하고 실천적 행동을 통하여 건강을 증진하여야 한다.

(1) 타인의 건강을 해치는 일은 하지 않게 한다.
(2) 환경을 보호하고 자원의 지속적 이용을 확실하게 한다.
(3) 담배나 무기와 같은 본래부터 해로운 상품이나 물질의 생산과 거래를 억제하고 건강에 해로운 마케팅과 실천을 억제한다.
(4) 시장 터에 있는 시민과 산업장에 있는 개인을 안전하게 한다.
(5) 형편에 초점을 맞춘 건강영향평가를 정책개발의 통합적 부분의 하나로 포함한다.

2) 보건개발을 위한 투자를 증가시킨다.

현재에도 많은 국가들이 보건에 대하여 충분하게 투자하지 않고 있고, 어떤 경우에는 투자된 자원도 효과적이지 못한 것이 많다. 보건개발을 위한 투자는 보건부문은 물론이고 교육과 주택을 위한 추가자원을 포함하여 문자 그대로 다부문적 투자가 요구되고 있다. 국내적으로나 국제적으로 보건을 위한 투자를 더 많이 하고, 현재의 투자방향을 재설정할 경우, 세계는 인간개발, 보건, 그리고 삶의 질을 유의하게 촉진시킬 수 있는 잠재력을 가지고 있다. 보건에 대한 투자는 특정한 집단 예를 들어 여성, 아동, 노인, 토착민, 빈곤층 등의 요구를 특히 반영하여야 한다.

3) 건강을 위한 동반자 관계를 공고히 하고 확대한다.

건강증진은 사회에 존재하고 있는 통치체제의 모든 수준에서 여러 상이한 부문간에 보건을 위한 동반자 관계는 한층 강화될 필요가 있으며 새로운 동반자 관계의 형성을 위한 잠재력도 추구되어야 한다. 동반자 관계는 전문적 기술과 일상적 수기 그리고 자원의 나눔 등을 통하여 건강을 위한 상호 편익을 제공한다. 각 동반자 관계는 투명하여야 하며 책임이 주어져야 한다. 그리고 합의된 윤리적 원리와 상호 이해 그리고 존경심에 기초를 두어야 한다.

4) 지역사회 능력을 증대하고 개인에게 역량을 부여한다.

건강증진은 사람들을 축으로 하거나 사람들을 지향하여서가 아니고 사람들에 의해서 그리고 사람들과 더불어 시행된다. 건강증진은 행동을 취하는 개인의 능력과 건강의 결정 요소에 영향을 미치는 집단, 조직 혹은 지역사회 등의 수용능력 등을 개선한다.

건강증진을 위한 지역사회의 수용능력을 개선하기 위하여서는 실천적 교육, 지도력 훈련, 그리고 자원에 대한 접근이 요구된다. 개인의 역량 강화는 의사결정과정에 대한 지속적이고 신뢰할 수 있는 접근과 변화를 효과 있게 하는데 필수적인 기술과 지식을 요구한다. 전통적인 의사소통이나 새로운 정보매체들은 꼭 같이 이러한 과정을 지원한다. 사회적, 문화적, 자연적 자원들은 혁신적인 방법으로 이용될 필요가 있다.

5) 건강증진을 위한 하부구조를 확보한다.

건강증진을 위한 하부구조를 확보하기 위하여 이 구조에 자금을 공급할 수 있는 새로운 기전을 지방자치단체별로, 국가적으로 그리고 세계적으로 발굴해내야 한다. 정부, 비정부 조직, 교육기관 그리고 민간부문들의 행동에 형향을 끼칠 수 있도록 인센티브 제도가 개발되어야 하고 건강증진을 위한 자원이 최대한 동원될 수 있도록 하여야 한다.

"건강을 위한 장(settings for health)"은 건강증진을 위하여 요구되는 하부구조의 조직적 기반을 대표한다. 여기에서 새로운 건강 도전이란 새롭고 다양한 네트웍을 통하여 부문 간 조정을 달성할 수 있도록 창출될 필요가 있다는 것을 의미한다. 이러한 네트웍은 국내 지역간 및 국가 간에 상호 지원을 제공할 수 있어야 하며, 전략들이 각 setting에서 효과적인 정보의 교환을 촉진할 수 있어야 한다.

3 건강증진활동

건강증진활동에 있어 개인과 지역사회 수준에서 시행해야 할 내용은 다음과 같다.

1) 개인

건강행위와 생활양식의 변화
(1) 충분한 영양섭취 및 휴식
(2) 예방접종
(3) 교육 및 상담
(4) 건강정보의 제공
(5) 운동 및 사회적 활동
(6) 간강한 생활습관의 실천
(7) 사고예방 및 안전대책

2) 지역사회

건강을 보호하는 환경의 조성
(1) 매스미디어를 통한 건강정보의 제공
(2) 자조 협동의 지원 활동
(3) 보건정보망 수립
(4) 작업장의 안전 및 산업안전 대책
(5) 보건교육강화
(6) 국민건강에 위해를 주는 각종 공해 배출과 물품생산의 억제

제5절 건강증진사업의 주요내용

1 국민건강증진사업

1) 정의

국민건강증진사업이라 함은 보건교육, 질병예방, 영양개선 및 건강생활의 실천 등을 통하여 국민의 건강을 증진시키는 사업을 말한다.

건강증진사업의 목적은 건강증진사업의 활성화를 통해 만정퇴행성질환 등의 상병이환율 및 조기사망률을 줄임으로써 건강장수와 삶의 질 향상을 도모하는데 있다.

건강증진사업의 구체적인 목표는 다음과 같다.

① 보건교육의 강화를 통해 건강생활실천 수준을 향상시킨다.

② 포괄적이고 지속적인 평생건강관리프로그램을 통해 질병위험요인을 조기에 발견하여 관리한다.

③ 건강생활실천을 위한 사회적 환경을 조성한다.

2) 사업의 주요 내용

① 건강증진사업 계획의 수립

② 금연 및 절주운동

③ 건강생활실천협의회 운영

④ 보건교육 실시

⑤ 영양개선사업

⑥ 국민영양조사 실시

⑦ 구강건강사업

⑧ 건강검진사업

⑨ 국민건강증진기금의 관리・운용

2 지역사회 건강증진사업

1) 정의

지역사회 건강증진사업이란 시·군·구 보건소를 중심으로 지역주민의 건강을 증진시키는 사업을 말한다.

2) 사업의 주요 내용

① 보건교육 및 건강상담
② 영양관리
③ 구강건강의 관리
④ 질병의 조기발견을 위한 검진 및 처방
⑤ 지역사회의 보건문제에 관한 조사·연구
⑥ 기타 건강교실의 운영 등 건강증진사업에 관한 사항

3) 지역사회 건강증진사업의 예시

① 만성퇴행성질환 관리사업
② 뇌졸중 예방사업
③ 구강건강증진사업
④ 노인건강 관리사업
⑤ 고혈압 관리사업
⑥ 자궁경부암 관리사업
⑦ 여성암 조기발견사업
⑧ 영양관리사업
⑨ 금연사업
⑩ 당뇨병 관리사업
⑪ 학교건강증진사업
⑫ 근로자건강증진사업

⑬ 대체의학을 이용한 건강증진사업
⑭ 장애자건강증진사업
⑮ **건강증진 경진대회** : 건강걷기대회 및 에어로빅 경연대회
⑯ **보건관련 행사** : 보건의 날(4. 7), 금연의 날(5. 31), 구강의 날(6. 9), 인구의 날(7. 10), 결핵의 날(11. 6), 에이즈의 날(12. 1), 나병의 날(1월 마지막 일요일) 등 기념식 거행 및 가두 캠페인 전개

제6절 건강증진사업을 위한 중앙정부 및 지방자치단체의 기능

1 중앙정부의 기능

1) 보건복지부

① 국민건강증진에 관한 기본시책의 수립・시행
② 보건정책심의위원회 및 국민건강증진기금운용심의회의 설치・운영
③ 시・도의 사업평가 및 기술지도

2) 한국보건사회연구원 및 관련단체

① 건강증진사업에 필요한 보건교육 및 홍보자료의 개발・보급
② 건강증진사업 관련 인력의 교육・훈련

2 지방자치단체의 기능

1) 광역자치단체(특별시, 광역시, 도)

① 주민건강증진에 관한 세부사업계획의 수립・시행

② 건강생활실천협의회의 구성·운영
③ 시·군·구 사업의 조정·평가·지도
④ 시·군·구 사업의 예산 및 행정지원 등

2) 기초 자치단체(시·군·구)

① 지역사회 건강증진을 위한 종합적인 세부계획의 수립·시행
② 건강생활실천협의회의 구성·운영
③ 지역사회 보건교육실시와 건강생활실천운동 전개
④ 주민대상의 질병 및 건강위험요인의 조기발견·관리
⑤ 지역내 학교 및 사업장의 보건교육 등 지원
⑥ 주민대상의 구강보건 및 영양사업 실시

제 7 절 지역사회 건강증진사업의 활성화 방안

1 중앙의 사업지원 강화

1) 교육개발을 통한 기술적 지원강화

지역사회 건강증진사업은 대부분이 새로이 시작해야 할 사업이므로 사업관리자나 담당자가 사업의 필요성 인식과 함께 사업수행에 필요한 지식 및 기술습득이 필요하며, 사업실시에 필요한 교육홍보자료가 충분히 개발·보급되어야 한다.

2) 연구개발을 통한 사업지원

지역사회 건강증진사업 모형 및 프로그램의 개발과 사업개선 및 평가에 관한 연구를 통하여 사업의 활성화와 효율적 추진을 유도해야 한다. 이러한 연구 활동에 소요되는 연구비는 국민건강증진기금에서 지원함으로써 연구 활동을 활성화 시켜야 한다.

3) 정기적인 평가를 통한 사업촉진 및 지역 간 정보 교류

지역사회 건강증진사업에 대한 정기적인 사업평가의 실시와 평가대회의 개최 등을 통하여 지역 간 사업성과를 비교하고 평가함으로써 지역간 사업의 활성화 정보교류를 촉진시켜야 한다.

4) 중앙의 행정조직 강화와 부처 간 협력을 통한 산하조직의 사업 참여 유도

건강증진업무를 담당하고 있는 보건복지부 건강증진과에 보건교육 등 필요한 전문인력을 보강하여 건강증진 및 보건교육사업의 기획관리와 지도·감독 업무를 강화토록 하고, 행정안전부, 국방부, 교육과학기술부, 고용노동부, 문화체육관광부 등 관련 부처 간 긴밀한 협력을 통하여 지역사회의 기관 및 단체와 학교·사업장 등 산하 관계조직들이 건강증진사업에 적극 참여하도록 유도한다.

5) 보건교육 및 운동지도 등 특수 전문인력의 가격 인정제 도입과 보건소 배치

보건교육, 운동지도, 영양관리 등은 지역사회 건강증진을 위해서 보건소가 추진해야 할 매우 중요한 사업활동임에도 보건소에 이를 담당할 전문인력이 없어 이들 사업이 활성화되지 못하고 있다.

지역사회 주민들에 대한 건강증진서비스의 질을 높이고 이들 사업의 활성화와 효과적인 추진을 위해서는 무엇보다도 사업을 담당할 전문인력이 필요하다. 그러므로 이들 특수 전문인력에 대한 국가공인의 자격 인정제를 도입하고 공무원 임용규정을 개정하여 이들 전문인력을 시·군·구 보건소에 배치·활용하는 방안이 강구되어야 할 것이다.

6) 국민건강증진기금의 확충을 통한 사업재정지원 강화

보건소가 추진해야 할 건강증진사업 중에는 기존사업도 있으나 새로이 시작하는 신규사업이 많아 지방자치단체가 건강증진사업비를 모두 조달하기는 어려운 실정이다. 아직은 지역사회 건강증진사업의 기반이 구축되어 있지 못한 실정으로 건강증진기금에 의한 사업예산지원은 초창기 건강증진사업의 활성화를 위한 촉진제의 역할을 할 수 있다.

국민건강증진법에 의한 국민건강증진기금의 조성규모는 2,000년에 연간 약 140억원에서 2010년 현재 1조 9천억원으로 증가했으나 대부분 건강보험 재정적자에 투입되어 지방의 사업재정지원이 어려운 실정이지만 가능한 적은 금액이라도 지원하는 것이 사업 활성화에 도움이 될 수 있다. 또 현재 담배의 건강증진부담금을 대폭 증액토록 하고 술 등 건강위해 물품에 대한 건강보장세의 신설 등을 통하여 건강증진기금을 확대 조성하여 사업재정지원을 강구해야 한다.

2 시·군·구 자체의 사업 활성화 방안

1) 사업실시의 효율화

(1) 지역사회건강요구에 기초한 효과적인 사업계획 수립·시행

지역사회 건강증진사업의 효율적 추진을 위해서는 먼저 지역사회진단을 통하여 그 지역사회의 주요 보건문제와 건강 요구도를 파악하고 건강 요구도의 우선순위에 따라 사업계획을 수립해야 한다.

또 시·군·구 지역단위의 건강증진사업계획의 수립 시에 지역사회의 관련기관 및 단체와 학교, 사업장 등의 현황을 파악하고 이들 지역사회조직들이 건강증진사업에 적극 참여토록 해야 한다. 이를 위해서는 사업계획수립시에 시·군·구 건강생활실천협의회 개최를 통하여 지역사회의 관련기관 및 단체와 주민대표의 의견을 반영토록 하는 것이 바람직하며, 이렇게 할 때 사업시행 시 이들의 적극적인 참여와 협력을 유도할 수 있다.

(2) 건강문제의 특성을 고려한 다각적인 접근전략의 수립·시행

오늘날 주요 건강문제가 되는 만성퇴행성질환의 발병요인이 다양한 생활양식 및 환경변화에 기인하고 있기 때문에 이를 예방하기 위한 전략도 질병의 발병요인 및 특성을 고려한 다각적인 접근전략을 수립·시행해야만 높은 사업효과를 기대할 수 있다. 예를 들면 충치예방에 있어 ① 보건교육사업을 통하여 당분이 많은 음식을 적게 먹도록 하고 식사 후에 반드시 칫솔질을 하도록 유도하며, ② 보건환경적 수단을 통해서 당분 함량이 많은 식품의 제조유통을 제한하고 수돗물을 불소화하고, ③ 스케일링이나 치아 홈메우기와 치아불소도포 등 예방의학적 사업 등의 3가지 사업수단에 의한 활동이 함께 추진될 때 높은 충치 예방효과를 가져올 수 있다.

(3) 발병요인이 유사한 질병예방사업의 통합적 추진

심혈관질환, 고혈압, 당뇨병, 암 등과 같은 만성퇴행성질환은 흡연, 불균형적인 영양섭취, 운동부족, 스트레스, 과로 등의 비건강적인 생활양식이 공통적인 발병요인이다. 그리고 이들 질병은 대부분이 발병위험요인을 조기에 발견하여 관리하면 증상의 악화나 발병을 예방할 수 있다. 이처럼 공통적인 특성과 발병요인을 갖고 있는 질병의 예방은 이들 질병의 각각에 대한 별도의 예방사업을 추진하기 보다는 통합적으로 추진하는 것이 효율적이다.

세계보건기구도 비전염성 질병의 예방지침으로 심혈관질환과 당뇨병의 예방사업을 통합적으로 추진할 것을 권장하고 있다.

2) 건강증진사업 기반구축

(1) 보건소 사업조직의 개편강화와 능률적 조직운영체계 도입

보건소가 주민들의 건강증진요구를 효과적으로 충족시키기 위해서는 건강증진사업 중심으로 조직을 개편하여 사업별 팀제를 운영하고, 보건교육사, 운동지도사, 영양사 등 특수 전문인력을 보강해야 한다. 전문인력의 보강과 사업별 팀제 운영은 사업의 질을 높이고 능률적인 사업추진을 도모할 수 있다.

보건소의 업무를 효율적으로 수행하기 위해서는 항시 각 부서별 인력 배정을 고정화시켜 둘 것이 아니라 사업의 필요에 따라 수시로 필요인력을 차출하여 사업별 팀을 구성하여 사업을 추진토록 하는 유연한 조직운영체계를 갖는 것이 바람직하다.

사업별 팀제의 운영은 보건소내의 전문인력을 여러 사업에 활용할 수 있게 됨으로써 사업효과를 높일 수 있고, 일시적 유휴인력을 활용할 수 있어 인력활용의 효율성을 높일 수 있다.

(2) 건강증진사업의 시설확충과 예산조달

지역사회 건강증진을 위하여는 보건소가 사업실시에 필요한 인력과 시설 및 장비를 갖추고 양질의 건강증진서비스를 제공함으로써 지역주민의 건강증진을 위한 중심 센터로서의 역할을 해야 한다. 또 이를 위해서는 사업실시에 필요한 예산을 확보하여 지역사회 건강증진요구에 부합되는 필요한 사업들을 추진해야 할 것이다.

국민건강증진법에서는 보건소가 보건교육, 건강검진, 운동지도, 영양관리, 구강건강관리 등에 필요한 시설과 장비를 갖추도록 규정하고 있으나 이러한 시설과 장비를 제대로 갖추고 있는 보건소가 많지 않다.

또 사업예산의 확보는 사업추진을 위한 원동력이 되기 때문에 건강증진사업 예산의 확보는 사업 활성화를 위한 가장 중요한 요소이다. 그러나 시・군・구의 경우 신규 사업에 대한 예산의 확보는 매우 어려운 실정으로 자체적인 예산조달 방안의 강구와 함께 건강증진기금지원이나 지역사회 기업체로부터의 기부금을 통한 조달방안도 모색해야 한다.

3) 지역사회의 사업 참여 활성화

(1) 시・군・구청장의 지방의회 의원 등의 이해 증진

시・군・구청장이나 지방의회 의원 등 지역사회 지도급 인사의 건강증진사업에 대한 관심과 이해를 증진시켜 사업실시에 필요한 예산 등 적극적인 행정지원을 유도하도록 한다. 지방자치제의 실시로 지방자치단체장이나 지방의회 의원들의 권한이나 역할은 막강하다.

지역사회 건강증진사업의 활성화를 위해서는 건강증진사업에 대한 행정지원조치가 원만히 이루어질 수 있도록 의사결정권을 가지고 있는 시・군・구청장이나 지방의회 의원들의 건강증진사업의 필요성에 대한 인식과 이해를 증진시켜야 한다. 이를 위해서는 이들 의사결정권자들이 건강증진사업의 계획수립에서부터 시행 및 평가에 이르기까지 사업수행과정에 참여할 수 있는 기회를 확대해야 한다.

(2) 시・군・구 건강생활실천협의회 운영의 활성화

지역사회 건강증진은 지역사회의 주민과 집단 스스로의 건강생활실천과 건강환경조성을 통해서 달성될 수 있기 때문에 이들의 적극적인 참여가 없이는 사업의 활성화와 높은 사업효과를 기대할 수 없다.

따라서 국민건강증진법에서도 건강생활실천운동의 효과적인 추진을 위하여 시・군・구 단위별로 건강생활실천협의회를 구성해서 운영하도록 규정하고 있다. 따라서 지역주민대표, 단체 및 공공기관이나 언론기관 등 지역사회 지도급 인사로 협의회를 구성하여 운영을 활성화 할 경우 지역사회 조직의 적극적인 참여와 협력을 유도할 수 있다.

(3) 지역사회의 보건의료기관 및 조직과의 협력사업 활성화

지역사회 건강증진사업의 활성화를 위해서는 보건소가 보건지소, 보건진료소, 병·의원 등 지역사회 보건의료기관들과 연계적 사업활동을 활성화하고 지역사회의 관련기관과 단체나 학교 및 사업장 등이 자체적으로 건강증진사업활동을 추진하도록 이들에 대한 사업지원 활동을 강화해야 한다.

또 지역사회의 새마을 조직이나 어머니회, 청년회, 번영회 등 기존 주민조직을 이용한 교육홍보활동을 활성화하고 시·군·구 및 읍·면·동 건강생활지도위원을 위촉하고 이들이 여론지도자의 역할을 하도록 한다.

제 8 절 보건소의 건강증진사업

1 건강생활실천과 관련된 내용이 중심

건강증진 개념의 등장은 건강관리에 대한 변화로 인식되며, 개인이나 지역사회가 가지고 있는 건강잠재력을 최대한 이끌어 내도록 역량을 강화하는 사업으로 간주된다. 건강증진은 건강에 유익한 생활양식 및 환경의 변화와 예방서비스의 개선을 통하여 건강잠재력을 함양하고 건강위험요인을 조기발견·관리함으로써 긍정적 건강을 향상하고 불건강의 위험요인을 감소하려는 데 목적을 두고 있다. 건강증진은 건강에 영향을 미치는 모든 영역이 포함됨은 자명하며, 특히 건강생활실천을 유도하는 건강의식의 향상, 행동의 변화 및 환경의 조성 등을 중심 영역으로 보아야 한다.

2 모든 건강수준 단계에 적용

건강증진을 실천하기 위한 구체적인 접근방법에 대해서는 많은 연구들에서 논의되고 있으나 사업대상에 관한 연구는 제약되어 있다. 이것은 건강증진의 대상을 기본적으로 건강인 중심으로 생각하기 때문이다, 질병과 죽음을 건강의 연속적인 개념에서 이해하는 경우, 건강증진은 1차 예방과 구분되는 영역, 즉 1차 예방이 질병에 접근된 사업이라면, 건강증진은 건강에 접근된 사업이라 할 수 있다.

그런데 건강과 질병, 죽음을 평면적인 측면으로 이해할 경우 건강증진사업대상자는 건강인으로 축소될 수 밖에 없다. 이런 경우 지역사회의 보건소가 중심이 되어 건강증진사업을 수행하고자 할 때, 보건소의 기존 보건사업과 별도의 사업영역이 된다. 왜냐하면, 보건소는 〈그림 10-2〉에서 보는 바와 같이 예방사업, 진료서비스, 중심의 사업을 하고 있기 때문이다.

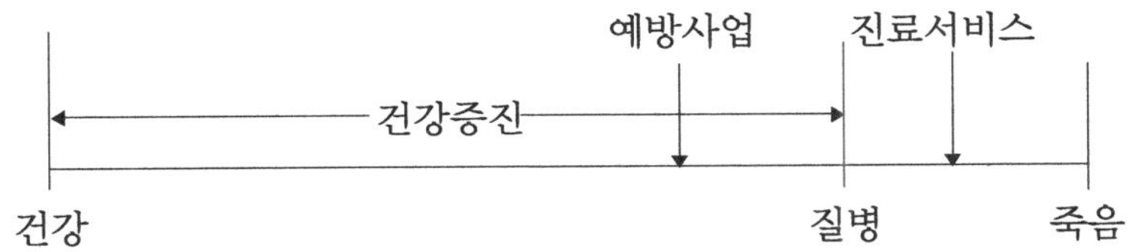

〈그림 10-2〉 평면적인 건강증진의 개념

또 다른 문제점은 건강인을 대상으로 할 경우, 사업대상자는 주로 학생, 주부, 직장인 등이 포함되어 보건소 근무시간에는 학교나 사업장에 있기 때문에 지역사회 건강증진사업으로 접근하기보다는 학교 및 사업장 건강증진사업으로 접근해야 된다는 점에서 평면적인 건강증진의 개념은 보건소 중심의 지역사회 건강증진사업을 위한 모형으로는 제약된다. 특히 노인의 경우 89% 이상이 만성질환을 경험하고 있으므로 평

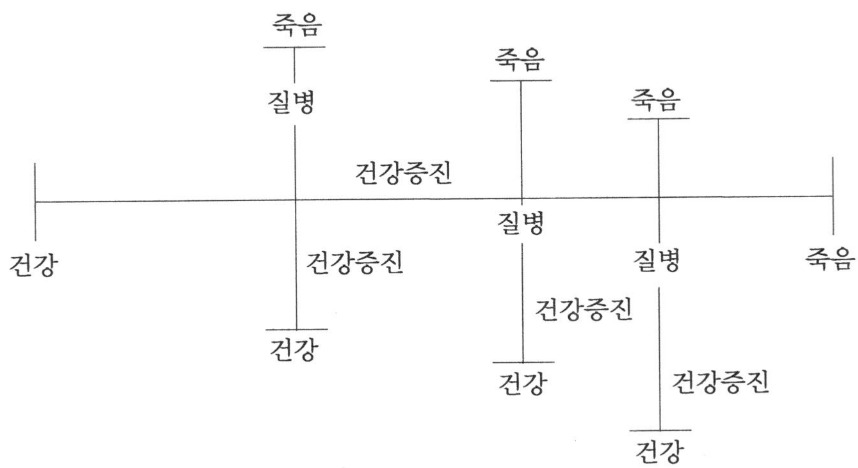

〈그림 10-3〉 건강수준 단계별 건강증진의 개념

면적인 건강증진 모형을 적용할 경우 대부분의 노인에게 건강증진 서비스는 제외되는 문제가 발생한다.

따라서 현재의 보건사업과 연계되어서 실현 가능한 사업을 위한 건강증진의 영역을 어떻게 볼 것인가는 우리나라 건강증진사업에서 우선적으로 해결해야 할 과제이다. 본 지침서에서는 평면적인 건강증진의 개념을 좀 더 세분화해서 각 건강증진의 단계에 새로운 건강증진의 개념을 도입하였다. 즉, 건강인과 관련된 건강증진 영역뿐만 아니라 초기 및 말기 환자에게도 기존의 질병예방이나 의료서비스와 연계된 건강증진 영역이 있다. 건강, 질병, 죽음에 이르기 까지 모든 단계에서 실현 가능한 건강증진프로그램이 있으며 구체적인 프로그램은 대상자의 특성, 기존 보건사업, 서비스 제공자의 여건 등을 고려해서 개발될 수 있다.

제 9 절 지역사회 보건교육

1 지역사회의 이해

1) 지역사회의 정의

(1) 지역성을 고려한 관점

지리적인 넓이, 혹은 짜임새에 따른 공동생활이 행해지고 있는 구역을 말함

(2) 사회적, 문화적인 동질성을 고려한 관점

실제 생활 중에서 공동의 생활권 중심의 사고방식을 가졌거나 한편, 취미나 공통의 관심·이해를 가진 집단을 말함

2) 지역사회의 분류

(1) 구조적 지역사회

① 지역사회 주민들간에 시간적, 공간적인 관계에 의하여 모여진 공동체

② 집합체, 대면공동체(이웃, 가족, 교민회), 생태학적 문제의 공동체, 지정학적 공동체(시, 군, 면), 조직(병원, 보건소, 학교), 문제해결 공동체

(2) 기능적 지역사회

① 어떤 것을 성취하는 데 도움이 되는 지역적 공간을 기반으로 한 집합체
② 단순한 지리적 경계보다는 목표성취라는 과업의 결과로 나타난 공동체
③ 요구공동체(불구아동 집단, 유산을 원하는 부인, 모자보건 대상 집단)
④ 자원공동체(강의 오염문제 해결시 자원동원 가능 범위로 공동체를 형성하는 경우)

(3) 감정적 지역사회

① 지역사회 감각/감성을 중심으로 모인 공동체
② **소속공동체** : 향우회, 동창회, 종친회 등
③ **특수흥미 공동체** : 전문직 단체, 낚시회, 독서회, 산악회 등

3) 지역사회의 기능

(1) 사회화 기능

① 지역사회가 공유하는 일반적 지식, 사회적 가치, 행동양상을 새로이 창출, 유지 및 전달하는 기능
② 구별된 생활양식 터득하게 됨

(2) 사회통제의 기능

지역사회가 그 구성원에게 사회의 규범을 순응하게 하는 기능

(3) 경제적인 기능

필요한 물자와 서비스를 생산, 분배 및 소비하는 과정과 관련된 기능

(4) 사회통합 또는 참여의 기능

지역사회 유지를 위해 지역사회 결속력과 사기를 높이고 주민의 공동문제를 해결하기 위해 공동 노력하는 활동들이 포함됨

(5) 상부상조의 기능

경조사나 도움이 필요한 상황에 대해 서로 상호간에 지지, 조력해 주는 기능

4) 지역사회 건강현황 분석

(1) 1차 자료수집 단계

① 기존 자료 활용(2차 자료)

② 센서스, 공공기관의 보고서, 회의록, 조사자료 등을 이용

③ 인구학적 자료 및 생정통계자료, 공식적으로 보고된 통계자료 및 의료기관의 건강 기록, 연구논문 자료 등

(2) 2차 자료수집 단계

① 직접정보 수집(1차 자료)

② **지역시찰** : 자동차를 이용하거나 걸어서 지역을 두루 살피는 것. 지역사회의 다양한 면을 신속하게 관찰할 수 있음

③ **정보원 면담** : 지역사회내 공식, 비공식적인 지역지도자와 면담하여 자료를 수집하는 것. 특히 지역사회의 가치, 규범, 신념, 권력구조, 문제해결과정 등에 대한 정보를 수집하는데 적절

④ **참여관찰** : 지역사회 주민들에게 영향을 미치는 의식, 행사 등에 직접 참여하여 관찰하는 방법. 위의 면담 방법과 같은 상황에 적절

⑤ **설문지를 근거로 한 지역조사** : 지역사회주민의 가정을 방문하여 직접 면담하거나 질문지를 활용하여 자료를 수집하는 것으로 매우 구체적으로 직접적인 자료수집 방법이나 시간과 비용이 많이 듬

⑥ **차창 밖 조사(Windshield survey)** : 신속하게 지역사회의 환경, 생활상 등을 보기 위해 자동차 유리 너머로 관찰하는 방법

(남철현 등, 보건교육사를 위한 보건교육학, 계축문화사, 2010)

2 지역사회 조직(community organization)

1) 지역사회 조직의 정의

(1) Ross : 지역사회 조직은 어떤 지역사회의 주민이 무엇인가 문제를 해결하며, 그 지역사회의 목표를 달성해 나가는 것과 동시에 그것에 의하여 소위 지역사회 의식이 형성되어 가는 것이다.

(2) Rothman의 3가지 접근형태

① **지역개발형(locality development)** : 발전도상국에 있어서의 소위 지역사회개발에서 많이 볼 수 있음

② **사회계획형(social planning approach)** : 사회문제(비행문제・주민문제・정신보건 등)를 해결하기 위한 구체적인 기획이 중심이 되고, 전문적인 능력이 요구되며, 주민 참여는 반드시 많지는 않음

③ **사회변혁형(social action approach)** : 공해문제 등 소위 주민의 자발적인 캠페인 등을 말함

2) 지역사회 조직의 의미

(1) 지역사회가 조직화되어 가는 과정(process)

(2) 지역사회 형성

(3) 지역사회 활동을 통해 지역사회 의식이 강화되고, 보다 좋은 지역사회가 되어 가는 과정. 예) 사회복지나 생활개선, 사회교육 기타 분야

(4) 지역사회 조직의 의의

① 일종의 집단적인 문제해결 학습과정으로서 보건교육상 대단히 중요하다.

② 지역에 있어서의 여러 가지 문제해결에 주민이 여러 형으로 참여하는 기회가 있다고 하는 의미에서 정신보건상 매우 중요하다.

③ 대홍수 등의 재해발생시 중요한 역할을 수행하는 것이 기대된다.

④ 지역사회에 있어서의 주민생활의 민주화에 공헌한다.

3) 지역사회 조직의 특성

(1) 지역사회에 있어서의 문제해결
(2) 주민참여
(3) 주민간의 협력
(4) 사회자원의 이용
(5) 조직간의 관계 조정

4) 지역사회 조직에서의 보건 · 복지역할

(1) 주민 자신의 일상생활적인 문제를 주민의 직접적인 참여에 의하여 집단으로서 해결해 나가는 일
(2) 주민측의 요망을 행정계통에 제출하여 문제해결을 도모하는 일(행정의 민주화에 도움이 되며, 주민측이 수행하는 역할)
(3) 광역에 걸치는 많은 자금, 전문적 지식, 시설 등을 필요로 하는 문제에 관해서는(주민조직 혹은 그 연합체를 통하여) 주민측의 대표를 보내어 문제해결에 참가하는 일(공해문제 등에서 볼 수 있는 것처럼 주민측의 문제의식이 중요)
(4) 행정측이 수립한 사업계획에 협력(주민측에 도움이 되고 효율적인 활동기대)
(5) 그 지역에 있어서의 주민의 조직화가 추진되는 동시에 주민의 자발적 참여에 의하여 '인간 소외'를 방지할 수가 있고 정신보건이 유지 증진

5) 지역사회조직 운동 활용

3 지역사회 보건교육 특성과 기본원칙

1) 지역사회 보건교육의 특성

(1) 대중매체를 활용하는 집단 보건교육 수행 :
불특정 다수에게 정보를 전달 가능, 매우 유용, 경제적임
보건교육의 효율성은 증대

(2) 지역사회 조직, 지도자, 주민에게 제공

2) 지역사회 보건교육의 기본원칙

(1) 건강증진 및 질병예방에 우선순위 둘 것
(2) 보건교육 계획은 지역사회 진단을 통한 실증적인 자료를 근거로 수립
(3) 보건교육 계획은 지역사회 보건프로그램의 일부로 포함하여 상호 조정해야 함
(4) 보건교육사업은 건강증진사업과 연계되어 추진되어야 함
(5) 지역주민의 적극적인 참여 유도
(6) 보건소의 보건교육 전문인력 활용
(7) 지역사회의 보건 관련 민간조직(건강생활실천협의회 등)의 적극적인 참여 유도
(8) 지역사회 보건관련 공공조직(시・군・구청, 지방의회 등)의 행정지원 유도

3) 지역사회보건사업과 보건교육의 틀

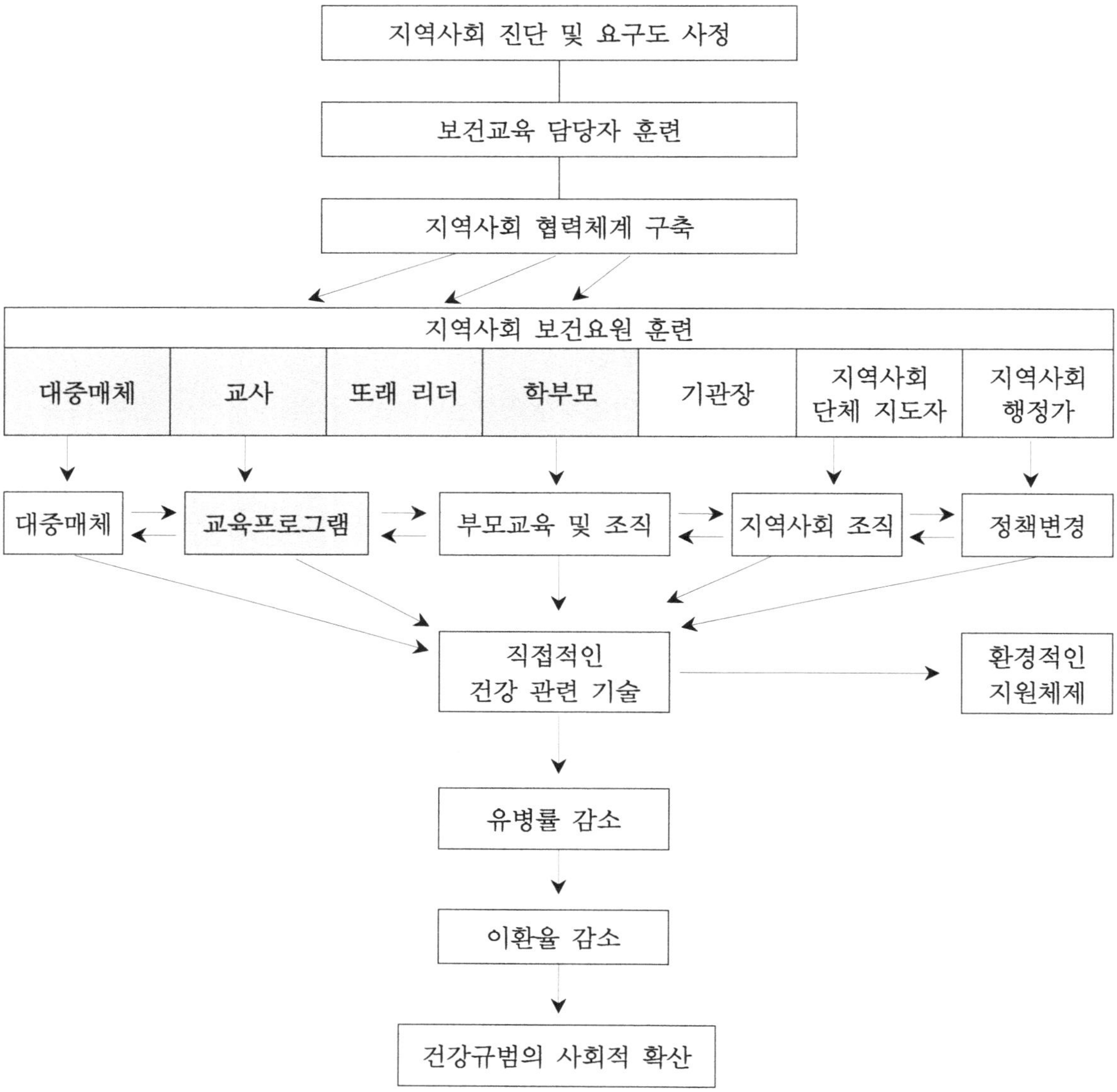

(출처 : Pentz MA, et al. *A Multicommunity Trial for Primary prevention of Drug Abuse,* 1989. pp.3259-3266)

4 지역사회 보건교육과정의 절차

1) 지역사회 진단

(1) **지역사회 건강상태** : 질병이환 상태 및 사망력, 영유아 사망률, 과거 질병 발생력, 그리고 기타 자료
(2) **일반적 특성** : 성별 및 연령별 분포 등 인구학적 특성과 교육, 직업 등
(3) 보건건강사업 및 질병에 대한 지식정도와 전통적인 태도・습관・신념 및 행위에 대한 사항
(4) **환경조건** : 기후, 환경오염 및 오염원, 위생상태, 교통, 통신수단
(5) **건강에 대한 정보 및 의사전달 통로(communication channels)** : 가장 효과적으로 이용할 수 있는 홍보매개체
(6) **사회구조** : 공공기관, 사설 및 공공의료기관, 보건사업에 이용될 수 있는 기타 자원

2) 지역사회보건교육 측면에서 사업계획

(1) 종합보건사업 내의 보건교육 활동 우선순위 결정
(2) 지역사회 주민의 건강생활의 개발 및 향상에 요구되는 사업목표 설정
(3) 보건교육 활동에 이용할 수 있는 지역사회 자원개발 및 평가
(4) 사업활동에 관련된 인적 자원 활용
(5) 효과적인 사업 전개방안 도입
(6) 사업시기 결정 및 시기에 따른 세부 보건교육 활동내용 결정
(7) **사업활동의 가치효율성(Cost-effectiveness) 고려** : 인적 자원, 재원투입, 시간소비, 장비 및 자료, 효과

3) 보건교육 활동측면에서 사업운영

(1) 보건교육 활동의 대상이 될 수 있는 개인 또는 집단 파악
(2) 지역사회 내의 개인・집단 및 조직과의 조정과 협조

(3) 지역사회 개발사업 효과 통합 병행
(4) **보건교육 활동에 참여한 보건요원 및 기타 관계인과의 효과적인 유대형성** : 공식 또는 비공식적인 접촉관계 수립
(5) **사업진행 과정보고** : 진행사항, 애로사항
(6) 보건요원 활동에 대한 지도감독

4) 보건교육 활동을 위한 요원훈련 실시

보건사업계획과 더불어 사업에 투입될 요원에 대한 훈련은 가장 중요한 부분이다.
(1) **직접학습에 참여** : 교육방법, 교재개발, 대상자 성분파악
(2) **보건요원에 대한 기초훈련** : 신임요원에 대한 사업소개, 효과적인 교육방법에 대한 훈련, 기타 보수교육 훈련

5) 보건교육 활동측면에서 사업평가

(1) 지역사회 보건교육의 평가

보건사업의 승패에 대한 평가는 각 사업전문가와 함께 공동 협조하여 수행된다. 평가를 담당한 사람은 사업의 목적에 입각하여 양적(量)·질적인 사업효과를 측정함과 동시에 간접적인 효과도 고려해야 한다.
① 사업목표에 대한 진도(성취) 여부 분석
② **보건교육사업의 목적 달성 여부** : 주민들의 태도 및 행위 변화
③ 사업에 참여한 각 관계기관의 업적
④ 사업수행시 진행과정 파악
⑤ 사업의 효율성 평가

(2) WHO의 지역사회 보건교육 계획 시 고려사항

① 보건교육의 사업은 전체 보건사업계획의 한 부분으로 처음부터 같이 계획되어야 한다.
② 보건교육을 위한 지역사회 진단(예비조사)이 필요하다.
③ 보건교육의 뚜렷한 목표가 있어야 하며 그 목표달성을 위한 구체적인 계획이 수립되어야 한다.

④ 주민의 문화적인 특성, 즉 미신・행동규범・습관・전통・종교적인 배경 등이 파악되어야 한다.
⑤ 보건교육 계획에는 가능한 한 주민들이 스스로 흥미를 가지고 적극 참여토록 하여야 한다.
⑥ 인적・물적 자원을 조사하여 지역사회 지도자를 발견하고 그의 협력을 얻어야 한다.
⑦ 지역사회 공사기관과의 협력이 필요하다.
⑧ 주민의 신뢰를 얻기 위하여 간단하고 또 단기간에 이룰 수 있는 사업부터 시작한다.
⑨ 좁은 지역에서 시범적으로 착수하여 점차 확대하는 방법이 바람직하다.
⑩ 팀웍을 통하여 상호 전문성을 이해하여 존경하고 협력하는 태도가 중요하다.
⑪ 모든 보건요원은 교육의 방법과 대인접촉 요령 및 매체의 사용법에 대한 지식과 기술을 습득
⑫ 보건교육사업에 소요되는 예산과 인원의 뒷받침이 필요하다.
⑬ 모든 보건요원은 보건교육을 할 수 있어야 한다. -지식전달 가능 지식과 자질이 있어야 한다.
⑭ 지역 보건의료인의 협조를 얻어야 한다.

5 지역사회 보건교육사업(보건소 중심)

1) 지역사회 보건교육사업의 의미

(1) 지역사회 보건교육사업은 모든 보건요원에 의하여 수행되며, 개인 및 집단이 건강한 생활을 영유할 수 있도록 예방적인 목적하에 지역사회 주민을 대상으로 이루어지는 활동과정이다.
(2) 효과적인 지역사회 보건교육이 수행되기 위해서는 지역사회 주민들이 스스로 자기들 건강문제를 인식하고 보건사업은 지역사회 주민 전체의 공동사업임을 알도록 해야 한다.
(3) 보건소의 활동 임무
① 모든 보건요원은 보건교육 활동과 각 보건사업이 통합되도록 한다.

② 보건소(보건지소, 보건진료소)는 지역사회 보건교육 활동의 중심이다.
③ 보건소(보건지소)는 지역사회의 요구에 맞는 건강사업을 개발 추진한다.
④ 지역사회 건강상태에 따라 학교보건교육 사업을 개발 지원한다.
⑤ 보건소 활동을 보건교육 측면에서 평가한다.

2) 지역사회 자원의 활용

(1) 지역 주민과 단체의 적극적 참여를 유도하는 것이 필수적이며, 지역사회 자원(개인, 기관, 단체 등)의 연계는 무엇보다 중요하다.
(2) 건강증진사업은 기존 보건사업보다 전문적이며 복잡한 과정으로 구성되어 있다. 사업계획과 관련하여 보건소의 현실을 감안할 때 합리적 계획을 자체적으로 수립하기에는 한계가 있다. 따라서 지역사회 혹은 외부 있는 대학 또는 전문기관·단체, 전문가를 적극 활용하는 방안이 고려되어야 한다.
(3) 지역보건법에 명시되어 있는 지역보건의료심의위원회에 관련 분야 전문가를 참여시키거나 업무의 위탁 및 대행과 관련한 조항을 활용하여 합리적이고 현실적인 계획을 공동으로 수립할 수 있을 것이다. 사업 시행과정의 각종 자문과 평가 등에도 이들의 광범위한 참여를 유도할 수 있다.
(4) 사업계획의 수립과정에서부터 집행, 평가까지 지역사회의 협조와 참여 속에 이루어 질 수 있도록 지역사회참여 기전이 확보되어야 한다. 지역사회의 여러 기관, 단체 그리고 주민 조직을 이용한 보건교육 및 홍보활동은 그 동안의 각종 보건사업 추진과정에서 형성된 주민참여와 유관기관의 협조관계를 건강증진사업 활성화에 활용한다.

3) 지역사회 연계활동의 강화

(1) 학교

① 학생들은 가장 효과적인 보건교육 대상자로 고려되기 때문에 보건소에서는 건강생활실천과 관련된 내용을 주제로 학교에서 교육을 실시
② 정기적으로 지역 내의 학교장 또는 생활지도교사, 보건교사 등을 대상으로 워크샾이나 사례발표회를 개최하여 학교 건강증진사업에 대한 관심을 높이도록 하는 것이 필요하다.

(2) 사업장

현재 보건소와 사업장과의 건강증진사업의 연계는 대단히 제한적이어서 일부 보건소에서 금연사업 중심으로 이루어지고 있다.

4) 보건소 중심 지역사회 보건사업 추진단계

(1) 기반 구축기

① 사업 준비기간으로 사업운영 체계 마련, 지역사회 인력 발굴, 시설・장비확보, 교육 홍보자료 개발 보급 등을 통해서 사업기반을 구축한다.

② 지역사회의 여러 조직 대표가 참여하는 『사업운영위원회』를 구성하여 정기적으로 운영함으로써 지역사회의 자발적인 참여와 협력을 유도하는 것이 필요하다. 위원회는 지방의회, 언론기관, 교육청, 각급 학교, 사업장, 건강보험 단체, 시민단체, 기타 주민대표 등으로 구성한다.

③ 지역사회의 지도자급 인사 즉, 읍・면・동장, 학교장, 의・약사, 이・통・반장, 마을 부녀회장, 청년지도회장 등 지역사회 건강증진사업에 핵심적으로 참여할 대상자 중심으로 교육과 회의 개최 등 홍보활동에 역점을 둔다.

④ 일반 지역주민 대상의 직접적인 홍보교육 활동보다는 주로 지역사회의 매스컴이나 인쇄매체를 이용하여 건강증진사업 내용 등에 대한 홍보활동을 실시한다.

(2) 확대기

① 건강증진사업을 본격적으로 추진하는 시기로 사업대상을 특정인 중심에서 일반주민을 포함하는 지역사회 전체로 확대하고 사업내용도 홍보활동 중심에서 구체적인 실천서비스가 된다.

② 담당자는 보건소가 담당해야 할 사업내용과 지원해야 할 사업내용, 주민 중심으로 추진해야 할 내용을 구분하여 각 사업이 차질 없이 진행될 수 있도록 한다.

③ 지역사회의 유관기관 및 단체의 적극적인 사업 참여를 유도하고 건강생활실천 분위기 조성에 노력한다.

(3) 성숙기

① 그 동안의 사업성과를 파악하여 문제점을 개선하고 향후 사업을 지속화할 수 있는 자립 기반을 구축하는 시기이다.

② 보건소 중심의 운영에서 주민 및 지역단체 중심으로 사업이 운영되는 기반이 구축되고 보건소에서는 필요한 지원을 담당하게 된다.

5) 지역사회의 건강생활 분위기 조성

지역주민 대상의 보건교육 활동을 통해서 건강에 대한 가치 및 책임의식을 고취하고 주민들 스스로 건강을 관리할 수 있는 능력을 함양하고 건강생활실천 분위기를 조성해 개인의 바람직한 건강생활습관을 유도하기 위한 방법이다. 지역사회 공공 및 민간조직이 모두 참여하는 사회적 운동을 전개함으로써 주민들의 건강생활 실천을 위한 사회적 분위기를 조성하게 된다.

□ 지역사회 접근 방법으로 보건교육 및 건강생활실천운동의 세부 사업내용

① 교육매체를 이용한 보건교육활동

각종 인쇄매체의 제작·보급을 통하여 비교적 짧은 기간에 다수의 주민 및 집단을 대상으로 건강생활실천에 필요한 건강정보를 제공하고 보건소의 건강증진사업 활동을 홍보한다.

② 지역 매스컴을 이용한 교육·홍보활동

지역사회의 유선방송매체 및 신문, 반상회보 등의 대중매체를 이용하여, 일시에 다수의 주민들에게 신뢰성 있는 건강정보와 보건소의 사업활동 홍보 및 이용안내 등에 관한 정보를 신속하게 전달한다.

③ 건강정보실 운영

보건소에 시청각교육실 겸 건강정보실을 운영하여 지역주민들이 건강관리에 필요한 다양한 정보와 자료를 직접보고 습득할 수 있도록 함으로써 보건교육 효과를 높인다.

④ 가정방문을 통한 계몽교육

보건요원의 가정방문에 의한 대인적 접촉을 통하여 가족의 건강 및 관리상의 문제점을 파악하고 이를 개선하기 위한 상담·지도와 건강생활 실천의 태도변화 및 동기 조성을 목적으로 한다.

⑤ 반상회 등을 이용한 좌담회

반상회나 어머니회 등의 모임을 통하여 보건교육을 실시하여 교육효과를 높인다.

⑥ 강연회 개최

일시에 많은 사람들이나 집단을 대상으로 건강교육을 실시함으로써 많은 사람들의 건강의식변화 및 건강생활실천을 유도한다.

⑦ 예비군 · 민방위 대상 보건교육

예비군 및 민방위 교육을 보건교육실시 기회로 활용하여 보건교육 효과를 높이고자 하는 것으로 교육 참석자들을 대상으로 보건교육을 실시함으로써 자신의 건강은 건강생활실천을 통해서 자신이 관리할 수 있다는 의식강화와 건강생활실천을 유도한다.

문제 : 지역사회 보건교육 활동에서 보건교육자의 역할로 옳은 것은?(2)

1) 지역사회의 참여를 촉진하기 위하여 건강증진 캠페인을 위한 소위원회에 지역의 대표들을 주로 참여하게 한다.
2) 지역사회 조직을 통하여 전체 인구집단을 대상으로 한 보건교육이 이루어질 수 있도록 한다.
3) 주민들이 스스로 필요에 의해 참여하고 문제해결을 해나가도록 하고 보건교육자는 조직을 앞서서 이끌어가는 지도자 역할을 한다.
4) 지역사회를 변화시키기 위해 보건교육자가 옳다고 생각하는 주제의 보건교육을 하여 지역사회의 힘을 북돋운다.
5) 건강과 관련된 법이나 규정은 국회의원과 시의원이 만드는 것이므로 보건교육자는 지역사회를 계몽할 교육에 초점을 둔다.

해설 : 1) 지역사회의 참여를 촉진하기 위해 주민을 조직하는 것이므로 소위원회에 주민이 참여해야 한다.
2) 지역사회의 힘을 북돋우어야 하므로 그들이 스스로 하게 돕고, 보건교육자는 필요할 때 도움이 되어 준다.
3) 지역사회의 보건교육은 주민의 실질적인 요구에 맞추어 해야 한다.
4) 보건교육자는 법이나 규정이 건강에 도움이 되도록 변경시키는 활동을 한다.

제10절 건강증진의 발전과정

1 오타와 선언

1) 국가가 건강증진을 성취하기 위하여 준수해야 할 원칙

(1) 옹호(advocacy)

건강에 대한 대중의 관심을 불러 일으키고 보건의료의 수요를 충족시킬 수 있는 건강한 보건정책을 수립하도록 강력히 촉구하는 것

(2) 역량강화(empowerment)

본인과 가족의 건강을 유지할 수 있게 하는 것을 그들의 권리로서 인정하며, 이들이 스스로의 건강관리에 적극 참여하며 자신들의 행동에 책임을 느끼게 하는 것

(3) 연합(allliance)

모든 사람들이 건강을 위한 발전을 계속하도록 건강에 영향을 미치는 경제, 언론, 학교 등 모든 관련 분야 전문가들이 협조하는 것

2) 건강증진 기본 활동영역

(1) 개인의 기술 개발(Develop personal skills)

① 개인들이 자신의 건강증진에 필요한 기술을 개발하는 활동

② 건강을 위한 정보 및 교육의 제공과 일상생활에 필요한 여러 기술을 강화시킴으로써 사람들은 자신의 건강과 자신을 둘러싸고 있는 여러 형태의 환경을 보다 잘 관리할 수 있고 건강에 이로운 선택을 실현할 수 있는 여지를 넓혀 가는 활동

③ 이를 위해서는 교육기관, 전문기관, 회사, 민간단체 스스로가 자발적으로 참여

④ 가정·학교·사업장·지역사회에서 지속적으로 이러한 것들에 대한 학습을 제공

(2) 지역사회 활동의 강화(strengthen community action)

① 지역사회에서 건강관련 활동을 보다 강화하는 활동

② 건강증진은 지역사회 주민들이 보다 나은 건강을 누리기 위하여 일상의 삶에서 건강의 우선순위를 세우고, 건강문제를 해결하기 위한 개인적·집단적 의사결정에 적극 참여하며, 효과적으로 지역사회를 조직화하고 건강관련 활동을 더욱 활성화하는 활동

(3) 지지적 환경의 구축(create supportive environment)

① 건강증진에 바람직한 환경을 구축하는 활동

② 지지적인 자연적·물리적 환경 구축

: 전세계의 자연자원을 보존하는 것은 전 지구인의 책임이며, 이를 위해 세계, 국가, 지역사회를 위한 보편적인 원칙을 수립하기 위해 상호 협조하여야 함

③ 지지적인 사회적·경제적·문화적 환경 구축

: 국가의 사회적, 경제적, 문화적 환경이 건강에 중요한 영향을 미치며 사회가 이들을 어떻게 조직화 하는냐에 따라 건강한 사회를 조성하는 데 영향을 줌

: 국가는 건강증진을 위해 삶에 대한 긍정적인 태도를 증진시키며 예방적 자원을 활용할 수 있고, 건강에 좋은 환경 조건을 개발할 수 있어야 함

(4) 건강한 공공 정책의 수립(build healthy public policy)

① 건강에 이로운 공공 정책을 수립하는 활동

② 건강은 중앙의 보건의료부문만으로 성취되는 것이 아니며 모든 부문, 그리고 각 수준의 공공 정책 입안자들과 의사결정자들이 건강증진정책이 사람들의 건강에 어떠한 영향을 끼치는지를 이해하고 그 결과에 대해 책임을 질 수 있어야 함

③ 건강증진에 관한 정책은 다양한 접근방법 활용
예) 법률적 조치, 조세, 조직의 변화 등

(5) 보건의료서비스의 방향 재설정(reorient health services)

① 보건의료서비스의 방향을 재조정하는 활동

② 건강 소비자의 필요와 요구에 알맞은 건강서비스를 개발

3) 건강증진의 5가지 주요 원칙(WHO, 1990)

(1) 건강증진은 특수한 질병의 위험에 처한 사람들에 초점을 두기보다는 집단의 일상생활 내용전체를 포함한다.
(2) 건강증진은 건강을 가져오고 결정짓는 행동에 지배된다. 이것은 건강에 영향을 미치는 다양한 상태들을 반영하는, 건강관리를 초월한 분야들간의 면밀한 협조가 요구된다.
(3) 건강증진은 여러 가지의 조합이고 보완방법이며, 접근법으로써 의사소통・교육・입법・재정책・조직적 변화・지역사회 발달과 건강위험에 대처하는 자발적인 지역활동들을 포함한다.
(4) 건강증진은 특히 효율적이며 구체적인 대중참여에 목적을 둔다. 이것은 개인이나 집단에서 문제확인과 의사결정 기술의 더 나은 개발과 효율적인 참여기전의 향상이 요구된다.
(5) 건강증진은 비록 건강전문인이 건강증진을 지원하고 가능하게 하는 데 중요한 역할을 하지만, 의료 서비스가 아니라 사회적이고 정치적인 중요한 모험이다.

2 국제 건강증진 회의

1) 제1차 건강증진을 위한 국제회의

(1) 1986년 11월 캐나다의 오타와(Ottawa)시에서 개최
(2) **주요 의제**
세계 인구의 건강을 증진시키기 위해서는 과거 특정 질병의 예방과 같은 소극적인 접근방식 대신 전체 인구의 보다 나은 건강향유를 위한 생활양식 전체의 바람직한 변화 유도 방안으로서 보건교육의 필요성 강조
(3) **회의 내용**
선포된 오타와 현장의 내용
① 건전한 보건정책수립에 기여할 수 있어야 함
② 그러한 정책수립과 그 실천을 가능하게 하는 사회환경 조성이 필요
③ 이를 뒷받침하는 지역사회 조직활동이 요구

④ 개인 및 가족과 사회의 건강을 계속 향상시킬 수 있는 방법과 기술에 대한 교육이 뒤따라야 함
⑤ 전체 보건의료제도의 새로운 방향을 정립하기 위한 새로운 보건운동의 필요성을 강조

2) 제2차 건강증진을 위한 국제회의

(1) 1988년 4월 호주의 아델레이드(Adelaide)시에서 개최
(2) **주요 의제**
건강증진을 위한 정부정책의 중요성 강조
(3) **회의 내용**
① 정부정책을 통해서 건강보장을 위한 국가자원이 공평하게 배분
② 국민 모두의 건강을 위하여 쾌적한 생활과 작업환경이 조성
③ 정책수립에 있어서 평화, 기본인권, 사회정의, 자연생태 보전, 지속적 발전이 보장
④ 국민보건의 향상을 위하여 부처 간의 협력이 요구

3) 제3차 건강증진을 위한 국제회의

(1) 1991년 6월 스웨덴의 선즈볼에서 개최
(2) **주요 의제**
보건지원 환경구축의 중요성을 강조하고 이를 위하여 모든 국가가 보다 적극적으로 행동할 것을 촉구
(3) **회의 내용**
① 건강의식의 고취를 위하여 여성을 포함하는 모든 지역사회를 통한 범국민적 계몽교육이 필요
② 개인과 지역사회는 그들의 건강을 지키고 건강한 환경을 조성할 수 있는 능력을 구비할 수 있도록 교육되고 활성화
③ 건강과 환경개선을 위한 사회적 운동이 일어나야 하며 이를 효과적으로 이끌어가기 위하여 모든 관련기관 간의 협력체제 구성
④ 보건지원 환경구축을 위한 범사회적 운동을 전개함에 있어서 간혹 야기될 수

있는 기관・단체・계층 간의 상반된 이해로 인한 협력관계의 훼손을 예방할 수 있는 조정기능 유지

4) 제4차 건강증진을 위한 국제회의

(1) 1997년 인도네시아의 자카르타에서 개최

(2) **주요 의제**

'건강증진은 가치있는 투자'

(3) **회의 내용**

① 21세기 건강증진을 위하여 우선적으로 해야 할 일은 건강에 관한 사회적 책임을 지고 보건발전에 대한 투자 증대

② 민관에 걸친 보건사업 동반관계 구축 및 확대

③ 지역사회의 능력증대 및 개인역량의 강화, 건강증진을 위한 하부구조 확충

④ 건강증진의 전략이 생활양식과 사회・경제・환경 조건을 발전・변화시킬 수 있음

⑤ 보건교육・정보에 대한 접근성을 강조

5) 제5차 건강증진을 위한 국제회의

(1) 2000년 6월 멕시코에서 개최

(2) **주요 의제**

① 건강에 관한 사회적 형평성을 제고

② 건강증진을 위한 '과학적 근거의 확보'

③ 건강증진을 위한 '파트너십의 구축'

(3) **회의 내용**

① 건강을 위한 사회적 책임감의 증진

② 건강증진 및 개방을 위한 투자의 증대

③ 지역사회의 역량과 개인의 능력 향상

④ 건강증진을 위한 과학적 근거의 강화

⑤ 보건조직과 보건서비스의 재구성

6) 제6차 건강증진을 위한 국제회의

(1) 2005년 8월 방콕에서 개최
(2) 주요 의제
① 1986년 오타와 선언이후 약 20년이 지난 시점에서 개최
② 건강증진정책과 건강결정요인(policy and partnership for action : addressing the determinants of health)
③ **건강결정요인** : 국가내, 국가간의 불평등 증가, 새로운 소비와 커뮤니케이션 패턴, 상업화, 환경 위기, 도시화 등
(3) 회의 내용
① 지속가능하고 통합된 건강증진을 위한 틀과 전략을 개발
② 건강증진 정책개발 및 파트너쉽 구축을 위한 모형 개발
③ 건강의 사회적·경제적·환경적 결정요인 관리에 대한 성공경험
④ 전세계적 건강증진을 위한 모니터링, 보고 및 능력개발

7) 제7차 건강증진을 위한 국제회의

(1) 2009년 10월 케냐의 나이로비에서 개최
(2) 주요 의제
수행역량 격차 해소를 통한 건강증진과 개발 – '나이로비 선언'
(3) 회의 내용
① **지역사회 권능부여(community empowerment)**
지역사회 관여, 참여 또는 개입 그 이상을 말하며, 보다 높은 통제력을 갖기 위해 재협상 능력을 기르는 과정이다.
② **건강지식 및 건강행동(health literacy and health behavior)**
보건교육은 개인의 생활방식 결정 뿐 아니라 건강결정요인 인지도 제고와 이러한 결정요인을 바꿀 건강행동 장려를 목적으로 한다.
③ **보건시스템 강화(strengthening health systems)**
건강증진은 잘 갖추어진 보건시스템을 필요로 하며, 잘 갖추어진 보건시스템이란 적절한 인력, 지역사회참여 메커니즘을 갖고 있으며 재정지원이 안정적이고 리더십이 있어야 한다.

④ **파트너십 및 부문 간 활동(partnership and intersectoral action)**
보건부문이 건강을 증진시킬 수 있는 정책을 수립하기 위해, 다른 부처와 협력하는 것에 대해 상호이익을 널리 알려 협력체계를 구축하는 것이 중요하다.

⑤ **건강증진 역량구축(building capacity for health promotion)**
건강증진이 재정 및 인적자원계획, 지식관리, 파트너십 구축, 효과적 수행역량 등의 부분에 통합되어야 함을 의미한다.

3 국내 건강증진사업

1) 국민건강증진법

- 1995년 제정 공포
- 제정 이유
  : 국민의 생활수준향상으로, 급성전염병의 발생은 줄어들고 있으나 식생활변화, 운동부족, 흡연 및 음주 등 생활양식의 변화로 만성퇴행성 질환이 만연되고 있어 국민생활의 질적 저하와 국민의료비의 증대를 초래하고 있음에 따라 보건정책의 방향을 상병의 조기발견 및 치료중심의 소극적 방법에서 보건교육, 영양개선, 건강생활의 실천 등의 적극적 방향으로 전환함으로써 국민건강증진을 도모하기 위함

(1) 목적(제1조)

국민에게 건강에 대한 가치와 책임의식을 함양하도록 건강에 관한 바른 지식을 보급하고 스스로의 건강생활을 실천할 수 있는 여건을 조성함으로써 국민의 건강을 증진하고자 한다.

(2) 책임(제3조)

국가 및 지방자치단체는 건강에 관한 국민의 관심을 높이고 국민건강을 증진할 책임을 지고, 모든 국민은 자신 및 가족의 건강을 증진하도록 노력하여야 하며 타인의 건강에 해를 끼치는 행위를 하여서는 아니 된다.

(3) 건강증진계획의 수립 등(제4조, 영2~9조, 규칙 2조)

① 보건복지부장관은 국민건강증진에 관한 기본시책을 수립 시행하여야 한다.

② 각 지방자치단체장은 국민건강증진에 관한 기본 시책에 따라 지방자치단체의 실정을 감안하여 주민 건강증진에 관한 세부계획을 수립하여야 한다.

③ **보건정책심의위원회** : 국민건강증진에 관한 기본시책의 수립시행 및 국민건강증진사업의 추진에 관하여 보건복지부장관의 자문에 응하기 위하여 보건복지부에 보건정책심의위원회를 둔다.

(4) 건강생활의 지원 등(제6조, 규칙 3조)

① 국가 및 지방자치단체는 국민의 건강생활을 실천할 수 있도록 지원하여야 하고, 국가는 혼인과 가정생활을 보호하기 위하여 혼인 전에 혼인 당사자의 건강을 확인하도록 권장하여야 한다.

② 혼인하고자 하는 자가 자녀에게 건강상 현저한 장애를 줄 수 있는 유전성 질환, 혼인 당사자 또는 그 가족에게 건강상 현저한 장애를 줄 수 있는 전염성 질환의 유무 등을 확인하고자 할 때에는 보건소장 또는 시장, 군수, 구청장이 지정한 의료기관에서 그 내용을 확인받을 수 있고 확인한 의료기관의 장은 의료법에 의한 그 확인내용을 기재하여 교부하여야 한다.

(5) 광고의 금지 등(제7조, 영 10조)

① 보건복지부장관은 국민건강 의식을 잘못 이끄는 광고를 한 자에 대하여 그 내용의 변경 또는 금지를 명할 수 있다.

② 보건복지부장관은 방송법에 의한 방송위원회 및 종합유선방송법에 의한 종합유선방송위원회의 심의를 거친 광고방송이 국민건강의식을 잘못 이끄는 경우 관계 법률에 의하여 시정을 요청할 수 있다.

③ 보건복지부장관이 광고 내용의 변경 또는 광고의 금지를 명할 수 있는 광고는 주세법에 의한 주류의 광고와 의학 또는 과학적으로 검증되지 아니한 건강비법, 심령술의 광고이다.

(6) 금연 및 절주운동 등(제8조, 영 12조~13조, 규칙 4조)

① 국가 및 지방자치단체는 국민에게 담배의 흡연과 과다한 음주가 국민건강에 해롭다는 것을 교육 홍보하여야 하며, 금연 및 절주에 관한 조사연구를 하는 법인

또는 단체를 지원할 수 있다.

② 담배의 제조자 또는 수입판매업자는 담배갑 포장지 앞·뒷면에 흡연이 건강에 해롭다는 내용의 경고 문구를 표기하여야 하고, 담배사업에 의한 지정소매인의 영업소에 부착하는 스티커 또는 포스터에 흡연이 건강에 해롭다는 경고문구를 표기하여야 한다.

③ 주류제조의 면허를 받은 자 또는 주류를 수입하여 판매하는 자는 대통령이 정하는 주류의 판매용기에 과다한 음주는 건강에 해롭다는 내용의 문구를 표기하여야 한다.

(7) 금연을 위한 조치(제9조, 영14조~15조, 규칙 5조~7조)

① 보건복지부장관은 담배사업법에 의한 담배의 제조자 또는 수입판매업자에 대하여 대통령이 정하는 바에 의하여 제조담배에 관한 광고를 금지 또는 제한할 수 있고, 담배사업법에 정하는 장소 외에서 담배자동판매기를 설치하여 담배를 판매하여서는 아니된다.

② 보건복지부령이 정하는 공중이 이용하는 시설의 소유자, 점유자 또는 관리자는 보건복지부령이 정하는 바에 의하여 당해 시설을 금연구역과 흡연구역으로 구분하여 지정하여야 한다.

(8) 보건교육의 실시 등(제12조, 영 16조~18조)

① 국가 및 지방자치단체는 모든 국민이 건강생활을 실천할 수 있도록 그 대상이 되는 개인 또는 집단의 특성, 건강상태, 건강의식 수준 등에 따라 적절한 보건교육을 실시하여야 하고, 국민건강증진사업 관련법인 또는 단체들이 보건교육을 실시할 경우 필요한 지원을 할 수 있다.

② 보건교육을 실시하여야 할 사업장 등

㉠ 상시 근로자 500인 이상을 사용하는 사업장

㉡ 임직원 300인 이상의 정부투자기관, 정부출연기관 및 공인법인

㉢ 의료법에 의한 종합병원

㉣ 건강보험 및 공무원, 사립학교 교직원 건강보험법에 의한 보험자 및 건강보험연합회

③ 보건교육의 내용

㉠ 금연·절주 등 건강생활의 실천에 관한 사항

ⓛ 만성퇴행성 질환 등 질병의 예방에 관한 사항
ⓒ 영양 및 식생활에 관한 사항
ⓓ 구강건조에 관한 사항
ⓜ 공중위생에 관한 사항
ⓑ 건강증진을 위한 체육활동에 관한 사항
ⓢ 기타 건강증진사업에 관한 사항

(9) 보건교육사(제12조의 2~4)

① 보건복지부장관은 국민건강증진 및 보건교육에 관한 전문지식이 있는 자에게 보건교육사의 자격증을 교부할 수 있다.
② 다음에 해당하는 자는 보건교육사가 될 수 없다.
　㉠ 금치산자 또는 한정치산자
　㉡ 파산자로서 복권되니 아니한 자
　㉢ 금고 이상의 실형을 선고받고 그 집행이 종료되지 아니하거나 확정되지 아니한 자
　㉣ 법률 또는 법원의 판결에 의하여 자격이 상실 또는 정지된 자
③ 보건교육사의 등급은 1급 내지 3급으로 하고, 등급별 자격기준 및 자격증의 교부절차 등에 관하여 필요한 사항은 대통령령으로 정한다.
④ **보건교육사의 국가시험**
　㉠ 국가시험은 보건복지부장관이 시행한다. 다만, 보건복지부장관은 국가시험의 관리를 대통령령이 정하는 바에 의하여 시험관리능력이 있다고 인정하는 관계전문기관에 위탁할 수 있다.
　㉡ **보건교육사의 채용** : 국가 및 지방자치단체는 대통령령이 정하는 국민건강증진사업 관련법인 또는 단체 등에 대하여 보건교육사를 그 종사자로 채용하도록 권장하여야 한다.

(10) 영양개선(제15조, 규칙 9조)

국가 및 지방자치단체는 국민의 영양상태를 조사하여 국민의 영양개선방안을 강구하고 영양에 관한 지도를 실시하여야 한다.

① 영양교육사업
② 영양개선에 관한 조사연구사업

③ 기타 국민 개선에 관하여 보건복지부령이 정하는 사업

(11) 국민영양조사 등(제16조, 영 19조, 규칙 10조)

① 보건복지부장관은 국민의 건강상태, 식품섭취, 식생활조사 등 국민의 영양에 관한 조사를 정기적으로 실시한다.

② 특별시, 광역시 및 도에는 국민영양조사와 영양에 관한 지도 업무를 행하게 하기 위한 공무원을 두어야 한다.

③ 국민영양조사를 행하는 공무원은 그 권한을 나타내는 증표는 관계인에게 내보여야 한다.

(12) 구강건강사업(제18조, 영 23조, 규칙 18조)

국가 및 지방자치단체는 국민의 구강질환의 예방과 구강증진을 위하여 다음의 사업을 행한다.

① 구강건강에 관한 교육사업

② 수돗물에 대한 불소화사업

③ 구강건강에 관한 조사, 연구사업

④ 기타 구강건강의 증진을 위하여 대통령령이 정하는 사업

(13) 건강증진사업(제19조, 규칙 19조)

① 국가 및 지방자치단체는 국민건강증진사업에 필요한 요원 및 시설을 확보하고 그 시설의 이용에 필요한 시책을 강구하여야 한다.

② 시장, 군수, 구청장은 지역주민의 건강증진을 위하여 보건복지부령이 정하는 바에 의하여 보건소장으로 하여금 다음의 사업을 하게 할 수 있다.

㉠ 보건교육 및 건강상담

㉡ 영양관리

㉢ 질병의 조기발견을 위한 검진 및 처방

㉣ 지역사회의 보건문제에 관한 조사・연구

㉤ 기타 건강교실의 운영 등 건강증진에 관한 사업

③ 보건소장은 건강증진사업을 수행함에 있어 이용자의 개인별의 건강상태를 기록하여 유지・관리하여야 한다.

④ 건강증진사업에 필요한 시설・운영에 관하여는 보건복지부령으로 정한다.

(14) 국민건강증진기금(제22조 및 제23조 관련)

① 보건복지부장관은 국민건강증진사업의 원활한 추진에 필요한 재원을 확보하기 위하여 국민건강증진기금을 설치한다.

② 기금은 담배사업법에 의한 담배제조자 및 수입판매업자가 판매하는 제조담배 중궐련에 대하여 20개비당 150원의 범위 안에서 그리고 건강보험법에 의한 보험자의 예방보건을 위한 사업비(건강 검진비에 소요되는 비용 포함)중 100분의 10이내의 범위 안에서 대통령이 정하는 부담금(대통령령에서 100분의 5로 확정)으로 한다.

(15) 국민건강증진기금 사용 등(제25조, 영 30조)

기금은 아래의 사업에 사용한다.

① 건강생활의 지원사업

② 보건교육 및 그 자료의 개발

③ 건강증진 및 만성퇴행성 질환의 예방을 위한 조사 연구

④ 질병의 조기발견을 위한 검진

⑤ 국민영양관리사업

⑥ 구강건강관리사업

⑦ 보건소장이 행하는 건강증진사업

⑧ 기금의 관리・운용에 필요한 경비

⑨ 만성퇴행성 질환의 관리사업

⑩ 보건교육 국민영양조사 및 영양에 관한 지도를 담당하는 공무원 또는 보건복지부장관의 업무를 위탁받아 건강증진사업을 행하는 단체 및 공공기관에 종사하는 담당자에 대한 지도・훈련 사업

⑪ 건강증진을 위한 체육활동 지원사업

제 11 장

지역사회보건 시범사업

제1절 시범사업의 의의와 요소 및 사례

1 시범사업의 본질

지역사회보건 시범사업은 현재적 접근법이라고 할 때에는 시범사업을 통한 본 사업이라는 전략이 공식처럼 모두에게 수긍되는 것이다. 그럼에도 불구하고 일부에는 시범사업이란 낭비이며 사치사업이라고 경시하는 사람들이 있다. 그러나 모든 분야의 전략가들이나 UN보고서에서 강조하는 충고가 "시범사업 없는 본 사업은 전국의 본 사업이 곧 시범사업"이라는 구절이다. 특히 국민의 복지를 가늠하는 보건사업에 있어서 시범사업은 대단히 중요하다.

현대사회는 계속해서 급격히 변화하고 있으며 사회과학과 더불어 자연과학 역시 어제와 다르기 때문에 어제의 경험과 상식에 기초하여 본 사업을 바로 투입하는 것은 큰 모험이 따르므로 현대에서는 사전지식과 시범적인 경험과 노력이 절대로 필요하다 하겠다.

2 우리나라 시범사업의 사례

우리나라 시범사업의 대표적인 예는 가족계획사업이며 이사업의 성공으로 오늘의 경제성장이 이룩되었다고 해도 과언이 아니다. 1961년 정부에서 이사업의 필요성을 인식하며 서울시 성동구를 중심한 도시형 시범가족계획사업과 경기도 고양군을 중심한 농촌형 시범가족계획사업을 실시하면서 그곳에서의 교훈을 근거로 하여 전국가족계획의 틀을 형성해 감으로써 세계적으로 인정하는 오늘의 성공적 가족계획사업을 이룩했다고 볼 수 있다. 그리고, WHO지원에 의한 충청남도 시범보건사업이 오늘의 전국적으로 효율적인 보건사업망이 보건소 단위로 이룩되고 있어 국가보건 정책수행에 큰 역할을 하고 있다. 또한 1차보건의료사업의 성공작이라고 할 수 있는 한국보건개발연구원(현 보건사회연구원)이 강원도 홍천군, 경상북도의 군위군과 전라북도의 옥구군 등 3개 지역에서 1976년부터 실시한 시범보건사업을 실시하여 그를 토대로 전국민 의료보험사업을 실시하여 오늘에 이르고 있다. 이와 같이 시범사업은 본 사업을 위한 중요한 기본사업이자 시초사업인 것이다.

3 시범사업의 요소

시범사업에는 다음 4가지의 요소가 적절히 갖추어져야 성공적이라고 할 수가 있다.

1) 창의성(creativeness)

창의성은 새로운 것을 의미하며 새롭고 유익하여야 하고 현실적 상황을 전제로 하며 새롭게 발굴하여 시도하는 것이 곧 창의성이다.

또한 창의성은 연구에 의하여 가능하며 산학 협동으로 이루어지는 것이 이상적이다.

2) 모험성(risk-taking)

시범사업은 새로운 사업이기 때문에 경험이 없고 따라서 모험이 따른다. 새로운 것을 시도하기 때문에 성공과 실패의 확률이 반반이므로 모험의 정신이 없으면 새로운 것은 영원히 개발될 수가 없다. 모험성에는 두 가지가 있는데, 첫째는 연구없이 무모하게 도박처럼 시도하는 경우이고, 둘째는 합리적인 이론과 원리에 입각해서 실험하는 것이다.

3) 평가성(envaluativeness)

모든 시범사업은 평가가 가능해야 한다. 시범사업 실시 후 그것이 성공한 것인지 실패한 것인지 평가할 수 없는 성질의 것이면 아무런 의미가 없다. 시범사업의 평가에는 다음 두 가지가 충족되어야 한다. 첫째는 객관적, 수량적 평가가 가능해야 한다. 즉 경험으로 실증되어야 한다. 둘째는 주민의 반응과 호응에 대한 평가가 가능해야 한다.

4) 적응성(applicability)

시범사업의 결과는 다른 지역에도 적용될 수 있어야 한다. 도시와 농촌, 그리고 비슷한 지역이라도 특성이 고려되어 적용되어야 한다. 확실한 적용성은 시범사업 당사자의 자신과 확신 그리고 채택자인 정책결정자가 정부차원일 때 가장 가치 있는 시범사업이 될 수 있다고 본다.

제 2 절 정부시범보건사업

1 목 적

이 시범사업의 최종목적은 '한국에 의하여 감당할 수 있는 비용으로 저소득 주민에게 건강증진(promotive), 예방, 치료 보건서비스를 효과적으로 접근(effective access) 시키는데 기여하는 것'이다. 이 최종목적은 다음 두 가지로 구분된다.

첫째, 기관설립(institution building)과 관련되는 것으로서 한국정부에 '저소득 주민에게 경비절약형 통합 보건의료전달사업을 계획, 실시, 평가할 노력을 확보'하게 한다.

둘째, 연구개발과 관련되는 것으로서 '우리나라 타 지역에 재현 가능한 몇 개군을 대상으로 한 경비절약형 종합보건의료전달체계를 성공적으로 시범'하는 것이다.

첫 번째 목적과 관련하여 한국보건개발연구원법이 1975년 12월에 동시행령이 1976년 4월에 각각 제정, 공포됨으로서 시범사업의 연구, 개발을 위한 한국보건개발연구원(KHDI)이 설립되어 운영되었고, KHDI를 지도 및 정책형성을 조정할 보건정책협의회가 설치되고, KHDI사업의 외부평가 및 보건정책협의회에 적절한 조치를 건의할 보건기획단이 한국개발연구원내에 설치 운영되었다.

두 번째 목적과 관련하여 KHDI는 시범지역으로서 강원도 홍천군, 전북 옥구군, 경북군위군 등 3개군을 선정하여 이들 시범지역에서 경비절약형 종합의료전달체계를 개발하여 마을건강사업을 실시하였고, 주민의 보건의료서비스 접근성의 제고, 비용효과, 높은 사회적 적용성 등을 입증하였다.

2 마을건강사업의 실시

보건시범사업AID차관의 기간은 동 협정이 체결된 1975년 9월부터 1980년 9월까지의 5개년이다. 그러나 KHDI가 설립된 1976년 4월부터 실질적으로 사업이 시작되었으며, 마을건강사업은 보건진료원(CHP community health practitioner)을 훈련 배치한 1978년 7월부터 실시되었다. 따라서 field test의 착수가 지연됨에 따라 종결 시기는 1980년 12월말로 연기되었다.

이 사업은 '타 지역의 재현성'을 전제로 하고 있기 때문에 다음과 같은 5개의 혁신적 특성을 가지고 있다.

① 기존보건의료전달체계의 재조직 및 보안
② 중간층 보건요원(예; 보건진료원)의 개발과 기존 보건요원의 다목적 기능화를 위한 재훈련, 활용
③ 지역사회의 적극적 참여
④ 의료보험과 같은 재원조달기구의 개발
⑤ 사업의 능률화를 위한 경영정보체계의 개발점 운영

KHDI시범사업을 위하여 투입된 예산은 5개년 간에 AID 차관 500만 불, 정부보조

금 167만 불, 계 667만 불 상당액이며, 투입대상은 KHDI, 시범사업, 보건기획단으로 구분되었다.

3 결론 및 평가

1) 목적의 성취

AID차관 보건시범사업의 주요목적은 아래와 같으며, 이들 두목적은 시범사업 기간 중에 성공적으로 성취되었다. 첫째 목적은 기관설립 및 운영과 관계되는 것으로서, 저소득 주민을 위한 경비절약형 종합보건의료전달체계에 관한 계획, 실시, 평가능력의 개발과 확보였다. 이목적은 한국보건연구개발연구원의 재정, 공시에 의한 KHDI의 설립, 운영 그리고 KHDI를 지도 감독하고 보건정책의 형성에 대한 정책건의를 맡은 '보건기획단'의 설립, 운영으로서 저소득주민을 위한 보건의료서비스 전달체계에 계획, 실시, 평가 등 기능을 제도적으로 마련함으로써 성취되었다. 특히, KHDI는 AID 차관에 의한 보건시범사업 종결 후에도 보건정책에 관한 항구적 연구기관으로서 존속, 육성되어야 한다는 보건정책협의회의 결의에 따라 보건정책 연구기관으로서 국가보건정책 및 보건계획 발전에 기여하게 될 것이다.

둘째 목적은 연구, 개발과 관련되는 것으로서 "국내 타 지역에 재현 가능한 몇 개 군을 대상으로 한 경비절약형 종합보건의료전달체계의 성공적 시범"에 있었다. KHDI의 자체평가, 보건기획단에 의한 연속적 외부평가, 2차에 걸친 정부와 AID공동평가 등에 의하여 이 목적도 성공적으로 성취된 것으로 평가되었다.

이에 따라 1975~1980년 5개년 간에 한, 미 정부 간에 체결된 AID차관협정에 의한 사업목표는 성공적으로 달성되었다.

2) 마을건강사업의 평가

1976년 4월에서 1980년 말에 걸친 약 4년이란 기간에 지역적 특성을 고려하여 개발 및 현지 실험된 3개 사업모형인 홍천형, 옥구형, 군위형은 각각 농어촌지역 저소득 주민의 보건의료서비스 수요를 창출하였으며 접근성을 크게 개선함으로써 보건의료 확대 및 균점화에 크게 기여하였음이 입증되었다.

이에 같은 성과는 마을건강사업을 위하여 채택, 적용된 5개의 혁신적 방안이 ① 기존 보건의료서비스 전달체계의 재편성 및 보안, ② 중간층보건요원의 개발, 훈련, 활용, ③ 지역사회 참여, ④ 재원조달기구의 설치, 운영, ⑤ 경영정보체계의 개발 운영 등에 기초를 두고 있다.

그러므로 이들 5개 방안을 주요내용으로 하는 마을건강사업은 산간, 벽오지 지역을 위하여 홍천형, 평야 및 해안과 접한 농촌지역을 위하여 옥구형, 그리고 이들 두 모형의 중간에 해당하는 농촌지역을 위하여 군위형의 체계가 전국 농촌지역 특성별로 재현 가능함을 보여주고 있다.

한편 이들 5개 방안 중 중간층 보건요원에 해당하는 보건진료원은 마을건강의 통합서비스 생산 및 공급, 주민의 서비스이용 및 만족 등으로 표현되는 주민의 보건서비스 접근성을 제고할 새로운 요원으로 육성, 활용할 가치가 있음이 증명되었다.

1980년 12월 농어촌 보건의료를 위한 특별조치법이 제정되어 현재 전국에 약 2,000명의 보건진료원이 6개월의 교육이수과정을 수료한 후 배치되어 근무하고 있다. 마을건강사업은 이러한 재현성과 연관된 결과 뿐만 아니라 그 결과를 얻는 전과정을 소상하게 제시하고 있어 그 성과는 더욱 의의가 크다고 본다.

제 3 절 서울대학교 춘성시범보건사업

1 사업목적 및 연혁

1971년 서울대학교와 강원도는 춘성군 지역을 대상으로 시범보건사업을 하기로 합의하고 1차적으로 춘성군 신동면 동내지역부터 시작하여 점차적으로 그 지역을 확대하기로 했다.

시범보건사업의 주요목적은 ① 모범적인 시범보건사업 실시, ② 학생 및 보건요원의 교육훈련, ③ 지역사회보건문제의 연구 등이었다. 이상과 같은 목적을 달성하기 위해 서울대학교에서는 기술 및 보건의료인력을 지원하고 강원도에서는 행정 및 재정지원을 하기로 합의하고 1973년 5월부터 현재에는 춘성군 8개면 전역과 춘천시까지 확대되어 증가했다.

시범사업의 출발은 1972년 7월~8월 2개월 동안 보건대학원 학생 및 교수들에 의하여 실시된 지역사회 보건진료를 통하여 얻은 기초자료를 중심으로 하여 동년 10월 1일 신동면 동내지역에 시범보건사업소를 개소하였다. 1차년도인 1972년에는 주로 예방사업, 감염병 예방사업, 보건간호사업, 환경보건사업, 학교보건사업 등이었다. 또한 사업을 성공적으로 추진하기 위한 방안으로 자연부락 단위로 1명씩의 부녀회 대표를 선출하여 마을 단위로 보건요원화하여 지역사회 참여를 적극화하였다. 사업실시 6개월 후에 주민들의 보건의료에 대한 의식을 조사한 결과 주민의 85% 이상이 예방사업과 병행하여 진료사업도 실시해 달라는 요구가 있었다. 그래서 치료방법을 병행 실시하기로 실행위원회에서 결정하고, 그 방법을 모색한 결과 지역주민이 참여하는 의료보험조합을 조직하기로 합의를 하였다.

의료보험사업을 추진하기 위한 준비작업으로 각종 국내외의 의료보험에 대한 자료수집과 함께 보건사회부인가를 받기 위하여 주민에게 의료보험의 필요성을 계몽하여 신동면에서 675세대 3,755명의 가입희망자를 모집하여 1973년 10월 5일에 창립총회를 개최하여 1974년 6월 5일 보건사회부로부터 인가를 받았다.

사업소의 1차 진료기능은 73년~75년 2년 동안 보건대학원의 의사면허증을 소지한 staff 3명이 매주 2일씩 진료를 담당하였으나, 사업의 확대에 따라 1977년부터는 서울대학병원에서 일반의 및 치과의사를 파견하여 진료사업을 확대하였으며, 시내 개인병원, 의원과도 진료계약을 체결하여 진료하였다. 물론 보건요원 교육사업도 초년도인 1972년도에는 보건대학원 학생만을 대상으로 현지실습을 실시하였으나, 점차

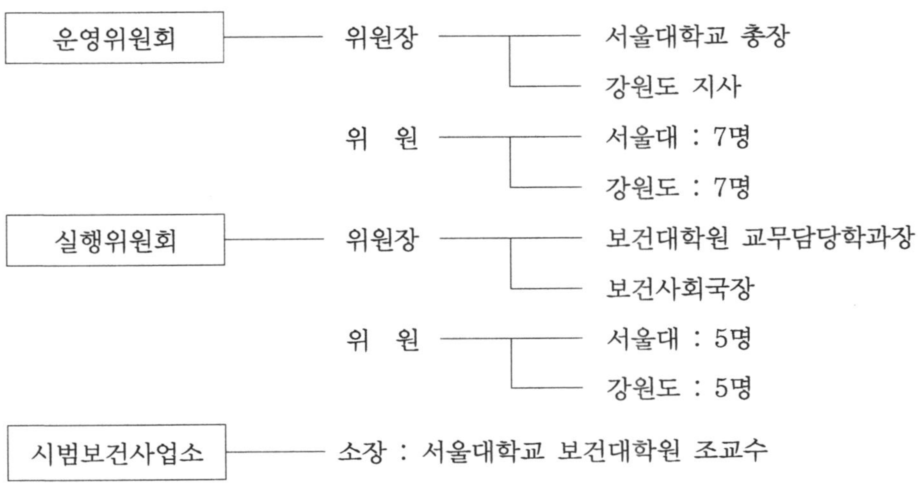

〈그림11-1〉 시범보건사업 추진기구

그 기능을 확대하여 의과대학 의학과와 간호학과는 물론 타 대학교인 중앙대학 간호학과와 춘천간호전문대학에서도 실습을 의뢰하여 실시하고 있다.

2 시범보건사업의 추진기구

시범보건사업의 최고 의결기관은 운영위원회로서 서울대학교와 강원도에서 각각 7명씩 14명으로 구성되어 있다. 서울대학교 총장, 의과대학장, 치과대학장, 서울대학교 사무국장이며, 강원도 측은 도지사, 부지사, 기획관리실장, 내무국장, 보건사회국장, 춘천시장, 춘성군수 등이며, 위원장은 개최 시에 따라 결정되는 공동위원장 제도를 택하고 있다.

즉 서울대학교에서 개최할 때는 총장이 위원장이 되고 강원도에서 개최할 때는 도지사가 위원장이 된다. 사업을 실제로 기획 운영하는 실행위원회는 양측이 5명씩 구성되어 10명으로 되어 있다. 서울대학교는 보건대학원 교수 중 5명, 강원도는 보건사회국장, 보건과장, 환경위생과장, 춘천시 보건소장, 춘성군 보건소장으로 되어 있다. 실행위원장 역시 공동위원장제를 택하고 있다.

실제적으로 사업을 수행하는 시범보건사업소는 소장 외 18명으로 구성되어 있다. 시범보건사업소장은 서울대학교 총장이 임명하는 서울대학교 보건대학원 부설 보건사업소장이 겸직하며 사업수행을 위하여 설립된 2대의 법인체에 사업소장이 상무이사로서 겸직토록 되어 있으며, 실행위원회에서는 의료보험조합 운영위원 추첨권을 강원보건연구회에서는 실행위원을 겸직토록 법적으로 규정하고 있다. 사업의 업무분장으로는 보건대학원 부설 보건사업소에는 학생의 교육훈련사업과 사업을 실제로 지휘하는 사업소장을 임명하여 의료보험조합은 주민에게 의료를 제공할 수 있는 재원조달을 위한 기구이며, 강원보건연구회는 1차진료사업과 연구사업을 수행하는 조직이다.

3 사업내용

1) 예방보건사업

예방보건사업은 정부에서 수행하고 있는 보건사업을 질적으로 향상시키는 방향으로 추진하고 있다. 따라서 기본방침으로는 ① 정부의 기본조직과의 협조, ② 사업의 질적 향상, ③ 주민이 적극적으로 참여하도록 하고 있으며, 추진 전략으로는 ① 주민으로 부터의 신뢰를 얻고, ② 소규모의 질적인 서비스를 제공하며, ③ 인접주민에 파급효과를 얻고, ④ 자조자립적인 사업이 되도록 초점을 두어 사업을 추진하였다.

사업내용은 ① 모성보건사업 : 산전관리, 안전분만(분만센타 운영), 산후지도, ② 영유아 보건사업 : 기본예방접종, 보건지도, ③ 가족계획사업 : 가족계획의 필요성 계몽, 부녀회를 통한 피임기구 공급, ④ 병원관리사업 : 감염병관리, 결핵환자관리, 성인병관리, ⑤ 환경보건사업 : 안전급수, 변소개량, ⑥ 보건교육 : 가정방문, 집단교육(어머니회, 예비군교육), ⑦ 예방구강보건사업(불소양치사업), ⑧ 부녀회를 통한 행정자료 파악 등이라고 할 수 있다. 이들 사업 중 1972년부터 현재까지 사업을 수행하는 동안 대부분의 예방보건사업은 보건소에 이관하고, 현재 중점적으로 실시하고 있는 사업은 ① 변소개량사업, ② 성인병 관리사업, ③ 불소 양치사업, ④ 보건교육사업으로서 앞으로도 계속 강력하게 추진할 계획이다.

2) 의료보험사업

주민들의 적극적인 참여와 요구로 조직된 의료보험사업의 목적은 ① 저렴한 의료비로 양질의 의료를 제공하고, ② 주민스스로 지역사회에 필요한 보건의료 문제를 해결하고, ③ 자영자 시범의료보험조합의 모형을 개발할 목적으로 출발하였다. 시범보건사업은 초창기에 예방보건사업으로 출발하였으나 주민의 요구가 진료사업으로 강하게 나타나 이를 해결하기 위해서는 보건의료를 위한 재원조달 기능이 포함된 지역주민의 상부상조하는 정신에 입각한 의료보험사업을 계획하게 되었다.

3) 진료사업

진료전달체계를 수립하고 의료의 낭비를 저지하기 위한 방법으로 피보험자의 가입기간에 따라 이용할 수 있는 의료기관을 지정하였다. 1980년도 부터는 가입한지 6개월이 경과하면 ENT, 안과, 피부과, 지정병원을 자유롭게 이용할 수 있게 하였고 가입한 후 1년이 경과하며 정형외과, 소아과, 내과, 일반외과, 신경정신과를 본인이 희망하는 1개 의원을 지정하여 자유롭게 이용하도록 하였으며, 2년이 경과하면 치과의원을 지정하여 자유롭게 이용하도록 하였다. 그러나 산부인과는 비급여 대상 질환이 많아 중앙진료소의 1차 진료를 의무화하고 있다.

〈표 11-1〉 의료기간 이용에 대한 가입기관별 제한

가입기간	이용가능한 의료기관
0개월 ~ 2개월	중앙진료소에서 진료
2개월 ~ 6개월	의료권을 소지한 경우 타병(의)원 이용가능
6개월 ~	이비인후과, 안과, 피부과자유이용
12개월 ~	내과, 소아과, 정형외과, 일반외과, 신경외과, 신경정신과 1개 의원 지정이용가능
24개월	치과 1개 지정이용가능

이와 같은 장기가입자의 치료급여제한 완화와 급여확대가 탈퇴율의 감소와 장기가입자의 증가를 가져왔다고 판단되며, 1차 의원에서 2차 및 3차 진료기관으로 의뢰할 때에는 하급치료기관의 의사의뢰서 소지를 의무화하고 있어 사실상 의료기관 이용을 제한하고 있지만, 의료전달체계를 실시하기 위한 방안으로 시험적으로 운영하여 현재에는 정착화되어 가고 있다. 중앙진료소는 보건소건물과 공동으로 사용하고 있어 보건소와 인력, 장비, 기술면에서 상호 협조 보안하여 운영하고 있다. 이 운영체계는 다음과 같은 세 가지 장점이 있다. ① 농어촌 또는 중소도시에 부족한 의료 인력의 효율적인 활용, ② 행정시관(보건소)의 관료주의적 진료를 지양하고 의료인 활용의 융통성을 도모하며, ③ 현존하는 정부조직을 이용한 보험 제도를 개발하는데 도움을 줄 수 있다.

4) 새마을 부녀회 사업

새마을 부녀회 사업의 목적은 첫째, 지역사회 개발에 적극적으로 참여할 수 있도록 조직화하고 둘째, 마을단위에서의 기초 보건인력으로서 활용하며 셋째, 지역사회 보건사업을 효과적으로 지속적인 사업으로 추진하기 위하여 조직 운영하는데 있다. 신동면 시범 부녀회의 조직은 1972년 당시 유명무실했던 부녀조직을 통합하여 행정리 단위로 조직하고 각 행정리 마다 회장, 부회장, 총무를 선출하되 가능하면 자연부락 단위에서 골고루 선출되도록 하였다. 또한 자연부락이 3개 이상 되는 부녀회 회장단이 선출되지 않은 자연부락에 부녀회 간사를 별도로 선출하여 자연부락 단위로 평균

1명 이상의 간부요원이 선출되도록 하였다. 그 결과 22개 행정리에 회장, 부회장, 총무 등 66명과 32개 자연부락에서 간사 32명을 선출하여 98명의 회장단으로 구성되어 면 새마을 부녀회 운영의 중추기관으로 운영되고 있다.

5) 교육 및 훈련사업 및 연구사업

서울대학교의 입장에서는 시범보건사업 중 가장 중요한 목표가 학생 및 보건요원의 교육훈련사업이다. 교육훈련사업의 목적은 학교에서 배운 이론을 지역사회보건에 실제로 참여하여 응용하며, 농촌지역의 보건사업에 대한 문제점 발견 및 해결능력을 배양토록 하는데 있다. 본사업소에서는 1972년부터 서울대학교 보건대학원 학생은 누구나 현지에서 일주일간 현지 실습을 실시하며 학점도 필수 2학점으로 되어 있다. 그 후 의과대학 의학과, 간호학과 및 타교인 중앙대학교 간호학과에서도 이곳 실습장을 이용하고 있다.

학생들의 현장실습 보고서에는 사업수행의 평가 자료가 많아 사업수행의 방향설정에도 중요한 자료로 사용되고 있다.

연구사업은 춘성지역사회 보건사업의 주요목적의 하나이다. 시범보건사업은 지역사회에 적합하고 효과적인 사업방안의 개발에 중요한 목적인 바, 이 사업자체가 실험적 연구라는 성격을 가지고 있다. 또한, 사업조직 및 인원을 일상 업무에 지장이 없는 범위 안에서 동원하여 연구 활용에 필요한 과제를 개발하기에 용이하다.

4 시범보건사업의 교훈

1) 시범사업의 운영은 초창기에는 외부의 각종지원이 필요하지만 최종적인 목표는 지역사회가 사업을 자체적으로 운영할 수 있는 재정조달방법과 제도를 개발하여야 한다.
2) 유관기관의 협조체제를 계속적으로 유지 강화하여야 한다. 특히, 가장 협조가 필요한 정부보조기관과의 원활한 협조체계 유지는 성공의 절대적인 여건이 된다.
3) 지역사회 참여는 적극적이고 지속적으로 유도하되 최종적인 목표는 자율적으로 참여할 수 있도록 제도적인 방법이 개발되어야 한다.

   본 사업에서 지역사회의 참여는 재정적 조달장치와 제도가 개발된 의료보험사업이 기대 이상으로 나타났으며 어머니회는 초창기에 사업소 측의 적극적인 관심과 지원으로 활성화 되었으나 정부의 제도적인 방향전환으로 목적이 다양화되고 사업소 측의 관심과 지원이 분산되어 기대에 못하는 결과를 가져 왔다.

5 시범보건사업의 평가

이 지역주민 및 진료소 이용환자에 관한 면접조사 등 얻을 수 있는 모든 정보에 의한 평가결과는 다음과 같다.

1) 예방보건사업을 위한 노력은 1972년부터 시작하여 1978년까지 급증되어 목표달성에 거의 근접하는 성과를 올렸으나, 1978년 이 후 의료보험사업의 확대와 사업의 확대와 사업의 이전으로 위축되었다.
2) 가족계획에 있어서는 실천율의 증가와 더불어 영구적 피임방법의 이용비율이 크게 증가 했으며 출산율도 감소되었다. 그러나 인공유산율이 아직도 높은 수준에 있어 더 적극적인 계몽의 필요성을 요구하고 있다.
3) 결핵환자의 관리사업에서 퇴원 환자들 중의 완치율은 낮고 중도탈락 환자의 비율이 높은 것은 환자관리의 문제점으로 지적된다.
4) 진료사업은 1978년까지 의료보험의 확대에만 치중하였던 인상이며 진료사업자체에 문제가 많았다. 즉 의사들의 빈번한 교체, 수련의라는 이유, 불친절 등의 불만 때문에 의사의 진료를 요하는 질환이 많음(상병조사결과)에도 불구하고 수진율이 낮았다. 그러나 1978년 이후부터 점차 향상되어 현재 진료소 이용자(내소환자 및 주민대상)들의 태도는 호의적이고 치료효과도 높게 평가하고 있다.
5) 의료보험은 크게 성장하여 국고와 지방비 보조는 감소하고 있으며, 운영도 효율화되어 근래에는 재정상 흑자를 내고 있다. 그러나 보험료 징수율의 증대, 탈락조합원의 최소화, 보험제도에 대한 올바른 홍보활동 등 계속적인 연구가 큰 화제로 남아 있다.
6) 학생 현지훈련사업은 학생들의 지식과 태도를 변화시키는데 크게 공헌하고 있다. 실습전후를 비교해 볼 때 실습이전의 관념적 지식을 실제적 지식으로 실습목표의 개념이 감상적인 농촌봉사에서 보건문제의 파악 및 보건지식으로 소극적인 태도에서 적극적인 태도 등 모두 전문보건요원이 필요로 하는 자질로 바뀌었다. 보건대학원 졸업생을 대상으로 한 조사에서도 춘성군 현지 훈련이 현 직

책수행에 유효히 활용되고 있는 것으로 나타났으며, 학생훈련에 대한 주민들의 반응도 호의적인 것으로 보아 학생들의 현지 실습은 이들의 교육훈련이나 대민 보건사업 수행에 성과가 우수한 것으로 평가된다.

제 12 장

지역사회 건강증진사업 요원교육훈련내용 사례 (보건복지부, 2000)

1. 지역사회 건강증진사업의 기획 및 평가, 이주열
2. 지역사회 보건관리자의 역할, 문옥륜
3. 건강증진의 개념, 보건교육 및 홍보, 남정자

제1절 지역사회 건강증진사업의 기획 및 평가 (이주열)

1 건강증진의 개념

지금까지 문헌에 소개된 건강증진의 개념을 살펴보면 적극적 건강(positive health) 향상을 위한 1차적 예방수단으로 제한하는 협의의 건강증진과 1차적 예방수단 외에 질병위험 요인의 조기발견·관리를 위한 2차적 예방수단을 포함하는 광의의 건강증진으로 구분할 수 있다.

적극적 건강은 신체적·정신적·사회적 안녕 및 활동능력이 발휘되는 건강상태를 말하며, 이와 대칭이 되는 부정적 건강은 불건강(ill health)으로 아픔이나 질병이환 등 원하지 않는 건강상태를 말한다. 적극적 건강(positive health) 향상을 위한 1차적 예방수단으로 국한하는 협의의 건강증진의 개념에 대한 내용을 살펴보면 다음과 같다.

미국 캘리포니아대학교의 L.W.Green 교수는 1979년 국제보건교육학술지에 게재한 논문에서 "건강증진은 건강에 유익한 행동과 환경변화를 촉진하기 위한 보건교육과 관련조직, 정치적 · 경제적인 프로그램의 조합이다"라고 정의하였으며, 미국의 보건교육 · 후생성도 이러한 건강증진의 정의를 준공식적 정의로 공표하였다.

같은 해에 미국 보건 · 교육 · 후생성이 발간한 『Healthy People : The Surgeon General's Report On Health Promotion And Disease Prevention』과 1990년의 『Healthy People 2000』이라는 미국민의 건강증진 및 질병예방에 관한 목표설정 보고서에서는 미국인의 건강향상을 위한 수단으로 건강증진, 예방보건서비스, 건강보호 등 3가지를 제시하고 있다. 이 보고서에서 건강증진은 기본적으로 건강한 사람들을 대상으로 건강상태를 유지 · 증진시킬 수 있는 생활양식을 개발하는 데 도움이 되는 지역사회 및 개인의 수단개발에 초점을 두고 있으며, 건강에 영향을 미치는 건강증진사업 대상으로 흡연, 알코올 및 약물사용, 영양, 운동, 스트레스 관리 등 5가지 건강행위를 제시하고 있다. 여기서의 건강증진은 건강상태를 유지 · 증진시킬 수 있는 생활양식의 개발에 제한된 협의의 건강증진이라 할 수 있다.

Green은 1982년 저서인 『Community Health』에서 건강행동을 강조하여 "건강증진을 건강에 유익한 행동을 유도하기 위한 보건교육적 · 사회적 · 환경적 지원의 조합"으로 정의하였으나 1991년의 『Health Promotion Planning: An Educational and Environmental Approach』에서는 "건강증진을 건강에 유익한 행동과 생활여건을 만들기 위한 교육적 · 환경적 지원의 조합"으로 정의하고, 여기서의 행동의 주체는 건강의 결정요인에 영향을 주거나 통제하는 개인, 집단, 지역사회, 정책결정자, 사업주, 교사 등을 포괄하는 것으로 기술하고 있다.

미국의 건강증진 학술지(American Journal of Health Promotion)의 편집자인 M.P.O'Donnell은 동 학술지에 실린 논문(1986)에서 "건강증진을 최적의 건강상태를 지향하기 위하여 사람들로 하여금 생활양식을 변화시키도록 하는 데 도움을 주는 과학과 기술"로 정의하고 생활양식의 변화는 좋은 건강생활실천을 지지하는 의식의 향상, 행동의 변화 및 환경의 조성을 통해서 촉진시킬 수 있다고 하였다.

지금까지 기술한 협의의 건강증진의 특징을 살펴보면 사업대상이 비병원성기(pre-pathogenesis)에 속하는 건강한 사람들이라는 것과 그 수단으로서 보건교육적 수단과 환경적 수단(사회, 경제, 정치, 조직적 개입 활동)을 제시하고 있는 것이 공통점이다. 그러나 건강증진의 목적을 건강에 유익한 생활양식의 변화만을 제시하고 있는 것과 생활양식의 변화 외에 건강에 유익한 생활 환경의 변화를 제시하고 있는 정의가 있으며, 후자의 경우는 건강보호를 위한 환경적 접근수단을 포함하는 건강증진의 개념이다. 여기서의 건강증진은 건강에 유익한 생활양식 및 환경의 변화를 통하여 건강잠재력(health potential)을 함양함으로써 적극적 건강을 향상시키는 것으로 일차적 예방에 국한된 건강증진의 개념이다.

건강증진을 일차적 예방수단 외에 질병예방 서비스 등 2차적 예방 수단을 포함하는 광의의 건강증진의 개념과 관련된 논의에서 건강증진은 "적극적 건강향상과 불건강의 위험요인 감소를 위한 보건교육, 건강보호적 환경조성, 질병예방서비스 등의 조합"으로 본다.

광의적 개념으로 사업대상이 비병원성기(prepathogenesis)에 있는 건강한 사람뿐만 아니라 병원성초기(early pathogenesis) 또는 불현성감염기(discernible early lesions)에 있는 사람도 포함하게 되며, 직접적인 사업목적으로 건강에 유익한 생활양식 및 환경의 변화 외에 질병위험요인의 조기발견관리를 위한 예방서비스의 개선도 포함하는 개념이다.

1983년 Lester Breslow는 그의 논문 "The Potential of Health Promotion"에서 "건강증진은 질적·양적으로 충분한 삶의 가능성을 향상시키기 위한 모든 수단"들로서 신체적·정신적 기능을 유지·증진시키고, 건강에 해로운 요인에 대한 저항력을 기르기 위한 수단들로서 예방적 수단, 환경적 수단, 행동적 수단 등을 제시하였다.

1986년 제 1차 건강증진에 관한 국제회의에서는 2000년까지 모든 사람들에 대한 건강달성을 위한 조치로서 건강증진에 관한 「오타와 헌장」을 채택하였으며, 오타와 헌장은 건강증진을 통하여 모든 사람들이 건강평등 실현에 초점을 두어 현재의 건강불평등을 확보코자 하는데 목적을 두고 있다. 여기서의 건강증진은 대중 참여의 유도, 지역사회 보건서비스의 강화, 건강한 공공정책 수립, 건강지원적 환경조성, 개인의 건강관리 기술개발, 보건의료체계를 전반적인 건강향상을 위한 보건서비스로의 역할전향 등을 포함하고 있다.

스코틀랜드의 보건교육국장인 Andrew Tannahill은 1985년 보건교육, 예방, 건강보호 등 3가지 활동영역의 중복요소들로 구성되는 건강증진모델을 제시하고, "건강증진을 보건교육, 예방, 건강보호 등의 중복된 요소를 통해서 적극적 건강(positive health)을 향상시키고, 불건강의 위험요인을 감소시키기 위한 노력들"로 정의하고 있으며, 세부적 건강증진 활동으로 ① 예방서비스, ② 예방적 보건교육, ③ 예방적 건강보호, ④ 예방적 건강보호를 위한 보건교육, ⑤ 적극적 보건교육, ⑥ 적극적 건강보호, ⑦ 건강보호를 위한 보건교육 등 7가지 활동영역을 제시하고 있다.

우리나라의 국민건강증진법(제2조)에서는 국민건강증진사업을 "보건교육, 질병예방, 영양개선, 건강생활실천 등을 통하여 국민건강을 증진시키는 사업"으로 정의하고 있어 2차적 예방서비스가 포함되는 광의의 건강증진을 의미하는 개념이다.

목 표

신체적, 정신적, 사회적으로 완전히 양호한 상태

↓

전 략

홍보	능력의 부여	조정

↓

활동의 방법

보건에 관한 공공정책	건강을 지원하는 환경 가꾸기	지역활동의 강화	개인기술의 발달	보건 서비스의 방향 전환

↓

건강을 위한 전제조건

평화	주거	교육	음식물	수입	안정된 생태계	생존을 위한 제자원	사회적 정의	공정

〈그림 12-1〉 Ottawa 헌장에 나타난 건강증진의 개념

위에서 언급한 건강증진의 개념을 종합해 볼 때 건강증진은 건강한 사람들을 주 대상으로 건강에 유익한 생활양식 및 환경의 변화와 예방서비스의 개선을 통하여 건강잠재력을 함양하고 건강위험요인을 조기 발견·관리함으로써 긍정적 건강을 향상하고 불건강의 위험요인을 감소하려는 데 목적을 두고 있다. 여기서 적극적 건강이라 함은 신체적·정신적·사회적 안녕(well-being) 및 기능(fitness)이 발휘되는 긍정적 차원의 건강을 의미한다. 이는 건강잠재력 함양을 통해서 달성될 수 있으며, 건강잠재력은 사람들이 사회·경제적으로 생산적이고 창의적인 삶을 가능하게 하는 신체적·정신적 활동능력의 발휘나 질병요인에 대한 저항력을 의미하는 것으로 이는 주택, 식량, 안전한 물, 공기, 소득 보장 등 생활의 기본적인 필요조건의 충족은 물론 건강과 관련된 생활양식의 개선, 건강한 환경조성, 적절한 예방서비스의 제공 등을 통해서 함양될 수 있다.

따라서 건강증진은 보건교육적, 건강보호적 수단, 예방의학적 수단 등을 통하여 생활양식 및 환경과 예방서비스를 개선함으로써 긍정적인 건강을 향상하고, 불건강의 위험요인을 감소함으로써 최적의 건강상태를 유지·증진하려는 적극적 건강향상법이다.

〈표 12-1〉 문헌에 나타난 건강증진의 개념

대상	제창자	건강결정요인	건강증진의 대상이 되는 영역	건강증진의 방법	특기 사항
일반국민	Lalonde (캐나다,1974)	- 생물학적요인 - 환경 - Life style - 보건의료체제	영양, 운동, 담배, 알콜, 약물, 관상, 동맥질환, 정신질환, 성병	개인, 조직이 건강에 대한 책임을 갖고 행동을 하도록 정보의 제공, 개입, 지원	건강증진은 목표달성을 위한 전략
	Ottawa헌장 (WHO,1986)	기본적 전제조건 정치적・경제적・사회적・문화적・환경적・행동과학적・생물학적 제요인	상품서비스, 환경, 자연자원, 생활, 노동, 여가, 건강	- 건강에 도움이 되는 공공정책 - 건강한 환경가꾸기 - 지역활동의 강화 - 개인기술의 개발 - 보건서비스의 방향 전환	- 건강에서의 공정 - 비보건부문과의 협력
	Healthy People 2000 (미국, 1991)	- Life style - 환경 - 법제도 - 의료	운동, 영양, 담배, 알콜과 약물, 가족계획, 정신보건, 폭력과 학대, 교육 프로그램	개인, 가족, 지역보건 전문가, 언론, 정부 등과의 협력이 중요	건강증진, 건강보호, 예방서비스를 구별
	Active 90 Health Plan (日本, 1988)	체력저하, 에너지의 상대적 과잉섭취, 고령화	- 영양 - 운동 - 휴식	운동지도 프로그램, 운동지도자, 운동시설, 설비의 정비, 민간활동의 도입	
근로자	Sloan, R.P (미국, 1987)	- 생물학적 요인 - 환경 - Life style - 보건의료시스템	- 개인의 life style - 회사의 조직 - 기업풍토	- 정보제공 - 이벤트 - 프로그램 - 방침이나 규칙의 변경	
	Health Promotion for Working Populations (WHO, 1988)	유전자와 환경과의 상호작용 : 작업환경은 환경의 중요한 요소	흡연, 신체활동, 영양, 알콜, 약물 남용, 스트레스, 인간공학	성공확률이 높은 것 선택, 모니터의 활용, 근로자의 자주성을 중시, 계획단계에서의 참가, 요구의 고려, 평등한 참가기회, 건강유지활동과의 조화, 비밀유지	
	THP (일본, 1988)	고령화, 기술혁신, 운동, 식생활, 스트레스	운동, 영양, 기타의 생활습관, 정신보건	건강측정, 운동지도, 정신보건, 간호, 영양지도, 보건지도	

2 우리나라 국민건강증진기금의 사용범위

기금사업의 제 기능 수행정도는 종국적으로 당초 설정했던 기금조성의 목적이 얼마나 잘 이루어졌느냐에 달려 있으며 국민건강증진기금은 국민건강증진사업을 원활하게 추진하기 위하여 조성된 공공기금이다. 국민건강증진사업의 목적은 국민에게 건강에 대한 가치와 책임의식을 함양하도록 건강에 관한 바른 지식을 보급하고 스스로 건강생활을 실천할 수 있는 여건을 조성하여 국민건강을 최고조로 증진시키는데 활용되어야 한다.

기금의 사용의 범위에 관하여 국민건강증진법 제25조와 동 시행령 제30조에는 다음과 같이 용도를 밝히고 있다(표 12-2 참조). 국민건강증진기금은 그 사용목적이 법에 명시된 정부관리기금이고, 분류상으로는 특정한 목적을 수행하기 위하여 필요한 자금을 관리 운용하는 사업 및 관리기금이다. 즉, 이 기금 자체가 공기업 활동을 수행하는 것이라 할 수 있다.

〈표 12-2〉 국민건강증진기금의 사용범위

국민건강증진법 제25조	국민건강증진법 시행령 제30조
1. 건강생활의 지원사업 2. 보건교육 및 그 자료의 개발 3. 건강증진 및 만성퇴행성질환의 예방을 위한 조사・연구 4. 질병의 조기발견을 위한 검진 5. 국민영양관리사업 6. 구강건강관리사업 7. 보건소장이 행하는 건강증진사업 8. 기금의 관리・운용에 필요한 경비 9. 기타 국민건강증진사업에 소요되는 경비로서 대통령령이 정하는 사업	(법 제25조 제1항 제9호의 규정에 따른 기타 국민건강증진사업) 1. 만성퇴행성질환의 관리사업 2. 법 27조의 규정에 의한 지도・훈련사업 3. 건강증진을 위한 체육활동 지원사업

I. 지역보건기획의 과정

1 지역사회 진단

1) 의미

지역보건기획 과정은 실질적으로 "지역보건요원이 어느 특정한 지역사회의 요구를 의도적으로 측정하는 과정"인 소위 지역사회 진단(community diagnosis)으로부터 시작 된다. 지역사회 진단이란 용어는 1968년에 노스캐롤라이나 보건대학원의 B. G. Greenberg란 분이 쓰기 시작하여 지금은 널리 사용되고 있다. 이로부터 20년 지난 후에 미국의 의학연구소(The Institute of Medicine)는 한 보고서에서 :

첫째, 효과적인 공중보건활동은 보건의료 문제의 원인과 그 문제들의 분포에 대한 정확한 지식에 기초를 둘 것과

둘째, 이러한 정확한 지식을 얻기 위하여 보건당국은 특정한 지역사회의 건강상태, 지역사회의 보건요구, 역학적 연구결과, 그리고 보건문제에 대한 연구 등이 포함된 보건에 관한 정보를 정기적으로 체계적으로 수집, 분석하여 이용 가능하게 만들어야 한다고 하였다.

즉, 지역사회 진단이란 "특정한 지역사회의 보건의료요구를 결정하기 위하여 해당 지역사회에 대한 보건 및 사회에 관한 제반 통계를 취합하여 검토하는 수단이다"고 정의할 수 있다. 지역보건기획팀은 지역사회 진단을 통하여 기존의 공표된 관련 통계와 해당 지역사회 주민에 대한 설문조사나 관찰 등을 통하여 수집하거나 유추한 정보를 면밀히 검토하고 이를 기초로 지역주민의 보건의료 상태가 어떠한가를 판단하여 우선순위가 높은 보건의료문제를 결정하여야 한다.

지역사회 진단의 절차를 요약하면 다음과 같다.

(1) 지역사회 보건상태의 사정을 위한 정보를 수집하여 분석한 후

(2) 지역사회의 보건상태를 결정하여 문제점을 도출하고

(3) 이 문제와 연관이 되는 위험요인을 사정하며

(4) 지역주민의 보건의료수요 충족에 이용 가능한 보건의료자원을 결정하고

(5) 지역에서 우선순위가 높은 보건문제를 파악한 다음에

(6) 적절한 대책 또는 개입방법(interventions)을 제안한다.

2) 지역사회 진단에 필요한 정보 및 보건지표의 결정

지역보건기획팀은 대상지역에 대한 보건상태를 사정하고 계획을 세우려면 여러 가지 기존의 통계 예를 들면 시/군/도의 통계연보, 의료보험 자료, 병의원 연보, 각종의 연구 논문 등을 포함한 문헌조사와 지역사회 주민들을 대상으로 직접 조사 등을 통하여 최소한 다음에 열거하는 정보를 수집하여 정리하여야 한다. 그리고 이들 정보를 다른 지역 또는 국가의 것들과 비교가 가능하도록 지표(indicators)로 나타내어야 한다.

(1) 인구의 크기와 특성

① 연령별 및 성별 분포
② 지역별 분포
③ 교통/통신의 양태
④ 교육정도
⑤ 사회경제적 상태[직업분포, 생활(소득)수준, 산업분포 등]
⑥ 의료보장 상태

(2) 보건의료 상태 및 문제

① 지역의 10대 혹은 20대 질병별 및 연령별 사망률, 이환율, 장애율
② 영유아 예방접종 실시 상태(기본 및 추가, 접종률)
③ 모성보건 실태(산전 후 관리, 분만관리)
④ 가족계획 및 출산력 관리
⑤ 영유아 수유, 보충식 및 급식상태
⑥ 주민의 식습관 및 영양 실태
⑦ 보건 관련 생활양식
⑧ AIDS를 포함한 성병, 결핵의 이환실태
⑨ 노인보건 실태
⑩ 상수도 보급현황
⑪ 폐기물 및 쓰레기 수집 및 처리 상황
⑫ 식품의 위생 상태

⑬ 주거환경 실태
⑭ 전염병 매개물 관리 실태

(3) 보건의료인력

① 주요 보건의료인력 중 현재 근무자의 현황
② 상기 인력의 손모(퇴직, 사망, 전출 등)율
③ 상기 1, 2항의 연령별 성별 분포
④ 보건의료인력의 근무 형태
⑤ 교육/훈련기관의 능력

(4) 보건의료시설 및 조직

① 보건의료시설의 지리적 분포
② 시설의 기능별(입원, 외래, 검사 등) 분포
③ 보건의료시설의 조직적 연계 및 후송의뢰체계
④ 보건의료시설의 소유 상태

(5) 재정 상태

① 주민의 생활수준
② 주민의 소득수준
③ 주민의 소득원
④ 지방자치단체의 총예산 대 보건의료예산의 비율 추이
⑤ 지방자치단체 보건의료예산의 사업별 배정 추이
⑥ 지방자치단체 보건의료예산 대 신규사업개발예산 비율 추이

(6) 서비스 통계

① 이용률
  ㉠ 주민 1인당 연간 의사 방문회수
  ㉡ 주민 1인당 연간 치과의사 방문회수
  ㉢ 주민 1,000명당 연간 입원율
  ㉣ 평균재원일수
  ㉤ 임산부 1인당 평균 산전 진료 회수

ⓑ 24개월 미만 건강아 1인당 의료기관 방문회수
② 보건의료서비스의 종류, 수준 및 적용(이용)률
③ 주민의 역학적 특성
④ 주민 1인당 연간 평균 총 의료비, 입원의료비, 외래의료비, 약국의료비, 건강 식비
⑤ 주민 1인당 연간 평균 의료보험료, 본인 부담액
⑥ 의사, 간호사, 조산사, 의료기사 각 1인당 1일, 월간 평균 접촉인원(환자포함)수

3) 지역의 보건의료 서비스의 문제점 확인

보건기획팀은 위에서 열거한 기획 대상지역에 대한 정보를 기초로 자기 지역의 보건의료 상태와 수준을 한 눈으로 관찰할 수 있도록 여러 가지 정보를 그려 넣은 관할지역 간이지도를 그린 다음에 밝은 면들과 어두운 면들을 구분하여 식별한다. 지역주민들이 각각 어떠한 수준 및 상태에 있는 가 즉 지금의 상태가 좋은 것인지, 나쁜 것인지, 만약 좋다면 얼마나 좋고, 나쁘다면 얼마나 나쁜지를 판단한다. 이러한 판단을 할 때 이웃 지역이나 국가 전체의 정보가 필요하다. 이웃 지역이나 국가 전체의 정보는 준거가 되어 자기 지역의 수준이나 상태가 이웃 지역 또는 국가의 것들과 비교하여 좋은지 혹은 나쁜지를 판단할 수 있게 하기 때문이다.

이러한 작업을 통하여 앞으로 대책을 세워 해결하여야 할 지역보건의료 부문의 문제점이 무엇인가를 확인한다. 지역의 보건의료문제를 확인한 다음 항목별로 정리하여 구분하는 것이 필요하다.

4) 위험요인의 사정

수집, 분석된 정보를 기초로 지역의 현재 또는 장래의 보건의료서비스 관련 분야의 문제점을 확인한 다음에는 각 문제점별로 왜 그러한 문제가 일어났는가를 연구, 검토하여 원인을 규명한다. 그 다음에는 추론 또는 확인된 원인과 연관되는 위험요인을 찾아내고 그 위험요인을 제거 또는 감소시킬 수 있는 대책을 세운다. 예를 들면 폐암이 어떤 지역 주민의 첫째 사망원인으로 확인되었고 그 지역 성인들의 흡연율이 전국의 평균 흡연율보다 상당히 높은 것으로 조사되었다고 하자. 이 같은 확인과 조사결과에 의해 폐암은 이 지역의 보건문제이고 그 문제의 위험요인은 흡연이라고 유추할 수 있다. 따라서 이 문제를 해결하는 접근방법은 성인의 흡연율을 낮추는 대책 곧 금

연교실의 개설 및 운영, 그리고 장기적 안목에서는 청소년들의 흡연을 처음부터 예방하는 보건교육의 실시 등을 계획하는 것 등이 한 예이다.

5) 보건의료자원의 파악

다음 단계는 지역에서 이용 가능한 보건의료자원의 상황을 조사하는 것이다. 먼저 의사(과목별 전문의 수, 일반의 ; 개업의사수, 병원 근무 의사 수)는 몇 명이나 있으며 치과의사는? 간호사는? 조산사는? 약사는? 각종 의료기사는? 등 인력을 파악하고 다음은 의원, 병원, 종합병원, 대학병원의 수, 약국의 수, 조산소의 수 등 각 보건의료시설의 수와 그 지리적 분포상태, 그리고 각 의료시설의 이용 상태 특히 병상 및 주요장비의 가동률 등을 동시에 조사한다. 이러한 기존의 인력과 시설이 지역 주민의 보건의료 수요를 충족시키는데 있어서 어떠한가를 고려하여 과부족 정도를 결정하여야 한다.

6) 주민의 보건의료에 대한 의식, 태도, 및 이용 상태 파악

주민의 보건의료에 대한 의식과 태도는 보건의료의 조직과 서비스의 전달체계와는 독립적으로 지역의 보건의료상황에 영향을 미친다. 특히 보건의료 이용 상황에 직접적 영향을 미친다. 아무리 생산성이 높은 보건의료인력과 시설이 있다고 하여도 주민의 이에 대한 인식과 태도가 부정적이거나 선호하지 않는다면 이용수준은 낮을 수밖에 없기 때문이다. 과거에는 주민의 이러한 인식이나 태도와는 무관하게 중앙에서 만들어진 획일적 계획에 의거 보건의료 인력이나 시설 및 조직을 만들어 운영하였으나 소비자중심시대, 지방화시대에서는 그럴 수 없을 것으로 판단된다. 한편 의료이용은 앞에서 말한 의식이나 태도와는 별도로 주민의 경제적 여건이나 보건의료시설의 수준이나 지리적 위치, 이용가능시간 등 다른 조건들 때문에도 영향을 받으므로 이에 대한 실태를 파악하고 미래를 전망할 필요가 있다.

7) 지역의 주요 보건의료문제 및 해결전략의 선정

지역의 보건의료문제와 그 위험요인이 어떤 것이고 주민의 보건의료수요를 충족시킬 수 있는 보건의료자원과 주민의 보건의료에 대한 인식, 태도 그리고 이용 상황을 파악한 후 이러한 모든 정보를 종합적으로 고려한다.

그리고 지역의 보건의료상태, 인구구조, 환경 위생상태, 지역사회의 인식 및 태도, 보건의료 이용 상태, 보건의료서비스전달 면에서 주민의 건강의 유지와 증진 상 가장 영향을 많이 끼친다고 판단되는 보건의료문제를 선별하고 주민의 요구도를 파악하여 그 문제를 해결하거나 상황을 개선할 전략을 수립한다.

이때 고려하여야 할 사항은 문제들이 서로 어떻게 연결되어 있어 상호작용하는가를 관찰하는 것이다. 왜냐하면 보건의료문제는 독립적인 것도 있으나 대개는 상호 관련이 있어서 개별적 접근보다는 체계적 접근이 문제의 해결이나 개선에 효과와 효율이 높을 수 있기 때문이다.

2 주요 보건의료문제에 대한 향후 전망

모든 기획은 현재의 상태가 바람직하지 않다는 전제 하에 이 같은 바람직하지 않은 현재의 상태를 앞으로 어떻게 변화시키겠다는 데에 초점을 둔다. 따라서 앞에서 열거한 여러 보건 및 관련지표들이 가까운 장래에 또는 계획기간 동안에 어떠한 상태 또는 수준으로 변화될 것인가를 전망하고 예측할 필요가 있다. 예를 들면 인구구조는 어떻게 변화될 것이며, 보건의료 인력, 시설 및 장비는 어떻게 될 것인가(숫자는 물론이고 기술의 수준을 포함), 주민의 생활, 교육, 소득, 근로 등의 수준, 그리고 질병의 양상, 보건의료 기술의 진보상황 등의 변화의 추이를 관찰하는 등 가능한 기법을 동원하여 최선의 예측을 하여 이를 기획에 반영하여야 한다. 이 같은 장래 예측은 전문적 영역이기 때문에 기획실무진의 능력의 범위 밖의 과제일 수도 있겠으나 전문가를 초빙하거나 그들의 자문을 받을 수도 있어서 반드시 불가능한 것만은 아닐 것으로 생각한다.

3 지역보건의료문제의 우선순위 결정

한정된 자원과 정해진 시간 내에 그리고 의사결정권자들을 포함한 지역주민의 관심대상이 현재의 기술의 수준 등 여러 가지 이유로 인하여 단번에 모든 것을 해결한다는 것은 거의 불가능하다. 그 뿐만 아니라 문제들은 그 자체가 갖는 상대적 중요성으로 인하여 경중을 달리하는 것은 타당하며 동시에 실제로 그 문제의 해결 가능성이 서로 다르기 때문에 그 가능성의 정도를 고려하는 것은 마땅한 일이라 하겠다. 그러나 이 같은 일련의 작업과정에서 발생하는 어려움은 문제를 전체적으로 보면서도 각 문제가 가진 특성을 살리며 동시에 다른 문제와 비교가 가능하도록 만드는 일이다.

1) 등급의 분류 및 점수화

여러 가지 어려움을 해결하는 한 방법으로 문제의 경중이나 해결의 가능성을 검토하는 일정한 기준들(criteria)을 설정하고 각 문제를 이렇게 정해진 기준에 따라 몇 개의 등급(예 : 4등급; 아주 그렇다, 그렇다, 그렇지 않다, 아주 그렇지 않다)으로 나누고(rating) 각 등급마다 점수를 부여(예 : 아주 그렇다 4점, 그렇다 3점, 그렇지 않다 2점, 아주 그렇지 않다 1점)한 다음에 기준에 따라 가중치(아래에서 별도로 설명할 것임)를 주어 문제별로 각 기준마다 부여한 가중치를 적용하여 만든 점수를 총합하여 그 문제의 점수로 한다. 이렇게 만든 점수를 기초로 점수가 가장 높은 문제로부터 가장 낮은 문제의 순서로 문제들을 나열하여 순서가 가장 빠른 문제부터 몇째까지(예 : 다섯 번째 또는 열 번째 등 능력에 따라 정함)를 중요한 문제로 분류하는 것이다.

2) 기준의 설정

앞에서 판별기준을 정하여 등급을 정하고 등급별로 점수를 부여하고 가중치를 주어 최종 점수를 도출했다면 그 기준은 무엇이 있으며 누가 그것들을 결정할 것인가가 중요하다. 기준들은 지역보건기획팀이 전문가의 도움을 받아서 안을 만들어 의사결정권자들의 동의를 받아 결정할 수 있을 것이다.

지역보건의료문제의 등급분류 및 점수화에 사용될 수 있는 기준으로 다음과 같은 것들을 예로 들 수 있다. 여기에서 제시한 기준들은 하나의 예시이므로 지역의 설정에 따라 가감될 수 있을 것이다. 그러나 일단 채택된 기준들은 동일한 기획에서 논의되는 모든 문제에 동일하게 적용되어야 최종 결과 점수가 일관성을 갖게 될 수 있다.

(1) 문제 그 자체를 중심으로

① 문제의 크기

문제의 크기는 최초에는 사망률(보통사망률, 또는 연령별 사망률 등)과 동일하게 사용되었으나 최근에는 계량화할 수 있는 다른 사상(事象)들에도 적용되고 있고(예 인력의 과부족 상태 등) 또한 질병에 대해서 사용되기도 한다(예 감기: 감기로 인하여 사망자는 없으나 이환자나 이로 인하여 노동을 못하는 사람은 많을 것이다. 인푸렌자도 비슷한 예이다). 사망률이 높으면, 질병의 발생과 유병이 높으며, 혹은 부족한 정도가 높으면 등급(점수)이 높게 된다.

② 문제의 전이성

특정의 문제에 지역사회가 노출되었을 때 그 지역사회가 갖는 잠재적 위험을 지칭한다. 예를 들면 어떤 지역사회에 발생하는 전염병은 전이성이 가장 높으나 비전염병은 전이성이 가장 낮다. 또 다른 면에서는 특정의 지역사회에 얼마나 환경적 위험을 증가시키는가를 말하기도 한다. 이 경우에는 그 위험의 증가의 원인이 자연적일 때는 낮고 인공적(산업적인 또는 문화적인)일 때는 높은 것으로 본다.

③ 지역사회 영향

지역사회의 일반주민들이 그 문제를 얼마나 또 어떻게 인식하고 있는가를 뜻한다. 다시 말하면 어떤 문제가 지역사회에서 일으키는 흥미 또는 반응의 수준을 말한다. 대기오염이 심각하여 그 결과로 많은 사람들이 건강을 잃고 있다고 하여도 일반주민들이 대기오염을 대수롭게 여기지 않을 경우 대기오염문제는 문제의 크기나 전이성에서는 높은 등급(점수)을 받으나 지역사회 영향은 낮은 등급(점수)을 받는다. 이 기준의 등급은 전문가인 지역보건기획팀이 정하는 것이 아니고 일반주민 설문조사 등을 통하여 그 반응에 따라 정해야 된다.

④ 사회적 영향

여기에서 말하는 사회적 영향이란 사회구조의 상층부에 있는 권력집단의 흥미와 반응을 말한다. 이를 고려하는 이유는 앞의 설명으로부터 유추할 수 있을 것이다.

⑤ 환경적 영향

앞에서는 문제의 전이성에서 설명하였지만 여기에서는 환경에 미치는 영향을 별도의 항목을 설정하여 고려하는 것이다. 즉, 환경의 변형 그 자체에 보다 관심을 둔다고 하겠다.

(2) 문제의 감소 가능성을 중심으로

① 취약성

확인된 문제를 해결하는데 이용될 기술(technology)이 현재 어느 정도 알려져 있는가를 말한다. 예를 들면 영양불량이 어떤 지역의 보건의료문제로 꼽혔다고 하자. 이 문제는 등급이 높은 문제이다. 왜냐하면 현재 우리는 영양불량을 식별하는 방법을 알고 있고 또한 영양 요구량을 알고 있으며, 어떻게 사람들에게 먹일 수 있는가를 알고 있고, 식량을 어떻게 수확하여 저장하고 분배하여야 하는 것을 잘 알고 있기 때문이다. 그러나 암은 비록 많은 사람들에게 이환되고 있고 사망의 높은 원인이지만 아직까지 완치 방법이 알려지지 않았기 때문에 연구의 필요성을 강조하는 것으로 볼 수 있다.

② 개선의 가능성

확인된 문제가 시간이 경과하면서 결과적으로 어느 정도 개선될 것으로 전망할 수 있는가를 말하는 것이다. 물론 이 항목은 판단하는 사람에 따라 달라지는 경향이 있고 관련 정보를 얼마나 가지고 있느냐에 따라 의견의 차이가 있음을 염두에 두어야 한다. 시간이 흘러도 개선의 가망이 없고 오히려 더 악화될 문제는 등급이 높고 특별한 대책을 세우지 않아도 결과적으로 개선될 전망이 높은 것은 등급이 낮다.

③ 해결방법의 실시 가능성

확인된 문제의 해결에 동원될 방법들이 현재의 기술의 선택 면에서, 기술로 해결할 수 있는 수준, 해결방법을 시행하는데 소요될 자원의 획득 가능성 등 여러 여건들을 고려할 때 해결방법의 실시가 얼마나 잘 수용할 것이며 어떠한 반응을 보일 것인가에 초점을 둔 것이다. 잘 수용할 것으로 또 반응이 좋을 것으로 예측되면 등급이 높고 그렇지 않으면 낮다.

(3) 기준별 가중치

앞에서 예시한 문제의 우선순위를 결정의 준거기준을 요약하면:

① 문제의 크기, ② 문제의 전이성, ③ 지역사회 영향, ④ 사회적 영향, ⑤ 환경적 영향, ⑥ 취약성, ⑦ 개선의 가능성, ⑧ 해결방법의 실시 가능성, ⑨ 생존가능성 등이다. 열거한 기준들이 모두 동일한 무게를 가지고 있는 것으로 취급하면 계산은 단순할 수 있겠으나 모든 기준이 똑같은 무게를 가지고 있다는 논리를 쉽게 받아들일 수는 없을 때는 가중치를 둔다.

4 사업목표의 설정

1) 목표 집단(target groups)과 고위험집단(high-risk groups)의 확인

지역사회 진단을 통하여 지역의 보건의료문제가 무엇인가를 확인하였고 이 확인된 문제들 가운데서 선택된 기준에 의거 우선순위가 높은 문제가 무엇인가를 선정하였다. 그러나 실제로 우선순위가 높은 문제들이 선정되고 그 위험요인들이 확인되었다고 보건의료사업이 곧바로 실시되는 것이 아니다.

앞에서 설명한대로 모든 보건의료문제를 일거에 또 일시에 해결할 수 없다는 논리는 또 다시 모든 주민을 대상으로 똑같은 보건의료서비스를 동시에 제공할 수 없다는 데에도 적용된다고 하겠다. 다시 말하면 전 인구집단을 특정한 사업의 대상별로 나누는 즉, 사업별 목표 집단으로 나누는 작업을 거쳐야 한다. 모자보건사업은 전 인구를 대상으로 전개할 필요가 없다. 모자보건사업은 영유아와 임산부만을 대상으로, 노인보건사업은 노인만을 대상으로 할 것이며 성인병 사업은 장년을 대상으로 하는 것이 마땅하다.

그런데 각 사업마다 특정한 인구집단을 대상으로 전개되는 가운데서도 한정된 자원을 효율적 효과적으로 이용한다는 관점에서 각 사업별로 미리 정해진 기준에 따라 고 위험집단을 개인별 또는 가구별로 확인하여 이들을 초점으로 사업을 수행하여야 한다. 예를 들면 모성보건사업은 모든 임산부를 대상으로 사업을 수행할 수도 있겠으나 임산부인, 경제적으로 어려운 생활을 하는 부인, 결핵이나 간염 등 질병을 앓고 있는 부인 등등 임신 및 출산과정에서 임산부나 태아에게 위험의 징후가 높은 집단을 확인하여 이들을 집중적으로 관리하는 것이 사업의 효과를 높이는 것은 물론이고 문제 해결의 첩경이 되기도 한다.

2) 목표의 위계

특정한 사업은 그 목표를 위계에 따라 순서 있게 적절히 확인, 정리하는 작업을 거쳐야 수행할 수 있다. 목표의 위계를 세워서 이에 따라 상위목표와 하위목표로 확실하게 기술하여 사업의 방향을 확정하여야 사업을 수행할 수 있게 된다.

3) 목표의 위계 제시

폐결핵사업을 수행하는데 있어서 각 수준별 목표를 어떻게 작성 또는 표현할 것인가를 예를 들면 별표와 같다. 차하위의 목표는 차상위의 목표의 달성에 기여하며 이 차하위목표의 성취 없이는 차상위 목표에 도달할 수 없다는 뜻이 된다. 지역보건기획팀은 목표의 위계에 따라 사업목표 설정을 제대로 하는 것이 기획의 핵심이라는 것을 이해할 필요가 있다. 목표의 위계를 〈표 12-3〉에서와 같이 모자보건사업의 예를 제시해 보고자 한다.

〈표 12-3〉 목표의 위계(예시 1)

수 준	주 내 용	예 시
Ⅰ. 광의의 목표	개선된 일반적 상태	- 주민의 복지향상
Ⅱ. 정책목표	개선된 구체적 상태	- 사망 및 이환의 감소
Ⅲ. 사업/ 전략목표	효과, 영향	- 폐결핵 발생의 감소
Ⅳ. 서비스목표	서비스 산출량과 결과	- 영아인구 x퍼센트에게 BCG 접종 - 양성환자 x퍼센트에게 1차약 투약
Ⅴ. 자원목표	투입, 시행의 산출물	- 현지출장요원 xx명 확보 - 접종약 xx명분 확보 - 치료약 xx를 비치
Ⅵ. 시행목표	자원목표를 달성하기 위한 각종 개발활동	- 접종요원의 훈련 - 약품의 공급체계 확립 - 표준 및 절차 승인 - 승인 획득

〈표 12-4〉 목표의 위계(예시 2)

수 준	예 시
Ⅰ. 광의의 목표	국민의 삶의 질을 개선한다.
Ⅱ. 정책목표	2,000년까지 영아사망률을 xx/1,000까지 낮춘다.
Ⅲ. 사업/전략목표	36개월 미만 영유아의 홍역 이환율을 xx/1,000까지 낮춘다.
Ⅳ. 서비스목표	xxxx년까지 0000명의 영유아에게 기본 예방접종을 적기에 100% 완료한다.
Ⅴ. 자원목표	xxxx년까지 00명의 모자보건요원을 확보한다. xxxx년까지 산전 진찰에 필요한 00장비를 확보한다. xxxx년까지 모성보건관리지침을 개정한다.
Ⅵ. 시행목표	xxxx년까지 간호전문대학의 교과과정을 개정하여 간호사 면허취득 후 모자보건사업을 수행할 수 있는 능력을 배양한다.

4) 목표 설정 시 6하 원칙의 적용

목표를 설정할 때 고려사항은 광의의 목표나 정책목표로 "삶의 질을 개선한다"는 등 추상적 표현도 무방하나 사업목표는 보다 구체적으로 계량가능용어로 표현해야 한다.

소위 "6하 원칙"(5W 1H)을 적용하여 기술하여야 된다는 말이다〈표 12-5 예시〉

(1) 무엇을(what is to be done?)

(2) 누가(who?)

(3) 누구에게(to whom?)

(4) 언제(when?)

(5) 어디에서(where?)

(6) 얼마나(how much? 줄 것인가 등이다.)

〈표 12-5〉 목표설정의 예시

사업목표 :

00군 주민의 폐결핵양성률을 군보건(지)소가 2,012년까지 1.0퍼센트까지 낮춘다.
〈어디에서〉〈누구에게〉 〈무엇을〉 〈누가〉 〈언제〉 〈얼마나〉

서비스 목표 :

00군의 신생아 000명중 90%에게 2012년까지는 출생 후 4주 이내에
〈어디에서〉 〈누구에게〉 〈언제〉
보건소 요원을 동원하여 BCG를 접종한다.
〈누가〉 〈무엇을〉

목표를 계량할 수 있도록 기술하면 사업의 운영 및 관리를 위한 모니터링과 평가에 있어서 유용한 기준으로 사용할 수가 있게 된다. 위에서 설명한 목표의 기술방법을 요약하자면 목표는 (1) 무엇이 행해져야 할 것인지 동사(動詞)형으로 표현해야 하고, (2) 언제까지 그 행동이 일어나야 하며, (3) 얼마만큼 행해져야 하고, (4) 대상자 또는 목적물은 무엇이고, (5) 누가 이를 수행할 것이며, (6) 그 행위는 어디에서 이루어져야 할 것인지를 구체적으로 기술하여야 한다. 목적기술에 쓰이는 동사의 예는 다음과 같다. 예 : 분석한다, 응용한다, 시험한다, 평가한다, 해석한다, 성취한다, 식별한다, 이용한다 등을 들 수 있다.

복잡하고 논리적이며 판단적인 행위와 관련한 목적의 기술은 비교한다, 대조한다, 비평한다, 결정한다, 평가한다, 설명한다, 형성한다, 유인한다, 계획한다, 구조화한다 등이다. 일반적으로 분류되는 행위와 관련되는 목적의 기술은 선택한다, 수집한다, 정의한다, 기술한다, 차별화한다, 구분한다, 확인한다, 지정한다, 생략한다, 열거한다, 분리한다 등을 들 수 있다.

5 활동계획 수립

활동계획을 수립하는 목적은 보건 의료서비스를 전달하는 여러 가지 활동계획을 개발하는데 있다. 우리는 앞에서 지역의 보건의료문제와 그와 관련되는 위험요인이 무엇이며 그러한 요인을 해결하거나 감소시키는 전략이 무엇인가를 결정할 필요가 있음을 설명하였다. 또 확인된 문제들 가운데서도 우선순위가 높은 문제를 선택하는 방법과 목표의 위계에 따라 각 수준의 목표를 어떻게 기술하여야 사업의 운영과 평가에 도움이 되는가도 알아 보았다. 다음으로 우리가 거쳐야 할 과정은 천명된 목표들을 성취할 수 있도록 서비스(service)와 활동(activities)을 계획하는 것이다.

1) 요구되는 서비스를 나열하고 전략과 활동을 확인한다.

지역에서 우선순위가 높은 것으로 확인된 보건의료문제를 그 위험요인들을 해결하거나 감소시키기 위하여 제공되어야 할 서비스와 이들 서비스를 제공하기 위한 전략이 확인되어야 한다. 예를 들면 모자보건이 지역에서 우선순위가 높은 보건문제로 확인되었고 영유아와 임산부 가운데 고위험집단에 초점을 맞추어 산전관리, 예방접종, 성장계측, 그리고 기본적 치료 등의 서비스를 제공할 필요가 있다고 결정하였다고 하자. 그렇다면 이러한 서비스를 어떻게 제공할 것인가가 결정되어야 한다. 이 같은 결정에는 적어도 각 서비스의 제공에 사용할 전반적 전략, 그 서비스를 제공하는데 요구되는 활동들, 그리고 누가, 어떻게, 어디에서 이 활동을 실제로 실천할 것인가 등이 포함되어야 한다.

영유아 예방접종 서비스를 예로 들어보자. 전략은 정기적으로 기본 및 추가 접종을 보건소/보건지소에서 실시하고 비정기적으로 부락에서도 실시한다는 것을 결정하는 것이며 이에 요구되는 활동은 어머니들에게 동기를 부여하는 것, 접종약을 냉장상태에 있게 하는 것, 접종을 실시하는 것, 접종기록을 유지하는 것 등을 열거할 수 있다. 이 같은 활동은 보건소/보건지소의 통합보건요원이 실시한다고 할 수 있다. 그렇다면 각 활동은 어떻게 이루어질 것인가? 어머니에 대한 동기 부여는 가정방문을 통하여, 냉장상태는 보건소/보건지소의 냉장고에 보관하고 운반은 냉장설비를 갖춘 운반시설을 이용한다. 접종과 기록보관은 보건소/보건지소에서 예방접종 크리닉을 개설하여 실시하고 서류철에 보관한다는 등등이 계획되어야 한다.

2) 각 활동별로 계획을 수립한다.

다음에 계획될 사항은 각 활동별로 적절한 시간적 간격을 결정하는 것이다. 예를 들면 보건교육은 3개월 만에 1회씩, 예방접종은 매주 1회씩, 각 가정은 3개월에 1회씩 방문한다는 등이며 이와 동시에 각 활동을 수행하는데 있어서 어떤 형태의 자원이, 얼마나, 언제 요구되며, 이들 자원을 어떻게 조달할 것인가 등이다. 이 과정에서 주목할 것은 동원될 보건요원의 숫자와 그들의 근무시간이 한정되어 있다는 사실이다. 이러한 제한 속에서도 이들을 가장 효율적으로 효과적으로 사용할 수 있는 계획이 수립되어야 한다. 보건요원의 과부족은 이러한 소요활동량과 실제로 제공할 수 있는 활동량을 비교하여 산출될 수 있다.

소요활동량이 이용가능 활동량보다 월등하게 많아 보건요원의 숫자가 부족할 경우 이를 보충할 수 있는 계획이 수립되어야 한다. 그러나 요원의 보충이 어려울 경우에는 활동의 단위를 적절하게 수정하거나 횟수를 줄이는 방법도 대안이 될 수 있으나 이 경우에는 필수적 활동량은 줄이지 않는다는 원칙은 고수되어야 할 것이다.

6 직무기술서 개발

직무기술서를 개발하는 목적은 계획된 활동을 요원들이 실제로 행할 역할(roles)과 책임(responsibilities)으로 바꾸어 놓은데 있다. 이것은 제공하기로 계획된 서비스들로부터 역할과 과제 목록을 개발함으로써 달성될 수 있다. 이 역할과 과제 목록은 각 직급의 직무기술서 개발에 이용된다. 직무기술서를 만드는 이유는 :

첫째, 각 사업의 목적을 달성하기 위하여 요원이 수행하여야 할 역할과 과제를 기술하고,

둘째, 이 과제를 수행하는데 요구되는 경험, 수, 그리고 지식을 확인하며,

셋째, 관리자와 해당 요원이 기대하는 바가 무엇인지를 상호 이해하고 있다는 것을 확인한다는 것 등을 들 수 있다.

이와 같은 직무기술서가 있을 때 요원의 활동이 제대로 수행될 수 있으며 또한 활동을 감독할 수 있는 기준이 될 수 있기도 하다.

초안된 직무기술서는 실시에 앞서 실행가능성이 검토되어야 한다. 고려할 사항은:

첫째, 직무기술서가 사업의 요구사항을 충분하게 반영하고 있는가?

둘째, 직무기술서는 모든 필요한 활동/과제를 포함하고 있는가?

셋째, 계획된 작업량은 합리적인가?

넷째, 이 같은 직무를 수행할만한 후보자가 있는가?

다섯째, 이 직무에 응모자가 있을 것인가?

여섯째, 이 직무는 항상성이 있는가? 특히 인건비의 지원이 계속될 것인가? 등을 체크하여 긍정적 답변을 할 수 없을 경우에는 직무기술 내용을 재검토하는 등 필요한 조치를 강구하는 것이 바람직하다.

7 개인별 작업계획 및 일정표 작성

이 단계의 목적은 앞에서 설명한 직급별 직무기술서를 각 요원이 실제로 수행하여야 할 작업계획으로 바꾸는데 있다. 요원의 작업계획은 제공될 서비스 계획과 직무기술서에 기초를 두고 모든 계획된 활동을 시간적 순서에 따라 시작하는 시간과 끝나는 시간을 명기하고 이 활동을 수행하는데 필요로 하는 자원을 표시하고 활동을 실제로 책임맡은 사람을 나타내야 한다. 작업계획은 사업계획에 맞추어 연간계획을 세우고 이를 기초로 다시 월별로 세부 활동사항을 포함하여 자세한 내용을 나타내는 것이 좋다.

개인별 작업계획 작성원칙을 몇 가지 말하면 첫째 작업계획의 목적을 분명하게 천명하는 것이고, 둘째 천명된 목적을 달성하기 위하여 수행되어야 할 활동들이나 과제들을 열거하는 것이며, 셋째 우선순위가 높은 과제와 활동의 설명서를 첨부하고, 넷째 모든 과제를 시작하고 끝내는 시간적 틀이 포함되어 있으며, 진행을 계측하는 지표가 있고, 작업을 수행하는데 소요되는 자원의 설명서를 첨부하는 것이다. 이러한 작업계획은 반드시 문서화하는 것이 좋다. 문서로 만들어야 하는 이유는 문서화 과정

에서 관계자들의 이해를 증진시킬 수 있고 계획된 작업에 더욱 헌신하게 하는 계기를 마련해주기 때문이다.

II. 지역사회 보건사업의 평가

1 의의 및 정의

최근 모든 국가는 국가발전에 수반되는 여러 가지 사회적 문제에 대처하기 위하여 여러 분야에서 공공사업을 매년 수적으로나 질적으로 점차 확대 심화시켜 전개하고 있다. 그러나 어느 국가나 충족시켜야 할 국민의 요구는 무한정한 반면에 이에 소요되는 재원은 한정되어 있으므로 이 한정된 재원의 분배과정에서 각 분야 간, 그리고 같은 분야의 사업 간에 필연적으로 경쟁을 하고 있다. 따라서 어느 분야의 공공사업이든 사회적 지원을 지속적으로 확보하려고 할 경우에는 그 사업의 정당성과 효율성을 객관적으로 입증하여야 한다. 이것은 지역보건사업이 사회적으로 인정을 받아 지속적으로 지원을 받으려면 다른 공공사업과 마찬가지로 정당하게 평가되어야 할 필요성이 있음을 말해주고 있다.

평가의 정의는 :

1) Suchman은 "평가란 가치가 부여된 목표나 목적(some valued goal or objective)을 달성하기 위하여 사전에 설계된 활동으로 인하여 얻어진 결과들을 결정하는 것이다"라고 하였다.
2) 미국공중보건협회는 "평가란 이미 설정된 목표를 달성하는데 있어서 성공치나 양을 측정하는 과정이라고 정의하였다. 그러면서 최소한 다음과 같은 절차, 즉 (1) 목적의 설정, (2) 목적달성을 측정하는 기준의 설정, (3) 성공도의 결정과 설명, (4) 사업의 개선방안의 제시 등이 포함되어야 한다고 하였다.
3) G.James는 "사업평가란 사전에 발표된 목적을 달성한 성공도의 측정이다"고 간단히 정의하였다.

이와 같이 평가는 계획된 목적의 달성을 위하여 취한 여러 가지 활동의 결과를 객관적 방법으로 측정하여, 목적의 달성 정도를 결정하는 과정인데 이 때 강조하는 것은 어떤 이론의 정립보다는 산출물의 전달이나 임무성취 그리고 성공적인 결과를 가져오도록 환류하는데 있다. 보건사업에 있어서 평가는 위에서 설명한 정의를 받아들여 보다 나은 측정치나 연구 설계에 주력하면서 동시에 사업이 개발되고 시행되는 조직 및 정책과정을 연구하는 것도 포함된다는 것을 기억할 필요가 있겠다.

그런데 평가는 독립된 사상(事象)이 아니다. 앞뒤에 평가의 대상인 사업의 내용들과 고리처럼 연결되어 있으면서 순환하는 양상을 보여주고 있다. 이러한 양상을 평가의 주기라고 한다면 그 주기는 최초에 가치판단(Value formation)으로부터 시작한다. 다음은 사업목적이 설정되고(Objective setting), 그 다음에 목적달성의 기준이 설정되며(Criteria setting), 이어서 목표달성(사업)의 계획이 수립되고(Program planning), 이 계획에 의거 사업이 수행된다(Program implementation). 사업이 수행된 후에 사업평가(Program evaluation)가 이루어지고 이 평가 결과에 따라 다시 새로운 가치판단이 이루어지는 새로운 주기가 시작된다는 것이다.

2 사업목적과 가정

사업평가는 평가하려는 사업의 목적이 확실하여야 가능하다. 사업목적이 확실하다는 말을 평가적 측면에서 말한다면 평가할 수 있는 내용이 있다는 말과 같다. 이것은 목적이 확실하지 않는 사업은 평가가 불가능하다는 것을 뜻하기도 한다. 대체로 사업목적은 어떤 구체적 활동이나 자원을 투입하여 일정한 과정을 거쳐서 어떠한 결과(변화)를 가져오겠다고 가정하여 표현한 것이다. 이런 점과 관련시켜 생각한다면 평가란 기대하는 "결과(변화)"가 무엇이고, 그 결과를 가져오게 하기 위하여 투입된 "활동과 자원"은 무엇이며, 기대하는 결과는 어떤 "방법과 절차"를 통하여 얻었는가, 그리고 결과나 변화가 일어난 상태나 정도는 무엇을 가지고 어떻게 포착할 수 있는가 등에 대한 일련의 이해라고 할 수 있다.

앞장의 목표 설정란에서 사업의 목적을 기술하는 방법을 상세하게 설명한 바 있지만 여기에서는 평가 전체의 성패를 좌우하는 한 과정인 사업목적 파악 시 작성된 사업목적과 관련하여 기본적으로 검토할 사항으로 Suchman(1974)이 제시한 것을 몇가지 소개하려고 한다.

1) 목적의 내용은 무엇인가?

이 사업을 수행하여 최종적으로 얻고자 하는 것이 무엇이었는가? 건강에 대한 지식, 태도, 행동에 어떤 변화가 일어날 것을 기대하였는가? 또는 무슨 질병의 유병/발생의 감소를 기대하였는가? 사망의 감소는? 등 무슨 목적이 있었는가가 명확히 파악되어야 한다.

2) 사업의 대상은 누구인가?

이 사업은 누구를 대상으로 수행되었는가? 개인인가 아니면 영유아, 임산부, 가임여성, 청소년, 노인층, 저소득층 등 특수 인구집단인가 아니면 일정 지역 내의 전체 인구집단인가 등이 명확하게 구분되어야 한다. 사업대상이 이와 같이 명확하게 구분되지 않으면 평가 시 조사대상을 선정할 수 없게 되어 결국은 평가자체를 수행하기가 어렵게 된다.

3) 사업의 결과 혹은 바람직한 변화는 언제 일어날 것인가?

평가에서 주로 관찰하고자 하는 사업의 결과(변화)는 사업수행 후 즉각 나타나는 것들인가 아니면 상당한 기간이 경과한 다음에 나타나는 것들인가? 사업의 효과 가운데는 어떤 것은 사업의 초기에 얻어질 수도 있으나 다른 것은 시간이 경과하여야 나타나는 것도 있어서 평가는 이러한 사업의 효과 발생에 대한 시간적 이해를 가지고 수행될 필요가 있다.

4) 사업목적이 일원적인가 아니면 다원적인가?

사업이 지향했던 변화가 단일한 것이었는가 아니면 일련의 계속적인 것이었는가? 또한 지향했던 변화들이 모든 사람에게 동일하게 일어나기를 기대했던가 아니면 인구집단에 따라 다를 수 있을 것으로 기대하였는가? 대부분의 사업은 다원적 목적을 가질 것이 보통이므로 평가자들은 다원적인 목적을 측정하도록 노력하여야 하고 이 경우 평가의 우선순위는 어떻게 할 것인지도 고려하여야 한다. 이와 동시에 계획수립 시에 기대하지 않았던 소위 “부작용 또는 부산물”이 있는지도 관찰하여야 한다.

5) 기대한 효과의 크기는 어느 정도인가?

사업의 목표를 어느 정도 달성하여야 성공적이라고 간주할 수 있는가? 또한 성취해야 할 구체적 목표량은 정해져 있었는가? 그리고 설정된 위와 같은 목표량은 실현 가능한 범위내에 있는가도 고려되어야 한다.

6) 어떻게 목적을 성취하려 하였는가?

사업을 수행하기 위하여 사용된 수단은 무엇이었는가? 주로 주민들의 자발적 협동에 의존하였는지 아니면 행정력을 동원하여 추진하였는지 혹은 양자를 혼용하였는가 등을 파악할 필요가 있다. 또한 대상자를 접촉할 때 개인적이었는지 아니면 개인적이지 않았는지 그리고 그 접촉은 공식적이었는지 혹은 비공식적이었는지도 파악하는 것이 좋다.

지역 보건사업의 평가는 평가될 사업의 목적을 위에서 제시한 사항에 따라 검토한 다음에 그 목적들을 뒷받침하고 있는 가정의 타당성을 결정할 필요가 있다. 이 과정에서 가정의 타당성이 부인될 경우 사업목적 자체가 성립될 수 없으므로 사업평가 그 자체가 의미를 갖지 못한다고 할 수 있다. 이러한 가정의 타당성이 검토된 다음 사업의 결과에 대한 평가가 비로소 시작된다고 하겠다.

3 평가의 종류

1) 업적평가(Performance evaluation)

업적평가는 자원을 이용한 결과 즉, 효율성(efficiency)에 관심을 둔 평가이다. 사업의 목적을 달성하기 위하여 어떤 노력을 하여 얼마나 성취한 바가 있었는가를 측정하는 것이다. 그래서 생산된 산출물이 국가 전체의 표준치나 기타 비교하고 싶은 어떤 표준치에 대하여 어떠하다는 것을 말하려고 한다. 업적평가는 예를 들면 성취된 활동의 숫자, 인력별 시간당 생산량 등 각종 변수의 관찰을 포함하고 있다. 보다 더 구체적으로 말하면 A 보건소의 진료팀은 1인당 매월 몇 명의 환자를 진료하였으며 이는 타 보건소의 진료팀의 것 혹은 전국의 평균과 비교하면 어떠하다는 것이다.

업적평가는 사업에 투입된 자원이 충분하였는지 그리고 그것들이 적절하게 사용되었는지를 파악하는 것이 주된 목적이다. 만일 자원이 충분하지 않았다거나 적절하게 사용되지 못하였다면 그것은 사업관리상의 책임이 아니라 지역의 진단이 잘못되었거나 아니면 대책을 제대로 세우지 못한 결과였다고 말할 수 있다. 따라서 이 문제를 해결하려면 정책을 바꾸거나 대책자체를 바꿔야 하는 것이다.

2) 기능적 평가(Functional evaluation)

기능적 평가는 사업을 추진한 결과 성취된 산출물이 어떤 효과(effectiveness)가 있었는지에 주된 관심이 있다. 이를 구체적으로 예를 들어 설명하면 보건소 의사 1인당 매월 몇 명의 환자를 진료하였는가에 대한 질문에서 한 걸음 더 나아가 그 진료한 환자 가운데 실제로 치료가 된 환자는 몇 명인가에 대하여 대답하려는 것이 기능적 분석이다. 기능적 분석은 업적을 분모로 하고 그 가운데서 활동의 목적이 성취도나 업적을 분자로 하는 하나의 비(ratio)라고 할 수 있다. 따라서 A 보건소의 의사는 매월 1,000명의 진료환자 가운데 500명이 치료되었고 B 보건소 의사는 900명의 진료환자 가운데 500명이 치료되었다면 효율은 A보건소가 우수하나 효과는 B 보건소 의사가 높다고 평가된다. 업적평가에서 주 관심사인 사업의 효율은 산출물의 크기 그 자체만을 말하나 기능적 평가의 주 관심사인 효과는 산출물의 긍정적 결과에 초점을 두고 있다. 그런 점에서 후자는 전자를 기초로 해석되지만 한층 더 깊은 면이 있다고 하겠다. 왜냐 하면 효과를 알아내려면 업적의 결과를 다시 분류하여 목적 달성에 긍정적인 것들을 다시 관찰하는 과정을 거쳐야 하기 때문이다.

일반적으로 보건소를 비롯한 지역의료보건기관에서는 지금까지 평가를 하면서 업적 평가에 머물러 있었다고 할 수 있겠으나 앞으로는 이러한 1차적인 분석에서 한 걸음 더 나아가 기능적 및 전체적 평가를 수행하여야 할 것이다.

3) 포괄적 평가(Global evaluation)

기능적 평가는 산출물 및 산출물의 효과와 어느 정도 관계가 있으나 그 관계는 어디까지나 개인을 대상으로 관찰한 것이지 사업대상 전체에 대한 정보는 아니다. 진료환자 가운데서 치료가 된 사람들이 어떠하다는 것이지 사업지역에 살면서도 진료를 받지 않은 사람들 가운데 진료를 받아야 할 사람들이 있었는지 없었는지에 대하여서는 어떤 정보도 제공하지 못하고 있다. 만일 앞에서 말한 진료환자가 사업지역에 있는 모든 환자였다면 그 효과는 지역 전체에 대한 포괄적 정보를 제공하고 있다고 말할 수 있겠으나 시설을 찾아온 일부 주민만을 상대한 결과이었다면 그것은 접촉했던 대상에 대한 정보일 뿐 전 지역에 대하여 진료의 영향(impact)을 알려주는 정보가 아니라고 할 수 있다.

이와 같이 포괄적 평가는 특정한 사업 활동이 지역 전체 주민에게 어떤 영향을 끼쳤는가를 파악하려는 입장을 취한다. 따라서 보건의료시설에 내원한 주민에 대한 정보는 물론이고 지역 전체 주민에 대한 정보가 없이는 포괄적 평가는 수행할 수 없다. 그러나 앞에서 설명한 업적 및 기능적 평가의 결과는 포괄적 평가의 기초 자료가 되므로 포괄적 평가에 앞서 이 두 평가는 반드시 수행될 필요가 있을 것이다. 또한 위에서 열거한 세 가지 평가들을 반드시 동시에 수행할 필요는 없다. 그렇지만 정책 결정을 하기 위해서는 포괄적 평가를 통하여 얻은 정보가 반드시 필요하다고 하겠다.

4) 과정평가(Process evaluation)

과정평가는 어떤 사업이 성공하였다거나 실패하였다고 평가되었을 경우 “왜 그렇게 되었을까?” 하고 사업의 기전과 과정을 규명하려는 노력이다. 어떤 의미에서는 과정평가는 순수한 평가의 영역을 벗어나 있는 것으로 논의할 수도 있다. 그러나 사업평가는 이론의 정립보다는 사업을 개선하려는 목적도 가지고 있으므로 성공한 또는 실패한 이유를 다각도로 관찰하여 성공한 내용은 더욱 강화하고 실패한 내용은 전철을 밟지 않도록 귀감을 삼는 일은 바람직하다고 생각한다.

사업평가 시에 성취된 노력의 다과만을 보고 그 성패를 가름하려는 경향이 있으나 이것은 사업의 외관상 보이는 상황만을 관찰한 평가에 불과하다고 하겠다. 여기에서 한걸음 더 나아가 산출물의 효과와 지역사회 전체에 미친 영향을 규명하는 분석적 노력을 경주하여 지금보다 더 좋은 결과를 산출할 수 있는 방법이나 기전을 찾아내어 다음 기획의 방향설정이나 사업내용 또는 전개방법 등의 수정에 도움을 주어야 할 것이다.

이 과정평가는 첫째 사업의 속성, 둘째 사업대상 연구, 셋째 사업이 수행된 여건, 넷째 사업에 의해 나타난 제반 효과 등 네 가지 면에 초점이 맞추어져서 실시된다.

(1) 사업의 속성 분석(the attribute of the program)

사업성패의 원인을 사업자 체내에서 찾아내려는 과정이다. 이 과정에서 사업을 성분별로 세분된 다음에 어느 부분이 사업을 성공하게 한 원인이었고 어느 부분은 실패하게 한 원인이었는가를 밝혀내는 것이다.

(2) 사업대상 인구 분석(the population exposed to the program)

어느 계층의 대상자들이 이 사업의 영향을 많이 받았는지 그리고 어느 층이 잘 응했고 어느 층은 거부하는 경향을 나타냈는지 등을 분석하는 것이다. 또한 사업에 노출된 인구의 부분 집단 간의 상호관계 들을 파악함으로써 다음 기획에서 사업대상의 선정과 접근방법 등을 개선할 수 있는 정보를 얻으려는데 목적이 있다.

(3) 여건에 대한 분석(the situational contexts of the program)

사업에 영향을 줄 수 있는 여러 상황적 맥락들 즉, 사업의 장소, 시기, 운영자 등은 어떤 것들이었고 그 영향력은 어느 정도 이었는가를 알아보려는 것이다. '만일 여건을 달리 하였을 경우 사업은 어떻게 되었을까'에 대한 해답을 얻으려는 것이다.

(4) 사업에 나타난 효과분석(the different kinds of effects produced by the program)

최종 결과의 어느 면을 판단의 기준으로 사용할 것인가에 대한 해답을 얻고자 한다. 다시 말하면 사업의 효과내용을 구체적으로 분류하여 제시함으로써 어떤 내용을 판단의 기준으로 삼을 것인지를 명시해 주려는 과정이라고 할 수 있다. 효과의 내용은 다음과 같이 네 가지로 첫째 단일 또는 복합 효과, 둘째 기대하지 않았던 효과 또는 부작용/부산물, 셋째 지속기간별로 본 효과(장기 또는 단기), 넷째 효과의 형태(지식, 태도, 행동 등의 변화를 일으킨 효과) 등으로 분류될 수 있다.

3 평가의 지표(Indicators)선정

1) 지표의 정의

일반적으로 평가는 그 수행과정에서 지표를 보조수단으로 사용한다. 이러한 지표에 대한 정의도 다양하다. 최근에 세계보건기구는 지표란 변화를 측정하는데 도움을 주는 변수들(variables)로서 변화를 직접 또는 간접으로 측정할 수 있게 하는 평가의 도구라고 정의하면서 지표를 선정할 경우에는 그 지표의 타당성, 신뢰성, 민감성, 특수성 들을 충분히 고찰할 것을 권고하였다. 그러나 이러한 기준들을 모두 만족시킬 수 있는 지표들이 아직 개발되지 못하고 있는 실정이다. 그렇지만 지표는 목표량(targets)과 관련시켜 사업의 목적을 구체화하는데 있어서나 세워 놓은 목표량과 관련하여 이룩한 진척도(progress)를 측정하는데 도움을 준다. 일반적으로 지표는 어떤 현상이 일어나는 환경에 대하여 측정된 현상의 관계를 반영하는 추론된 요약숫자 즉 평균값, 율, 비, 비율, 지수의 형식을 취한다.

2) 지표의 분류

평가에 이용되는 지표는 평가자에 따라 다양하다. 그러나 이들을 몇 가지 범주로 나누어 놓으면 사용하기에 편리하고 중복을 피할 수 있는 이점이 있다. 평가지표로는 우선 서비스 지표(services indicators)와 관리 지표(management indicators)로 크게 나눈 다음 이를 다시 각각 투입(inputs), 산출(outputs), 효과(effects)의 범주로 나누고 서비스와 관리를 포괄하는 영향(impacts)의 범주로 나누어 각 범주별로 지표를 예시하면 다음과 같다.

(1) 서비스 지표

① 서비스 효과의 지표

제공된 서비스로 인하여 사업대상자들에게 일어난 지식, 기술(skills), 태도와 행동면에서의 변화를 측정한 것이다. 행동(실천)의 지표의 예는 피임기구를 사용하는 유배우자의 피임실천율이나 5세 이하 영유아의 예방접종률 등을 들 수 있다. 지식의 지표의 예는 결핵환자 가운데서 결핵의 완치 이유를 아는 환자의 백분율, 기술은 체온측정법을 배운 어머니 중 실제로 체온을 잴 수 있는 어머니의 백분율 등을 예로 들 수 있겠다.

② 서비스 산출의 지표

서비스 산출물이란 사업이 여러 가지 자원을 투입하여 만들어 낸 서비스와 생산물을 가리킨다. 이 산출물은 사업의 대상자에게 여러 가지 효과를 가져다준다. 서비스 산출의 지표는 서비스의 이용, 제공된 서비스의 질, 서비스 대상자의 접촉, 서비스에 대한 접근 등으로 분류할 수 있다. 이용에 관한 지표는 다시 수용자/이용자의 율, 계속 사용자의 율, 중단자의 율 등으로 나눌 수 있다.

질에 관한 지표는 진단, 교육, 치료, 상담으로 나누어 생각할 수 있으나 이들은 계량화가 어려워 전문가가 직접 서비스 제공 시에 관찰을 통하여 판단하거나 이용자와의 면접을 통하여 얻은 자료를 통하여 판단할 수밖에 없다. 접촉에 관한 지표는 보건요원의 가정방문을 통하여 접촉이 있었던 대상자의 율이나 결핵환자 가운데 보건요원의 가정방문을 받은 결핵환자의 율 등이 예가 되겠다. 접근도에 관한 지표는 특정한 보건의료시설로부터 반경 X킬로미터 내에 살고 있는 주민의 백분율로 표시되는 물리적 거리, 보건의료시설에 특정의 교통수단으로 X분 내로 접근할 수 있는 주민의 백분율, 그리고 특정한 클리닉의 주당 개설 빈도수 등이 예가 되겠다.

③ 서비스 투입 지표

서비스 투입은 사업의 서비스를 수행하기 위하여 요구되는 일체의 자원투입을 말한다. 모든 사업은 이러한 투입을 통하여 산출물을 생산해낼 수 있게 된다. 즉 자원은 보건소 요원(의사, 보건간호사, 보건교육사, 보건기사 등 보건요원)과 이용가능 한 각종 물자 및 보건의료장비를 말한다. 이러한 자원의 이용가능성을 측정하는 것이 투입 지표이다. 먼저 요원에 관한 지표는 1인당 사업대상자 수, 현원에 대한 정원의 비 등을 예로 들 수 있고, 물자는 소요물자량에 대한 실 공급물량의 비, 장비는 장비별 이용건수 등이 예가 되겠다.

(2) 관리 지표

서비스 지표는 보건 의료기관이 자원을 투입하여 생산한 서비스와 관련된 것이라면 관리 지표는 서비스를 생산하는 과정에서 자원이 어떻게 운용되었는가에 초점을 두고 그 결과를 지표로 나타낸 것이다. 여기에서도 효과, 산출 및 투입별로 지표의 예를 들어보기로 한다.

① 사업관리의 효과 지표

사업관리는 사업 서비스를 지원하기 위하여 계획된 것을 의미한다. 그래서 사업관리의 효과는 서비스 제공자나 서비스 제공을 지원하는 요원의 지식, 기술 및 실천행동을 측정하면 될 것이다.

② 사업관리의 산출 지표

산출이란 사업관리가 자원을 가지고 만들어 낸 모든 서비스와 생산물을 지칭한다. 그래서 이것을 측정하는 지표는 훈련된 서비스 제공자의 수, 분기별 보고서를 제출 완료한 시설 수, 요원의 감독회수 등을 말한다.

③ 사업관리의 투입 지표

여기서 투입이란 사업관리를 하기 위하여 필요로 하는 자원을 말한다. 이를 측정하는 지표는 요원, 물자, 정보 및 직무지침서 등으로 구분될 수 있으며 요원에 대한 지표는 요구되는 기술을 가진 요원의 백분율, 물자는 수령한 홍보자료의 종류 수 및 종류별 수령량, 정보는 민간의료기관의 월간 활동 보고서 제출 상황, 직무지침서는 서면화 된 직무 감독계획서 제출, 감독자의 수 등을 예로 들 수 있겠다.

(3) 서비스의 영향 지표

영향 지표는 어떤 인구집단의 사망, 이환, 불구 및 출산력 등의 상태를 측정하기 위하여 사용된다. 이를 좀 더 구체적으로 말하면 영향 지표는;

첫째, 사업의 서비스가 사망과 질병의 발생에 미친 영향을 평가하기 위하여,

둘째, 질병의 우선순위를 세우기 위하여,

셋째, 고 위험집단을 확인하여 사업의 자원을 효과적으로 사용하기 위하여,

넷째, 질병의 추이와 질병과 사망의 양상을 관찰하기 위하여,

다섯째, 유행병의 발생, 관리 및 연구를 하기 위하여 사용된다.

이러한 영향에 관한 측정은 숫자, 비율 혹은 비로 나타낼 수 있으며 영향에 관한 정보는 조사(surveys), 정기보고, 특별연구, 유행발생보고서, 생정 통계 등을 통하여 수집된다.

III. 건강증진사업 관련 평가지표

1 지역보건에서의 보건교육의 평가지표

WHO는 보건교육(health education) 제목의 책자를 여러 권 출판하고 있지만 그

중에 평가에 관한 기술은 있어도 평가지표에 관한 기술은 거의 없다. 특히 보건교육 서비스의 기획과 평가는 평가에 관해 크게 취급하고 있으나 지표에 관한 검토는 하지 않고 있다.

〈표 12-6〉 WHO가 제안한 보건프로그램 지표

구 분	지 표
보건정책의 지표	· Health for All에 대한 고위층의 정치적 관여/관심 · Primary Health Care에 대한 적절한 자원의 비율 · 자원배분의 공평성 · Health for All에 대한 국가전략에 관한 적절한 조직/관리의 모델의 확립 · Health for All에 대한 국제적이며 정치적인 관여, 관심의 현실적인 태도 표명
사회/경제적 지표	· 인구 증가율 · 국민총생산(GNP) 또는 국내총생산(GDP) · 소득의 분배 · 노동력/취직률 · 성인의 문자 해독률(교육률) · 방 하나당 거주인수 · 일인당 에너지 이용
건강관리 공급의 지표	· 이용률 · 물리적인 접근도 · 경제적/문화적인 접근도 · 서비스의 이용 · 관리의 질을 평가하는 지표
Primary Health Care의 영역에서의 지표	「건강이해」의 수준 · 가정이나 인근에서의 안전한 급수의 이용률 · 가정이나 인근에서의 적절한 위생시설 · 모자의 지역보건의료로의 접근도 · 훈련을 받은 사람에 의한 출산 입회정도 · 소아의 주요한 감염병에 대한 예방접종률 · 연간 기본적인 약의 이용률 · 2차 의료기관으로의 접근도 · Primary Health Care 및 2차 의료기관의 각종 보건담당자의 대 인구비율
건강상태의 지표	· 출생 시 체중 2,500g 이상의 신생아의 비율 · 체중이 연령에 맞는 적정권 안에 들어있는 자녀의 비율 · 자녀의 정신사회적 발달의 지표 · 유아사망률 · 소아사망률(1~14세) · 5세미만 사망률 · 평균수명 · 임산부 사망률 · 질병별 사망률 · 질병별 발생률 · 장애자율

자료 : WHO : Health programme evaluation. Health For All Series, No.6 : 19~22, 1981.

1981년에 출판된 "보건프로그램의 평가"(WHO, 1981)에는 지표에 관한 기재가 있다. 여기에는 건강교육 뿐만 아니라 보건프로그램 전반에 관한 평가에 대해 서술되고 있으나, 건강교육이 보건프로그램의 중요한 요소로 되어 있으므로 그 중에서 무엇을 지표로 취급하고 있는지를 살펴보았다(표 12-6 참조). WHO는 세계 전체를 대상으로 하고 있어서 우리의 사정에 맞지 않는 지표도 많으나, 상당히 폭넓게 지표가 고려되고 있다는 점에서 참고자료로 여기에 소개한다.

2 건강증진 관련 지표

미국에서는 서기 2000년 국가수준의 보건 목표를 내세우고 그것을 지역사회에서 달성하기 위한 지침(guideline)을 작성하였다(U.S. Department of Health and Human Services: Public Health Services, 1991).

주요 분야는 건강증진(health promotion), 건강 보호(health protection), 예방서비스(preventive services)로 분류를 하고 있으며, 이와 관련하여 평가지표를 제시하였다.

〈표 12-7〉 신체활동과 Fitness에 관한 건강증진의 평가지표

건강상태	위험요인(Risk) 감소	서비스와 보호	지역감시 (surveillance)
· 관상동맥질환 사망률 · 과체중자의 비율 · 운동에 의한 장해율	· 경·중등도 운동의 정기적 실시자 비율 · 이용 가능한 운동프로그램 수 · 격한 운동의 실시자 비율 · 근육훈련 실시자 비율 · 적정한 식사습관과 운동을 조합한 사람의 비율 · 규칙적 운동의 이익을 이해할 수 있는 사람의 비율 · Fitness의 요소를 아는 사람의 비율 · 심폐 Fitness 증진에 필요한 운동량을 아는 사람의 비율	· 문서화 된 실시계획 · 매일 학교체육에 참가한 사람의 비율 · 학교에서 운동에 사용되는 시간 · Fitness프로그램을 가진 직장의 비율 · 이용할 수 있는 시설의 수와 형태 · 운동지도를 받은 환자의 비율	· 감시체제의 존재 · 데이터 세트(data set)의 존재와 분석 · 지역에 배포

자료 : Healthy Communities 2000 ; Model Standards. American Public Health Association, 1991, 19~27

〈표 12-8〉 영양에 관한 건강증진의 평가지표

건강상태	위험요인 감소	서비스와 보호	지역감시 (surveillance)
· 영양장해 비율 · 관상동맥질환 사망률 · 영양에 관계된 암으로 사망 · 과체중자 비율 · 저체중신생아 발생률 · 임신시 정상체중 증가자 비율 · 성장지연 비율	· 섭취 칼로리 중 포화지방 비율 · 과일, 야채, 곡류의 1일 섭취회수 · 적정한 식사와 규칙적 운동을 조합한 사람의 비율 · 요리 중, 식탁에서 식염을 사용한 사람의 비율 · 저염식품을 구입한 사람의 비율 · 철결핍성빈혈의 유병률 · 모유양육자의 비율 · 우유병으로 생기는 충치의 예방을 실시하고 있는 자의 비율 · 식품표시의 이용률	· 문서화 된 실시계획 · 영양교육프로그램의 유무 · 영양서비스를 받은 위험군 비율 · 포화지방의 식품이 적은 식품의 수 · 영양정보를 제공한 식품점비율 · 저지방, 저칼로리 표시가 있는 식당의 비율 · 영양교육을 받은 식품서비스업 관리자의 비율 · 식사배달 서비스를 받고 있는 노인의 수 · 영양교육을 행한 학교의 비율 · 영양교육, 체중관리교육을 행하는 직장의 비율 · 영양지도 등을 받은자의 수 · 환자에 대한 영양서비스의 유무 · 지역에의 모유양육프로그램의 유무 · 모유양육추진에 적합한 병원의 방침의 유무	· 영양모니터 제도의 유무

자료 : Healthy Communities 2000 ; Model Standards. American Public Health Association, 1991, 29~43

〈표 12-9〉 담배에 관한 건강증진의 평가지표

건강상태	위험요인 감소	서비스와 보호	지역감시 (surveillance)
· 담배 관련 질환의 사망률 · 담배 관련 질환의 발생상황 · 관상동맥질환 사망률 · 폐암 사망률 · 만성폐쇄성 폐질환사망률	· 흡연율 · 미성년의 흡연율 · 1일 이상의 금연율 · 임신 시 금연율 · 가정에서의 담배 폭로율 · 무연담배 사용자율 · 금연의 건강상황 인식자율	· 문서화 된 실시계획 · 시민조직과의 공동 활동 계획 · 지역에서의 정보활동 · 지역에서의 담당자교육프로그램 · 지역에서의 환자교육프로그램 · 지역에서의 전화 hot-line · 학교에서의 담배와 보건교육 · 지역의 자원목록 · 지역에 특유한 특정집단에 대한 프로그램 · 담배에 대한 법규제가 있는 지역의 비율 · 금연직장의 비율 · 담배 없는 학교를 요구한 법령의 제정 · 담배가 없는 환경을 만든 학교의 비율 · 흡연예방교육프로그램을 작성한 학교의 비율 · 미성년자에게 담배판매를 규제한 법령의 유무 · 미성년자에 대한 담배의 선전을 제한한 법령의 유무 · 질병예방, 건강증진(health promotion)용의 자금을 얻기 위한 소비세증세	· 감시체제시스템의 유무 · 알코올, 약물문제의 우선순위 일람표 · 개입효과의 평가시스템의 유무

자료 : Healthy Communities 2000 ; Model Standards. American Public Health Association, 1991, 57~66.

〈표 12-10〉 가족계획에 관한 건강증진의 평가지표

건강상태	위험요인 감소	서비스와 보호	지역감시 (surveillance)
· 각 위험군의 임신율 · 미성년임신율 · 연령, 인종, 혼인의 유무별 출산율 · 연령, 인종, 혼인유무별 중절률 · 미성년 빈번한 회수의 임신율 · 우발임신에 관한 연령, 인종, 혼인 유무별 출산율 · 출산후 12시간 이내에 양자가 되는 비율 · 연령, 인종, 혼인의 유무별 중절률 · 남녀의 피임의 실행률 · 남녀의 불임수술 실시율 · 중절에 의한 합병증 발생률 · 불임률	· 피임법 실시율 · 우발 임신 경험률 · 가족계획사업 · 제도의 유무 · 임신이 중절, 분만으로 끝나는 비율 · 서비스의 이용의 용이성, 접근성 · 비밀을 유지한 임신검사 및 상담의 이용 · 가족계획의 정보서비스 제도의 유무 · 가족계획서비스의 정보이용이 가능한 청년의 비율 · 가족계획서비스에 관한 매스컴의 정보내용 · 가족계획서비스에 환자를 소개하는 여유	· 미성년의 임신예방 교육계획의 유무 · 대량투여경구피임약의 판매량 · 경구피임약 사용의 흡연여성의 비율 · 성교육프로그램을 가진 학교의 비율 · 아동학생에 대한 가정생활 교육프로그램의 이용의 용이성 · 가정생활, 성교육 프로그램의 정보 전달률 · 교육, 직업훈련, 고용 프로그램의 유무 · 학교, 직업훈련, 고용에 있는 미성년자의 비율 · 상담에 관한 정확한 정보 제공률 · 수태전 지도, 상담실시 의료기관 비율 · 서비스자원의 일람표의 유무와 이용률 · HIV, 성행위감염증의 진료를 실시한 의료기관의 비율	· 감시체제의 유무

자료 : Healthy Communities 2000 ; Model Standards. American Public Health Association, 1991, 67~76

〈표 12-11〉 정신보건·정신장해에 관한 건강증진의 평가지표

건강상태	위험요인 감소	서비스와 보호	지역감시 (surveillance)
· 연령보정자살 사망률 · 인디언(American Indian)의 성·연령별 자살사망률 · 청년의 자살미수율 · 정신적 문제에 관련한 결근일 · 정신적 문제에 관련한 자살 · 정신적 문제에 관련한 폭력 · 어느 특정상태의 미 치료율 · 소아, 청년의 정신장해 유병률 · 성인의 정신장해 1개월간 유병률 · 중증정신발달지연율 · 학업 이상자율 · 우울병의 6개월간 유병률 · 성인의 재입원율 · 스트레스에 의한 건강장해 경험률 · 검사, 상담 수진율 · 지역의 지원프로그램의 사용률 · 검사, 상담 수진율 · 지역의 지원프로그램의 사용률 · 우울병으로 치료를 받고 있는 사람의 비율 · 인격, 감정문제로 원조를 구하는 사람의 비율 · 스트레스 조절을 하지 않고 강한 스트레스를 호소하는 사람의 비율	· 취학 전 프로그램에 참가한 장해자율 · 정신보건을 포함한 학교보건프로그램의 비율 · 정신보건을 포함한 조직의 건강증진의 유무 · 자살의 진단기준의 통일 · 형무서의 자살예방지도 안내서 유무 · 스트레스 감소프로그램을 가진 직장률 · 지역에서 사용할 수 있는 정보센터의 유무 · 정신 보건적 접근을 하는 의료기관의 비율	· 서비스의 유무와 이용의 용이성 · 입원율 · 재입원율 · 직원에 대한 계속교육의 기록 · 의료기관에 대한 정보제공 프로그램·교육의 유무 · 일반으로의 정보제공 프로그램의 유무 · 정보제공활동의 기록 · 환자 소개제도의 유무 · 재입원의 감소 · 환자발견·감시제도의 유무	· 지역조사(survey)의 완성

자료 : Healthy Communities 2000 ; Model Standards. American Public Health Association, 1991, 77~86.

〈표 12-12〉 폭력, 학대행동에 관한 건강증진의 평가지표

건강상태	위험요인 감소	서비스와 보호	지역감시 (surveillance)
· 살인율 · 무기관련 살인율 · 자살사망률 · 청년의 자살 미수율 · 상해에 의한 폐질률 · 폭행 상해율 · 강간, 강간미수 발생률 · 화기에 의한 비치사적 상해율 · 자녀 학대율 · 여성에 대한 신체적 학대	· 살인, 폭행, 자살의 공중위생문제로서의 인식률 · 권총 소유율 · 무기의 부적절한 소유율 · 청소년의 폭력투쟁의 율 · 청소년의 무기 소지율	· 폭력예방시스템의 유무 · 폭력예방프로그램의 유무 · 지역의 개입프로그램 실시 · 프로토콜을 가진 병원응급실 비율 · 훈련을 받은 보건의료 담당자의 비율 · 비폭력에 의한 분쟁해결 기술지도학교 비율 · 자녀의 불심사(不審死)의 관찰 기록 · 형무소에서의 자살예방 프로토콜 유무 · 아동학대 예방훈련프로그램의 유무 · 연 2시간 이상 훈련을 받은 사람의 비율 · 화기관련사에서 사용한 총 종류보고시스템의 유무 · 가족의 긴급피난장소 확보서비스의 유무 · 긴급 피난시에 소개부터 도착까지의 시간 · 환자의 권리서, 옴부즈맨, 허가·감찰프로그램의 유무 · 양친에 대한 지원프로그램의 이용 용이성 · 양육기술 지도프로그램의 이용 용이성 · 아동학대보고시스템의 유무 · 보고시스템의 자료와 지역 기대치와의 비교 · 간호·복지·병원기록과 비교 · 방치·학대아동의 추적률 · 긴급피난장소에서 내쫓긴 자녀·부녀의 비율	· 알코올, 약물관련의 폭력 정보 수집시스템의 유무 · 알코올, 약물관련의 폭력자료의 유무 · 화기에 의한 상해관련 정보수집시스템의 유무 · 화기에 의한 상해관련 정보자료의 유무 · 사인으로서의 자살의 통일기준의 유무

자료 : Healthy Communities 2000 ; Model Standards. American Public Health Association, 1991, 87~96.

〈표 12-13〉 교육적 지역형 프로그램에 관한 건강증진의 평가지표

건강상태	Risk 감소	서비스와 보호	
건강적 생활연수	고교 졸업자율	· 예방프로그램 중 보건교육사용전략의 유무와 이용전략 프로그램의 비율 · 확실한 전략을 가진 프로그램의 비율 · 건강에 대한 자기책임의 증가를 강조한 예방프로그램의 비율 · 지역의 건강정책결정에 시민이 참가·기획한 증거 · 집단교육 홍보에 사용된 방법의 근거 · 지역에서 건강증진 활동에 참가한 개인의 기록 · 근로자의 '알'권리 제정과 프로그램의 유무 · 정보·홍보·소개시스템의 유무 · 시스템의 정보공급에서 관계기관으로부터의 계속적 협력 · 지역의 시스템 이용정도 · 언론매체 관여수준 · 무료 전화상담 서비스 · 다문화·다언어프로그램의 유무 · 복합문화집단에 건강증진보급에 관한 훈련으로의 참가 · 소집단용 건강증진교재 이용의 용이성 · 건강증진 프로그램을 제공하는 지역조직의 수 · 건강증진활동을 제공하는 직장 비율 · 기업이 제공하는 건강증진활동에 정기적 참가자 비율 · 건강증진 프로그램을 갖는 고등교육 기관 비율 · 건강증진 프로그램을 갖는 고령자의 참가 비율 · 고령자대상 건강증진 프로그램	· 교과과정에 정해진 항목이 포함된 문서 · 자율학습시간에 건강에 관해 쓰여진 시간의 비율 · 학교 및 공적보건부국간에 결정된 공동목표와 책임 · 예방적 보건서비스 이용의 용이성 · 학교보건프로그램의 유무 · 지역의 학교보건프로그램을 감독하는 담당자, 조직 · 학교보건정책 지도서, 안내서 유무 · 학교보건정책의 실시 · 학교보건에 예방접종정책의 유무 · 예방접종이 기록된 학생의 비율 · 예방접종기준에 따른 신입생 비율 · 전염병에 이환된 학생의 격리시설을 가진 학교의 비율 · 학동의 건강진단수진율, 양성률 · 취학 전 아동의 건강진단 양성률 · 초등학교에서의 시력, 청력, 건강진단 프로그램의 유무 · 초등학교에서의 시력, 청력, 건강진단추적시스템의 유무 · 소학교에서의 시력, 청력, 건강진단추적 시스템의 유무 · 평가와 상담을 받고 있는 문제아동률 · 포괄적인 치과보건프로그램을 가진 학교 비율 · 불소첨가 수돗물의 유무 · 적절히 유지된 불소첨가설비의 유무 · 학교에서의 부상, 긴급사태시의 행동지침 유무 · 응급처치 훈련을 받은 교사의 비율
지역감시			
다음의 시스템 유무 위험인자의 자료 모니터 만성질환의 자료 모니터 역학평가시스템의 유무			

	수와 장소 · 환자교육프로그램을 제공하는 의료시설 비율 · 지역 건강증진을 제공하는 의료시설 비율 · 환자교육기록의 문서화 · 지역조직에 협력하는 전국 TV방송국의 수 · 지역조직에 협력하는 지방 TV방송국의 수 · 지방의 보건부문이 관할하는 주민의 비율 · 1개월간에 건강 · 가정생활을 화제로 한 가족비율 · 취학 전 프로그램에 참가 가능한 비율 · 계획된 질 높은 계속적 보건교육을 행하는 학교의 비율	· 학교에서의 구급처치와 소개책임자 지정의 유무 · 학교근무자의 건강상태의 문서화에 관한 방침의 유무 · 기준에 맞는 학교급식 학교 비율 · 부족영양소의 보충의 기록 · 체육, 운동경기의 평가방침을 가진 학교 비율

자료 : Healthy Communities 2000 ; Model Standards. American Public Health Association, 1991, 97~109

제 2 절 지역사회 보건관리자의 역할 (문옥륜)

1 관리(Management)란 무엇인가?

관리란 일정한 목적을 달성하기 위하여 조직의 구성원을 효과적으로 부리는 것을 의미한다. 다시 말해서 인적 자원과 물적 자원을 활용하여 소정의 목적을 달성하는 과정을 일컫는다. 그것은 상호 관련된 기능과 활동을 한데 엮는 과정(process)이며 목적 지향적 행동이다. 이러한 행동은 공식조직내에서 발생하게 된다.

관리기능은 다음의 6가지로 구성된다. 기획(planning)하고 조직(organizing)하고 인사(staffing)하며 지휘(directing)하고 통제(controlling)해서 최종의사결정(decision-making)을 내리는 것이다.

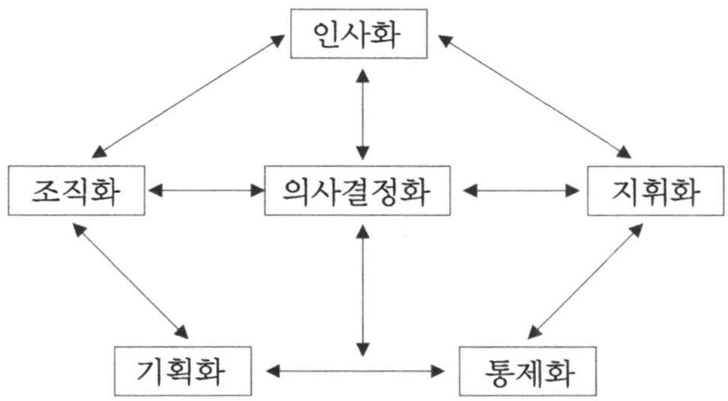

〈그림 12-2〉 관리기능의 상호 연계

기획화 기능은 현재의 상황과 미래상황을 예측해서 그 간격을 좁혀 가는 기능이다. 이에는 불확실한 미래상황을 정확하게 그려내는 예견력이 가장 중요하다. 이러한 예견력은 직관력을 통해서도 가능하지만, 대개는 과학적인 연구와 체계적인 평가활동을 통해서 얻어진다.

조직화 기능은 인적자원과 물적 자원을 효과적으로 엮는 기술이다. 이는 구조를 결정한 후 권한과 책임을 배분하고 보고체계를 완성하는 매우 기술적인 과정이다. 매우 논리적이고 합리적인 사고를 필요로 하며 분업의 원칙과 사업단위 간의 조정능력을 요구한다. 구성원들의 작업과정과 기능과 일의 성격에 정통해야 조직력이 발휘된다.

인사화 기능은 적재적소(適材適所)의 원칙을 살리는 것이다. 이는 인적 자원의 기획작업이 된다. 즉 최적 사무분담을 위한 직무분석(job analyzing)이 필요하고, 훈련과 충원과 승진, 그리고 업무평가와 보상체계가 확립되어야 한다. 다른 기능과 달리 인사기능은 중앙통제화하는 경향이 있다.

지휘화 기능은 사회 행동적 측면이 강하며 조직내 행동을 시작하는 명령이 된다. 따라서 고도로 조직의 구성원 지향적이다. 지휘관은 동기부여하고, 의사소통하면서 통솔하는 기능을 가지게 된다. 즉, 조직 내 갈등을 해소하고, 행동을 조정해서 구성원을 조직과 직무에 통합시켜 나간다.

통제화 기능은 목적을 달성하는데 필요한 조건에 개인이나 업무행위를 맞추는 것을 의미한다. 모니터링하고 조정하며 실적을 향상시키는 기능이 된다. 투입과 전환과정과 산출의 전체과정에 대하여 일이 어떻게 이루어지는가를 검토한다. 의료서비스의 질 관리 또는 질향상 프로그램이 이에 속한다. 이에는 시간적으로 보아서 사전통제(precontrol), 진행통제(current control), 사후통제(post control) 또는 평가(evaluation)가 있다.

의사결정화 기능은 기획하고 조직하고, 인사하고, 지휘하고, 통제하는 과정에서 필요한 결정을 내리는 것이 된다. 여기서 결정을 내린다 함은 선택하는 것을 의미한다. 이상을 요약하면 관리라 함은 의사결정을 합리화하기 위한 총체적인 노력임을 알 수 있다. 그리고 관리자(manager)란 이러한 기능을 수행하는 사람이 된다.

2 지역사회 보건관리자는 누구인가?

지역사회 보건관리자라 함은 지역사회보건을 증진하기 위하여 관리기능을 수행하는 사람을 가리킨다. 즉, 국민의 건강을 향상시키기 위하여 인적 자원과 물적 자원을 적절하게 배합하여 활용하도록 명령권을 부여받은 사람이 보건관리자이다. 따라서 지역사회 보건관리자는 위와 같은 권한을 부여받은 대신 응분의 책임을 져야 한다. 결과에 따라 상응하는 보상 또는 징벌을 받게 된다.

일반적으로 관리자는 조직구조에서의 위치(수준)에 따라서 상급관리자(senior manager), 중간관리자(middle manager), 감독 또는 일선관리자(supervisory or first-line manager)로 나눈다. 또는 정책수준(policy level), 행정수준(administrative level) 및 운영수준(operations level)의 관리로 나뉜다(그림 12-3 참조).

관리자는 그 조직 내 위치에 관계없이 다음과 같은 공통점을 가지고 있다.

1) 특정 자리에 공식적으로 임명된다.
2) 조직의 구성원이 그들의 맡은 바 직무를 효과적으로 수행하도록 지휘 통솔한다.
3) 자원 활용의 책임을 진다.
4) 결과에 대하여는 상급관리자에 책임진다.

비관리자도 책임을 지지만, 공식적으로 특정 자리에 임명받지 않으며, 타인에게 역할수행을 하도록 지휘 통솔하거나 명령하지 않는다.

각급 관리자의 차이는 권한의 정도나 책임과 활동의 범위에 있다. 상급관리자는 조직기능 전체에 대하여 책임을 진다. 중간관리자는 조직 전반적이 아닌 특정영역에 한하여 책임을 진다. 이에 비하여 일선관리자는 특정작업에 한하여 권한을 행사하거나 특정 근로자에 한하여 감독기능을 행사한다. 일선관리자는 중간관리자에게 보고할 책임이 있다.

관리자는 그들이 주로 사용하는 인간관계기술, 개념적 기술, 기능적 기술에 따라

조직 내 위치	관리자 유형	권한의 정도와 책임과 활동의 범위
고	(최고관리자) 상급관리자	대
중간	중간관리자	중간
저	일선관리자	소
	↑ 기능적 기술 ↑ 개념적 기술 ↑ 인간관계 기술	

〈그림 12-3〉 지역사회 관리자의 주된 기술유형

구분되기도 한다. 모든 관리자는 그 자리에 관계없이 인간관계기술을 활용하여 목적을 달성한다. 인간관계기술이라 함은 동기부여, 지도력, 의사소통기술을 의미한다. 일반적으로 관리자의 직급이 높을수록 개념적 기술을 많이 사용하게 된다. 즉, 조직의 사명과 환경여건의 변화 및 상호관계의 이해에 주력하게 된다. 이에 비하여 일선관리자는 직무관련 기능적 기술이나 특수지식을 활용하는 경우가 상대적으로 더 많다(그림 12-3 참조).

이러한 관점에서 볼 때 지역사회 보건관리자는 누구인가? 상급관리자에는 병원장, 진료부장, 행정부원장, 보건소장, 사회복지 센터장, 요양원장 및 시・군・구 보건과장 등을 최고관리자로 볼 수 있다. 중간관리자로는 원무과장, 인사과장, 간호과장, 경리과장, 보건소의 보건행정계장 또는 시・군의 의약과장 등을 중간관리자로 볼 수 있을 것이다. 이들 상급관리자는 병원이사회나 시장, 군수 및 구청장에게 책임을 져야 할 것이며, 중간관리자는 상급(또는 최고)관리자에게 보고해야 할 책임을 지게 된다. 한편, 일선 관리자로는 각급 부서장 또는 가족계획계장, 경리계장, 총무계장, 사회복지관 간사 등을 예시할 수 있다.

3 보건관리자의 역할

1) 추구하는 목표에 대한 공감대가 형성되어야 한다.

보건관리자는 그 유형이나 수준에 무관하게 맡은 바 직무에 대하여 기획하고, 조직하며, 지휘통솔 해야 하고, 통제해야 한다. 이러한 의사결정과정에서의 권한과 결과에 대한 책임을 동시에 져야 한다. 즉, 보건조직이 실현하려고 하는 과업을 얼마나 효율적으로 또는 효과적으로 성취하느냐는 보건관리자의 관리능력에 좌우되는 바가 크다. 특히 공공 조직이 지향해야 하는 공통적 목표나 조직의 사명에 대한 의견일치를 이루기는 쉽지 않다. 그러므로 최고관리자가 해야 할 1차적인 역할은 관리대상조직이 존재하는 사명 또는 추구하는 목표에 대한 조직 내 구성원들의 공감대를 극대화하는 일이 된다. 즉 정책방향 또는 목표의 설정이 분명해야 한다.

2) 우선순위와 기획가정이 합리적이어야 한다.

이러한 목표나 정책을 구체화하는 단계는 기획기능을 통해서 이루어진다. 최고관리자가 직접 기획할 수도 있겠지만 그것보다는 기획팀을 구성해서 체계적으로 수행하는 것이 더욱 바람직하다. 즉, 어느 한 개인이 지역보건의료계획서를 작성할 수 있겠지만 그것보다는 한 무리의 구성원들이 또는 외부전문가와 더불어 공동작업을 통해서 작성하는 것이 실제 집행하기에도 더욱 유리하다. 기획팀을 구성하는 것과 마찬가지로 중요한 것은 기획가정(planning premise)을 결정하는 일이 된다. 이는 기획의 테두리를 결정하는 일인데 시간적 요건과 자원적 요건, 우선순위결정 및 기획 방법론의 선택 등이 여기에 포함된다. 앞서 언급한 특정정책을 실현하기 위한 우선순위의 제시 등 기획 활동의 제반 조건을 제시하는 것은 상급관리자의 몫이 된다. 물론 이러한 작업에는 전문가의 조건이 필수적이다. 외부여건의 변화나 예측기법의 동원 등에 대한 것이 특히 그러하다. 지역보건의료계획서 작성은 보건소의 기획기능제고에 획기적인 전환점을 이루었다.

3) 조직의 내부관리체계가 효율적이어야 한다.

조직을 하나의 개방체계로 파악할 경우, 이러한 체계는 불확실성과 모호성이 높기 때문에 조직을 변동하는 외부여건에 적응시키는 일이 필수적으로 요구된다. 즉, 관련되는 제 요소들을 그 관련정도에 따라 합목적적으로 엮는 작업을 해야 한다. 동일한 원료를 이용해도 제품의 질에는 큰 차이가 있듯이 동일한 자원을 활용해서 만들어내는 산출의 크기나 질에는 큰 차이가 있기 마련이다. 요컨대 조직의 내부관리(예: 조직구조와 사무분담 및 보고체계 등)를 어떻게 할 것인지를 결정해야 한다. 이에는 이론도 중요하지만 경험적 지식과 정보가 매우 긴요하다.

4) 인사행정의 과학화가 필요하다. - 성과급제의 도입 등 -

궁극적으로 보아 작업을 하는 것은 사람이다. 따라서 개성이 다르고 가치가 다르며, 지식과 기술이 다른 구성원을 하나로 조화롭게 이끌어 가는 것은 화합의 논리와 공평무사의 원리가 된다. 인사행정의 과학화는 이 양자 모두에 관계가 있다. 적재적소의 원칙을 지키고, 합리적인 보수와 보상체계를 만들어야 한다. 연공제보다는 성과급제를 도입함으로써 어느 정도 경쟁을 촉발시키는 것이 바람직하다. 공공병원의 민영화나 Agency화 등도 이러한 차원에서 재검토가 바람직하다. 뿐만 아니라 재충전을 위한 훈련과 연수교육의 기회가 마련되어야 한다.

5) 지휘통솔 능력의 배양이 필수적이다.

의사는 보건의료인력 중의 핵심 인력이다. 보건의료팀의 '리더'(지도자)이다. '리더'는 지도자로서의 덕목을 갖추어야 한다. 단순히 의사이기 때문에 바로 팀장이나 최고 지도자가 되는 것은 문제가 있다. 더구나 의사, 치과의사, 한의사, 약사, 간호사 등 전문직 간의 갈등을 해소하려면 의사(예 : 공중보건의)가 지도력을 갖추어서 지휘 통솔 능력을 발휘해야 한다. 이는 내부관리의 핵심 역량이 된다. 그르므로, 리더십 배양을 위한 제도적 장치가 필요하다. 리더십의 본질을 이해시켜야 한다.

6) 필수적 통제 수단을 구비해야 한다.

관리가 제대로 이루어지려면 각종 통제 수단이 제대로 작동되어야 한다. 예를 들어서 보건관리정보체계의 유무가 한 조직의 관리 수준에 큰 격차를 가져오게 된다. 특히 feed back(환원) 기능이 필수적이다. 제공된 보건의료서비스의 질적 수준을 가늠할 수 있는 각종 지표를 구비하거나 의료 접근도를 향상시킬 수 있어야 한다. 뿐만 아니라, 비용절감장치를 작동시켜야 한다. 예산회계 절차의 비효율적 요소를 배제할 수 있도록 개선하는 것도 빠뜨릴 수 없다. 보건의료기관에 대한 통제는 서비스 대상자에 대한 '만족도'를 향상시키는 방향으로 귀결되는 것이 바람직하다.

7) 홍보 등 외부관계에 관심을 기울여야 한다.

일반적으로 의료인들은 기관 내부관리에 신경을 쓰는 만큼 외부관리에 신경을 쓰지 않는 것으로 알려져 있다. 조직에 대한 홍보는 보건관리자의 몫일뿐만 아니라 구성원 모두의 몫이다. 그러나 보건관리자의 몫이 더욱 커야 한다. 대상 주민은 물론, 여론주도자, 입법가, 행정가, 기업가와 언론 등 지역의 공공 및 민간 조직에 대한 홍보 전략을 수립하고 이를 실천해야 한다.

제3절 건강증진의 개념, 보건교육 및 홍보 (남정자)

1 건강증진의 개념

건강증진은 1970년대 말부터 지금까지 그 개념을 정립하려고 많은 노력을 기울여 왔음에도 아직까지 모든 사람이 동의하는 단일한 개념은 정립되지 못했다고 볼 수 있다. 그동안 소개된 건강증진의 정의를 제시하면 다음과 같다.

(1) 1979년에 미국보건당국(U.S. Department of HHS)은 건강증진을 '건강을 개선하거나 보호하는 행동적·환경적 적응을 촉진할 수 있도록 설계된 조직적·정책적·경제적 조치들과 보건교육의 조합'이라고 하였다.

(2) 1974년 캐나다의 보건복지성 장관이었던 마크 랠런드(Mark Lalonde)는 건강증진이란 '개인의 건강이나 복지에 기여하는 행동을 강화하고 개인을 질병이나 사고의 위험에 노출시키는 행동을 약화시키는 것'이라고 하였다.

(3) 그린(Green)과 크로이터(Kreuter)는 1991년에 그들의 저서 『건강증진계획(Health Promotion Planning)』에서 건강증진을 "건강에 이로운 삶의 조건과 실천행동을 위한 교육적 지원과 환경적 자원을 조합한 것이다"라고 정의한 바 있다.

2 건강증진 목표

건강증진의 포괄적인 목표는 긍정적 건강의 신체적, 정신적, 사회적 요인의 균형적 개선과 동시에 신체적, 정신적, 육체적 불 건강의 예방으로 요약된다. '건강증진'(health promotion)은 개인의 건강생활 실천능력 재고 뿐 아니라, 법・제도・공공정책 등의 사회 지원체계가 건강 친화적으로 구축되도록 하는데 초점을 두고 있는 국민건강의 새로운 패러다임이다(표 12-14 참조).

또한 건강증진은 "개인이나 지역사회가 가지고 있는 건강잠재력을 최대한 이끌어 내도록 역량을 강화(empowerment)하는 것"을 목표로 한다(표 12-15 참조).

〈표 12-14〉 보건정책의 패러다임 전환

• 질병 발생 후 치료에 치중	⇨ 질병의 예방・발견・치료와 안전사고 예방에 초점을 두는 적극적인 평생건강관리
• 보건의료기관에서 주로 건강문제에 접근	⇨ 국민의 생활 현장(지역사회・학교・직장)에서 건강 친화적 환경 조성을 통한 건강증진
• 보건의료기관에서 주로 건강정보를 얻음	⇨ 다양한 매체를 통하여 자신에게 적합한 건강정보를 확보함으로써 건강생활 실천
• 10% 인구(환자 등)의 보건문제에 자원의 90% 투자	⇨ 대다수 국민의 건강을 위한 보건자원 투자

〈표 12-15〉 건강증진의 궁극적 목표

• 비용 효과적이며 지속 가능한 방법으로 자기건강 관리능력의 향상
• 국민의 건강 잠재력 향상을 통한 '건강한 수명'의 연장 (건강수명 : 2010년 71세, 2020 목표 75세)
• 만성질환 증가로 인한 국가의 경제・사회적 부담 경감 (WHO : 전체 질환 중 만성질환 백분율 1998년 43% → 2020년 73% 증가 경고)

건강증진의 활동 영역은 '행태변화 유도'(개인의 건강생활 습관을 개선할 수 있는 능력의 개발)와 이를 지원할 수 있는 '건강 환경의 조성'을 위한 종합적인 지원 강화를 포함한다. '행태변화 유도(behavior change)'는 첫째, '인식의 단계(awareness stage)', 둘째, '행동의 변화단계(behavior change stage)' 셋째, '변화된 행동의 유지단계(health maintenance stage)'의 3가지의 단계를 거치며 각 단계별로 독특한 접근전략이 필요하다. 특히 첫 번째 단계인 인식의 단계에서는 많은 사람들의 흥미와 관심을 불러일으킬 수 있는 대규모 캠페인과 수단(전시, 미디어 캠페인, 이벤트 등)이 적절한 조합을 이루면서 창출되는 건강박람회의 개최가 매우 유용한 것으로 평가받고 있다. 건강박람회에서는 건강증진분야의 '다양한 주제'(운동, 영양, 금연, 절주, 질병예방, 사고예방 등)와 '사업 현장'(지역사회, 학교, 사업장 등)을 소개하며, 대상자의 다양한 건강 요구에 따라 그 때 그 때 적절한 건강생활방안이 제공되는 역동적인 프로그램이 제공된다.

3 건강증진의 방향

건강증진은 예방의 시각을 갖고 긍정적 건강을 개발하는 방향으로 전개되어져야 한다. 구체적으로는, 국민보건교육 강화, 범국민적 건강생활실천운동 추진, 보건의료기관의 예방보건서비스 기능 및 사업 활성화, 학교·사업장의 건강검진사업 내실화, 건강증진시설 확충 유도, 건강 보호적 환경조성 등이 포함된다.

건강증진사업의 추진방향은 첫째, 건강증진 분야의 '다양한 주제'(운동, 영양, 금연,

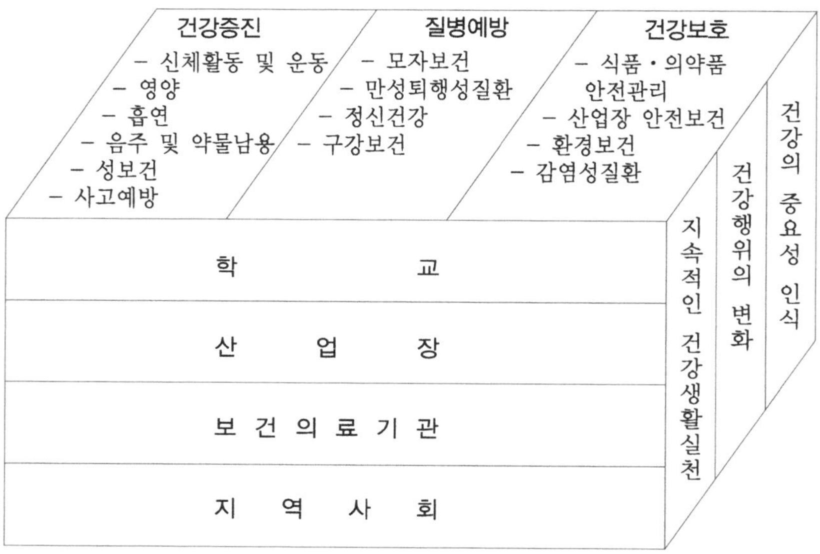

절주, 질병예방, 사고예방 등)와 '사업 현장'(지역사회, 학교, 사업장 등)과 '사업 수단/채널'(미디어 캠페인, 소집단 교육, 개인별 맞춤서비스 등)이 적절한 조합을 이루면서 창출되는 다양한 영역의 연구・개발(R&D) 둘째, 각종 지역보건자원 간의 동반자 관계를 통하여 이루어지는 현장 중심 건강증진사업 셋째, 대상자의 다양한 건강요구에 적절하게 대처할 수 있는 상황적이고 역동적인 프로그램 넷째, 다 학문분야의 개입을 통하여 이용자의 만족도를 높일 수 있는 창의적인 프로그램 개발(예, 원예, 공예 등의 활용) 등에 관한 것으로 요약 정리될 수 있다.

4 건강증진의 세계적 추세

지금까지의 의료 중심의 소극적인 접근방식만 가지고서는 다음 세대에 예기되는 보건의료문제에 적절하게 대처할 수 없다는 인식에 따라 세계의 일부 나라에서는 1970년 후반부터 서서히 나름대로의 건강증진에 대한 시범사업들을 시작하였으며 캐나다, 미국, 호주, 일본 그리고 유럽의 여러 나라에서 질병의 예방과 건강증진을 강조하는 각종 프로그램이 시도되었다. 또한 1980년 후반에 이르러서는 이것이 범세계적인 활동으로 번지게 되었다.

1984년에 세계보건기구 유럽지역 사무처(WHO Regional Office for Europe)가 처음으로 WHO 주관 하에 건강증진에 관한 새로운 프로그램을 시작하였으며 1984년 7월에는 건강증진에 관한 실무자 회의가 WHO 제네바(Geneva)본부 주관 하에 모여진 건강증진의 개념과 원칙에 대한 전문가의 의견을 수렴하였다.

1985년 5월에는 WHO 주관 하에 건강증진에 관한 실무자 회의를 코펜하겐(Copenhagen) WHO 사무실에서 모여 건강증진에 대한 통일된 개념을 적립하였으며, 이미 건강증진사업을 시작한 각국의 경험을 교환하고 그리고 건강증진에 관한 국제회의의 개최를 제안하였다. 이러한 일련의 움직임은 급기야는 범세계적인 국제회의로 발전하였다.

5 보건교육

건강증진의 주요전략으로서의 보건교육 프로그램은 '건강에 대한 중요성 인식'(Level Ⅰ), '건강행위 변화'(Level Ⅱ), '지원적인 환경 구축'(Level Ⅲ)의 3단계의 프로그램으로 구분되어질 수 있다.

첫째, '건강에 대한 중요성 인식'단계에서는 프로그램 참여자들에게 프로그램의 주제에 대한 흥미와 중요성을 인식시키는데 주안점을 두며 매스컴을 통한 건강 캠페인 등이 포함될 수 있다.

둘째, '건강행위 변화' 단계에서는 금연, 규칙적인 운동, 체중조절 등과 같은 구체적인 행동의 변화를 목표로 하는 프로그램이 포함된다. 이 단계에서의 가장 성공적인 프로그램은 보건교육, 행동수정(behavior modification), 실천프로그램 및 환류를 조합한 것이다.

셋째, '지원적 환경의 조성'은 변화된 행동을 지속시킬 수 있도록 하는 환경의 조성을 목표로 한다(표 12-16 참조).

보건교육은 학교(주로 청소년 건강증진), 산업장(주로 근로자 건강증진), 보건의료기관(주로 환자와 환자가족), 지역사회(주로 여성과 노인) 등 어느 장에서도 추진될 수 있다. 이러한 현장별 주요 보건교육 전략은 〈표 12-17〉에 예시된 것과 같다.(남정자, 지역사회보건의 기획 및 평가, 건강증진사업담당자 교육훈련교재, 보건복지부, 2000)

〈표 12-16〉 프로그램의 수준별로 본 보건교육/건강증진사업

프로그램의 수준	프로그램의 내용
1. 건강의 중요성 인식 (awareness)	· 공익광고의 제작 · 매스컴을 통한 '건강 캠페인' 전개 · '건강박람회'(health fair) 개최 · '이벤트성 건강증진행사' 지원
2. 건강행위의 변화 (behavior change)	· 보건교육 자료의 제작·보급 · 보건교육 실시: 관련자 및 일반인 · '건강체험학습장'(health zone)의 설치
3. 지속적인 건강생활 실천 (supportive environment)	· 법·제도의 정비 · 건강 지원적 환경 조성 · 건강생활 실천운동의 전개

〈표 4〉 보건교육의 주요 현장

접근현장	주대상	전략
학교	청소년	· 관내 금연학교 지정 및 확대 · 금연 홍보사절(인기가수 유승준) 초청 프로그램 실시 · 스트레스 해소 및 금연을 위한 축구·농구 등의 운동 보급 · 청소년 담배 안 피우기 운동 및 '건강생활 실천하기'를 위한 교사교육 실시 · 초·중·고등학교용 '건강생활지침서'의 보급 및 관련 교사교육 실시 · '건강한 학교' 선정 및 시상
산업장	근로자	· 산업장 건강생활 실천을 위한 보건교육 자료 보급 · 산업장 건강관리 담당자 교육: – 보건교육 정보 및 자료 활용방안 – 사업장 건강관리 계획수립 방안 · '건강한 산업장' 선정 및 시상
보건의료 기관	환자와 환자가족	· 보건의료인(의사·치과의사·간호사·약사)을 대상으로 '생활양식 변화와 질병발생' 등에 관한 교육 · 금연, 당뇨, 고혈압 등의 예방 및 관리법에 관한 보건료육자료의 전시 및 보급
지역사회	여성과 노인	· 자조집단, 종교인, 자원봉사조직을 대상으로 건강생활실천에 관한 교육 자료 보급 및 교육 실시 · 지역사회 지도사를 대상으로 보건교육 실시 · 주민들이 많이 이용하는 백화점, 구민센터 등에서 건강증진 강좌 실시

6 홍 보

커뮤니케이션은 보건교육의 전달수단임과 동시에 그 자체로서 보건교육의 역할을 담당한다. 커뮤니케이션을 성공적으로 수행하고 평가하며 지속적으로 개선하기 위해 필수적으로 거쳐야 할 6가지 단계의 전략을 소개하면 다음과 같다(그림 12-4).

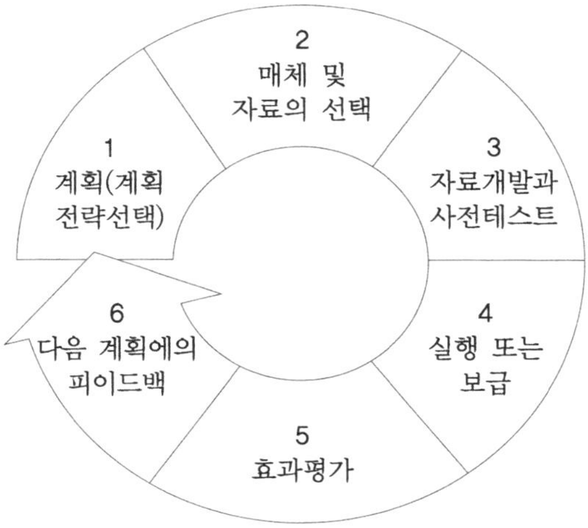

〈그림 12-4〉 보건교육 홍보 프로그램의 성공적 수행 · 평가 · 개선을 위한 6단계 전략

1) 첫째 단계는 기획단계로서 (1) 지역사회에 기초한 문제 발견과 해결, (2) 철저한 사전 계획을 수립하는 단계이다. 이 단계는 보건교육 전 과정이 효율적으로 운영되기 위한 기초에 해당하는데, 이 단계에서 건강행위에 영향을 미치는 여러 가지 요인(소인요인, 강화요인, 부여요인) 및 보건문제에 대한 파악이 포함된다.
   ① 이미 알고 있는 건강문제는 무엇인가?(기존 자료의 분석)
   ② 계획을 세우기 위해 추가로 필요한 자료는 무엇인가?(필요한 경우 새로운 조사 실시)
   ③ 목표대상자는 누구인가? 그들에 대해 무엇을 알고 있는가?
   ④ 전반적으로, 문제의 해결 또는 경감을 위해 어떤 변화를 계획할 것인가?(목표의 설정)
   ⑤ 목표달성여부를 평가할 수 있는 측정 가능한 목표(지표)는 무엇인가?
   ⑥ 진행과정은 어떻게 측정될 수 있나?(평가 전략의 수립)
   ⑦ 목표대상에게 어떤 내용을 교육할 것인가?

2) 둘째 단계는 보건교육의 매체와 채널을 선택하는 단계로서 1단계의 계획이 지침이 된다. 명확한 목표와 목표대상에 대한 지식(정보)이 없이는 적합한 자료를 선택할 수 없다.

① 프로그램에 사용할 수 있는 적절한 매체가 있는지?
② 목표대상에게 효과적으로 정보를 전달할 수 있는 가장 적절한 채널은 어떤 것인지?(예, 매스미디어, 집단교육, 직접교육)
③ 어떤 교육자료가 채널과 메시지에 가장 적합 한가?(책자, 비디오테이프, 커리큘럼 등)

3) 셋째 단계는 보건교육 자료의 제작과 사전검토 단계로서, 청중들로부터의 피드백단계라고 할 수 있다.
① 목표대상이 정보에 대해 어떤 반응을 보이는지?
② 청중은 메시지를 이해하는지? 기억하는지? 중요성을 받아들이는지? 제시된 해결방안에 대해 동의하는지?
③ 청중들은 메시지 양식에 대해 어떻게 반응하는지?
④ 청중들의 반응에 근거해서 메시지의 내용과 양식을 바꿔야 할 필요가 있는지?
⑤ 메시지를 어떻게 전달할 것인지?

4) 넷째 단계는 실행 또는 보급하는 단계이다. 프로그램의 내용은 주기적으로 평가하며 필요한 경우 수정한다.
① 메시지가 의도된 채널을 통해 잘 전달되고 있는지?
② 목표대상으로부터 관심과 주의를 끌고 있는지?
③ 기존의 채널을 대치하거나 추가해야 할 필요는 없는지?
④ 프로그램의 어느 측면이 가장 강력한 효과를 가져 오고 있는지?
⑤ 프로그램의 효과를 향상시키기 위해 변화를 줄 필요가 있는지?

5) 다섯째 단계는 효과를 측정하는 단계이다. 제 1단계에서 계획된 측정결과를 분석함으로써 효과를 측정하며 프로그램의 전 과정에 걸쳐 실시된다.
① 프로그램의 목표에 도달하는지?
② 계획된 변화가 프로그램의 결과에 영향을 미쳤는지?
③ 계획, 수행, 평가의 각 단계가 잘 진행되었는지?

6) 여섯째 단계는 피드백과 프로그램을 수정 보완하는 단계이다.
① 각 단계에서 청중, 메시지, 채널, 프로그램이 의도하는 효과에 대해 정보를 수

집하며 이를 근거로 하여 다음 프로그램을 개발하는데 참고함

② 왜 이 프로그램은 역할을 하는지? 왜 못하는지?

그러나 보건 커뮤니케이션의 방법을 사용할 때 주의해야 할 사항은:

첫째, 커뮤니케이션 방법이 보건의료 서비스를 대신하여 사용될 수 없다는 것

둘째, 보건 커뮤니케이션을 뒷받침하는 프로그램의 구성요소가 있어야만 효과적으로 건강 행동에 변화를 가져올 수 있다는 것

셋째, 모든 주체의 보건내용에 있어 균등하게 효과를 볼 수 있도록 할 것 등이다.

7 건강생활실천운동 전개

1) 목적

(1) 지역주민들 대상의 보건교육활동을 통해서 건강에 대한 가치 및 책임의식을 고취하고 주민들 스스로 건강을 관리할 수 있는 능력을 함양함

(2) 지역주민들 대상의 보건교육실시와 건강생활 실천 환경을 조성함으로써 바람직한 건강생활 실천 유도

(3) 지역사회의 공공 및 민간조직이 모두 참여하는 사회적 운동을 전개하여 주민들의 건강생활 실천을 위한 사회적 분위기 조성과 건강증진을 위한 사회적 자원 투입을 유도

2) 주요 사업내용

(1) 사업관리체계 및 조직정비, 보건소의 건강증진사업담당조직 개편강화, 건강생활실천협의회 구성, 건강생활 지도위원 선정훈련, 지역사회 관련기관 및 단체의 참여유도

(2) 인력개발 및 예산 조달, 시설·장비 확보

(3) 교육 홍보자료 개발보급

3) 사업주체별 활동내용

(1) **보건복지부** : 시범보건소 운영지침 시달, 인력배치 및 교육훈련, 예산 및 장비조달, 보건소 조직의 개편에 따른 행정지원
(2) **한국보건사회연구원** : 사업평가를 위한 기초조사실시, 교육・홍보자료의 개발보급, 사업관리 정보체계 운영에 관한 기술적 지도 등 기술적 지원업무
(3) **시・도 보건과** : 시범사업 지도감독과 인력재배치 및 예산지원 등
(4) **시・군・구 지방자치단체** : 건강생활실천운동의 관리주체로서 보건소의 조직개편, 인력 배치 및 예산지원 등의 행정지원업무, 시・군・구 단위의 건강생활실천협의회와 읍・면・동 단위의 건강생활지도위원회 등 구성・운영

4) 사업추진방향

(1) 사업초창기인 점을 고려하여 건강생활실천운동의 사업대상자를 일반지역주민보다는 주로 지역사회의 지도급 인사 즉, 시・군・구 건강생활실천협의회 위원 및 읍・면 지도위원, 학교 및 직장의 보건관리 담당자, 새마을 지도자, 지역주민대표 등 건강생활실천운동을 이끌어 갈 핵심집단(focus group)을 대상으로 교육훈련과 회의개최 및 행사참여 등을 통한 보건교육・홍보활동에 역점을 둠
(2) 일반 지역주민 대상의 직접적인 보건교육활동보다는 주로 지역사회의 매스컴이나 인쇄매체를 이용하여 새로이 변모된 보건소의 조직 및 기능과 보강된 인력, 시설, 장비, 그리고 건강증진사업내용 등에 대한 홍보활동에 주력하고, 지역주민 대상의 보건교육으로서 건강에 대한 책임의식 고취와 건강생활실천의 필요성 인식에 초점을 둔 보건교육활동을 전개함

8 보건교육・홍보 사업

1) 가정방문을 통한 계몽교육(face to face)

(1) 목적 : 가정방문에 의한 대인적 접촉을 통하여 가족의 건강 및 관리상의 문제점을 파악하고 이를 개선하기 위한 상담・지도와 건강생활 실천의 태도변화 및 동

기조성을 주목적으로 함.

(2) **대상** : 가정주부, 노인, 영유아, 임산부 등 등록관리 대상자

(3) **내용**

① 가정방문을 통하여 가정주부나 기타 가구원을 대상으로 가족의 건강에 관한 문제점을 파악하고 이를 개선하기 위한 상담·지도

② 상담·지도의 내용은 가족의 건강상 문제점을 중심으로 그 원인과 예방관리 방법을 소개하고 보건소 내방을 통하여 건강검진 및 처방관리 서비스를 받도록 권장·지도

③ 가족의 건강문제가 생활양식 및 건강습관 등 건강행동과 관련된 것일 경우 그리고 가족 중 건강생활실천상의 문제가 있을 경우 이의 개선에 초점을 둔 계몽교육 실시

(4) **방법** : 가정방문을 위해서는 월간 활동계획에 방문지역 및 가구 수를 중심으로 가정방문 계획을 수립하고 자주 접촉하는 이장이나 어머니회장 또는 전화 등을 통하여 방문가정에 방문목적 및 방문사실을 미리 통보함으로써 방문효과를 높이도록 함. 가정 방문 시 재방문이 요구될 경우, 재방문 일정 등을 미리 알려주도록 하는 것도 좋을 것임

2) 반상회 등을 이용한 좌담회

(1) **목적** : 반상회나 어머니회 등의 지역주민의 모임을 통하여 보건교육을 실시함으로써 주민대상의 교육효과를 높이고자 함.

(2) **대상** : 반상회, 어머니회 등의 지역주민 모임

(3) **내용** : 반상회와 어머니회 및 기타 지역주민들의 모임을 이용하여 주민들의 주요 건강문제에 대한 토의와 건강생활 실천내용을 중심으로 한 개인 및 가정에서의 건강관리방법에 관한 좌담회를 개최

(4) **방법**

① 반상회와 어머니회의 개최일정을 고려하여 월간 좌담회 개최계획을 수립하고 해당모임의 관리자에게 사전 통보

② 반상회 및 어머니회 모임을 이용한 좌담회 개최는 사전 활동계획 수립을 통하여 보건소, 보건지소, 보건진료소 등 보건요원들이 직접 참석하여 교육을 실시하도록 하며, 교육실시에 필요한 교육·홍보자료 배부

3) 강연회 개최

(1) **목적** : 일시에 많은 사람들이나 집단을 대상으로 건강교육을 실시함으로써 많은 사람들의 건강의식변화 및 건강생활실천을 유도코자 함
(2) **대상** : 각종행사 참여자, 예비군 및 민방위교육 참석자 등 지역주민
(3) **활동내용**
① 상병양상 변화와 건강증진 및 질병예방의 중요성
② 흡연, 음주, 운동, 식생활 등 건강관련 생활습관과 건강과의 관계
③ 지역사회 건강생활 실천운동 참여의식 고취
④ 자가 건강진단 및 건강관리방법
(4) **방법**
① 강연회 개최는 건강의 날 및 건강의 달 지정행사, 사업촉진 및 평가대회 등 각종 행사시에 참석자를 대상으로 실시하거나 학교 및 사업장의 순회강연, 예비군 · 민방위 교육시 실시함
② 강연회의 연사는 보건소장, 보건교육담당자 등 보건요원이나 관계 인사를 초빙하여 실시함

4) 예비군 · 민방위 대상 보건교육

(1) **목적** : 예비군 및 민방위 교육을 보건교육실시 기회로 활용하여 보건교육 효과를 높이고자 하는 것으로 교육 참석자들을 대상으로 보건교육을 실시함으로써 자신의 건강은 건강생활실천을 통해서 자신이 관리할 수 있다는 의식강화와 건강생활실천을 유도함
(2) **대상** : 예비군 및 민방위 교육 참석 대상자
(3) **내용**
① 보건소의 건강증진활동 홍보 및 안내
② 건강생활실천의 필요성, 내용 및 방법 소개
(4) **방법**
① 예비군 · 민방위 대상의 교육실시를 위해서는 사전에 관계자와 협의를 통하여 교육실시에 관한 협조를 받도록 함
② 예비군 · 민방위 관계자의 협조를 받기 위해서는 관계자의 사업 참여기회를

높이도록 함. 즉, 보건소에서 관계자 간담회 개최나 지도자 교육을 통하여 보건소의 건강증진사업에 대한 충분한 이해와 협력을 구하도록 함

③ 이러한 사업 활동의 추진계획은 보건교육 담당자가 보건소장 등과의 협의를 통하여 작성·시행토록 함

5) 가두 건강캠페인

(1) **목적** : 지역사회의 지도급 유명인사가 다수 참여하는 가두 건강캠페인을 통하여 지역주민들의 건강생활 실천운동에 대한 관심과 참여율을 높이고자 함

(2) **대상** : 지역사회 지도급 인사, 건강생활실천협의회위원, 보건소·보건지소 직원, 의료보험조합 직원, 지역주민 등

(3) **내용**

① 금연·절주 등 특정 건강생활실천 내용을 주제로 교육·홍보

② 지역 매스컴을 이용한 홍보

③ 사람들이 많이 모이는 가두(전철역, 철도역, 버스터미널 등)에서 건강생활실천운동 참여유도와 보건소의 건강증진사업 활동을 홍보

④ 가두캠페인의 활동내용으로는 가두방송, 전단배포, 어깨띠 착용, 포스터, 현수막 설치 등

(4) **방법**

① 가두캠페인은 건강의 날 및 건강의 달 지정행사의 하나로 전개함

② 가두캠페인에 지역사회 지도급 인사의 대거 참여를 유도하기 위하여 사전계획을 건강실천협의회에서 논의하고 협조방안을 강구함

6) 각종행사

(1) 건강의 날·건강의 달 행사

① **목적** : 건강의 달 및 날을 맞이하여 보건소, 보건지소·보건진료소 등 공공보건기관의 건강증진사업 활동을 홍보하고 지역주민들의 건강증진사업에 대한 관심과 참여율을 높이고자 함

② **참석대상자** : 시·도 구청장, 지방의회 의원, 언론기관 대표, 보건소 직원, 각 사회단체 및 기관관계자, 의료보험조합 관계직원, 병·의원 의사, 지역주민 대

표 등 100명 내외

③ **행사내용** : 기념식 거행, 가족 및 직장인 걷기대회, 에어로빅 및 건강요리 시범, 건강인, 건강가족, 건강직장 선정 표창

(2) 건강증진사업평가대회

① **목적** : 사업추진상의 문제점 파악·개선, 사업 참여기관의 사업추진 촉진

② **참석대상자** : 시·도 구청장 및 관계직원, 단체 및 기관의 대표자, 지역주민 대표, 보건소·보건지소·보건진료소 등 사업추진기관 및 단체의 관계직원 등 50~100명

③ **행사내용** : 기념식 거행, 사업실적 보고 및 평가, 사례발표, 우수사업자 및 기관 표창

7) 건강박람회

(1) 목적 및 의의

건강박람회는 '건강한 생활습관 갖기'와 '자기건강 관리능력 기르기'를 지원하고 건강 친화적 사회환경 조성에 기여하고자, 건강증진에 관한 다양한 정보를 제공하는 교육적이면서도 즐거운 축제분위기의 국민건강 이벤트이다.

건강에 대한 국민들의 높은 관심을 정확한 인식으로 바꾸어 국민들 스스로가 자신의 건강을 관리해 나갈 수 있는 기초를 제공해 줌은 물론, 이를 통해 건강에 대한 관심이 보다 고조되어, 지방자치단체, 보건소 등 지역의 일차의료기관, 지역의 보건의료단체, 교육기관, 종교단체 등의 관련 활동을 활성화시키는 데 기여된다.

그 밖에도 건강박람회의 전국적 확산으로, 지역보건의료정책의 토착화와 내실화를 기할 수 있으며, 보건의료가 공급자의 일방적인 계획 및 제공에서 나아가 이용자와의 의사소통을 통한 공동 목표의 설정으로, 전반적인 국가 보건의료체계의 효율성을 제고하는 데도 기여될 수 있다.

(2) 내용

건강박람회의 내용으로, 앞서 고찰한 보건교육 및 홍보와 관련하여, 다음의 구성요소들이 일반적으로 포함된다.

① '건강 테마'(health theme) 선정 및 범국민적 건강캠페인 전개

② 콘서트 및 이벤트의 기획으로, 흥미롭게 건강 메시지 전달
③ 건강관련 전시 부스(booth) 설치로, 단기간에 많은 사람들에게 건강정보 및 상담 서비스 제공
④ 국민들에게 널리 알릴 가치가 있는 지역사회・학교・산업장 건강증진 프로그램의 모니터링 및 소개
⑤ 건강 스폰서(정부・기업) 발굴을 통한 건강증진적 이벤트 지원 등

부 록

- 지역보건법
- 지역보건법 시행령
- 지역보건법 시행규칙

지역보건법

개정 2010. 3. 26 법률 제10191호 시행일 2010. 9. 27

제1조(목적) 이 법은 보건소등 지역보건의료기관의 설치·운영 및 지역보건의료사업의 연계성 확보에 필요한 사항을 규정함으로써 보건행정을 합리적으로 조직·운영하고, 보건시책을 효율적으로 추진하여 국민보건의 향상에 이바지함을 목적으로 한다.

제2조(국가와 지방자치단체의 의무) ① 국가는 지역보건의료에 관한 조사·연구, 정보의 수집·정리 및 활용, 인력의 양성 및 자질향상에 노력하여야 하고, 특별시·광역시·도(이하 "시·도"라 한다) 및 시·군·구(자치구에 한한다. 이하 같다)의 보건시책의 수립·시행에 필요한 기술적·재정적 지원시책을 강구하여야 한다.

② 시·도는 당해 시·도의 보건시책의 추진을 위한 조사·연구, 인력확보, 자질향상 등에 노력하여야 하고, 시·군·구의 보건시책의 수립·시행에 필요한 기술적·재정적 지원을 하여야 한다.

③ 시·군·구는 당해 시·군·구의 보건시책의 추진을 위하여 보건소등 지역보건의료기관의 설치·운영, 인력확보, 자질향상 등에 노력하여야 한다.

제3조(지역보건의료계획의 수립등) ① 시장·군수·구청장(자치구의 구청장에 한한다. 이하 같다)은 지역주민, 보건의료관련기관·단체 및 전문가의 의견을 들어 당해 시·군·구의 지역보건의료계획을 수립한 후 당해 시·군·구의회의 의결을 거쳐 특별시장·광역시장·도지사(이하 "시·도지사"라 한다)에게 제출하여야 한다.

② 제1항의 규정에 의하여 관할 시·군·구의 지역보건의료계획을 제출받은 시·도지사는 관할 시장·군수·구청장, 지역주민, 보건의료관련기관·단체 및 전문가의 의견을 들어 시·도의 지역보건의료계획을 수립한 후 당해 시·도의회의 의결을 거쳐 보건복지부장관에게 제출하여야 한다.〈개정 2008.2.29, 2010.1.18〉

③ 시·도지사 또는 시장·군수·구청장은 제1항 또는 제2항의 규정에 의한 지역보건의료계획(이하 "지역보건의료계획"이라 한다)을 수립함에 있어서 필요하다고 인정하는 경우에는 보건의료관련기관·단체 등에 대하여 자료제공 및 협력을 요청할 수 있으며, 그 요청을 받은 당해 기관·단체 등은 정당한 사유가

없는 한 이에 응하여야 한다.

④ 보건복지부장관 또는 시·도지사는 지역보건의료계획의 내용에 관하여 필요하다고 인정하는 경우에는 시·도지사 또는 시장·군수·구청장에 대하여 보건복지부령이 정하는 바에 의하여 그 조정을 권고할 수 있다.〈개정 2008.2.29, 2010.1.18〉

제4조(지역보건의료계획의 내용) ① 지역보건의료계획에는 다음 각호의 사항이 포함되어야 한다.

1. 보건의료수요 측정
2. 보건의료에 관한 장단기 공급대책
3. 인력·조직·재정등 보건의료자원의 조달 및 관리
4. 보건의료의 전달체계
5. 지역보건의료에 관련된 통계의 수집 및 정리

② 제1항에서 규정한 것외에 지역보건의료계획의 내용, 수립방법·시기 등에 관하여 필요한 사항은 대통령령으로 정한다.

제5조(지역보건의료계획의 시행) ① 시·도지사 또는 시장·군수·구청장은 보건복지부령이 정하는 바에 의하여 지역보건의료계획을 시행하여야 한다.〈개정 2008.2.29, 2010.1.18〉

② 시·도지사 또는 시장·군수·구청장은 지역보건의료계획을 시행함에 있어 필요하다고 인정하는 경우에는 보건의료관련기관·단체 등에 대하여 인력·기술 및 재정지원을 할 수 있다.

제6조(지역보건의료계획 시행결과의 평가) ① 보건복지부장관 또는 시·도지사는 대통령령이 정하는 바에 의하여 시·도 또는 시·군·구의 지역보건의료계획의 시행결과를 평가할 수 있다.〈개정 2008.2.29, 2010.1.18〉

② 보건복지부장관 또는 시·도지사는 제1항의 규정에 의한 평가결과를 필요한 경우 제19조의 규정에 의한 비용의 보조에 반영할 수 있다.〈개정 2008.2.29, 2010.1.18〉

제7조(보건소의 설치) 보건소(보건의료원을 포함한다. 이하 같다)의 설치는 대통령령이 정하는 기준에 따라 당해 지방자치단체의 조례로 정한다.

제8조(보건의료원) ① 보건소 중 「의료법」 제3조 제2항 제3호에 따른 병원의 요건을 갖춘 보건소는 보건의료원이라는 명칭을 사용할 수 있다.〈개정 2009.1.30〉

② 삭제〈1999.2.8〉

제9조(보건소의 업무) 보건소는 당해 지방자치단체의 관할구역 안에서 행하여지는 다음 각호의 사항을 관장한다.〈개정 2008.2.29, 2009.12.29, 2010.1.18, 2010.3.26〉

1. 국민건강증진・보건교육・구강건강 및 영양관리사업
2. 감염병의 예방・관리 및 진료
3. 모자보건 및 가족계획사업
4. 노인보건사업
5. 공중위생 및 식품위생
6. 의료인 및 의료기관에 대한 지도등에 관한 사항
7. 의료기사・의무기록사 및 안경사에 대한 지도등에 관한 사항
8. 응급의료에 관한 사항
9. 농어촌등보건의료를위한특별조치법에 의한 공중보건의사・보건진료원 및 보건진료소에 대한 지도등에 관한 사항
10. 약사에 관한 사항과 마약・향정신성의약품의 관리에 관한 사항
11. 정신보건에 관한 사항
12. 가정・사회복지시설등을 방문하여 행하는 보건의료사업
13. 지역주민에 대한 진료, 건강진단 및 만성퇴행성질환등의 질병관리에 관한 사항
14. 보건에 관한 실험 또는 검사에 관한 사항
15. 장애인의 재활사업 기타 보건복지부령이 정하는 사회복지사업
16. 기타 지역주민의 보건의료의 향상・증진 및 이를 위한 연구등에 관한 사업

제10조(보건지소의 설치) 지방자치단체는 보건소의 업무수행을 위하여 필요하다고 인정하는 때에는 대통령령이 정하는 기준에 따라 당해 지방자치단체의 조례로 보건소의 지소(이하 "보건지소"라 한다)를 설치할 수 있다.

제11조(보건소의 조직) 보건소의 조직에 관하여는 대통령령이 정하는 사항 외에는 「지방자치법」 제112조의 규정에 의한다.〈개정 2007.5.11〉

제12조(전문인력의 적정배치등) ① 보건소에는 소장과 제9조 각호의 규정에 의한 업무를 수행하는데 필요한 면허・자격 또는 전문지식을 가진 인력(이하 "전문인력등"이라 한다)을 두어야 한다.

② 시・도지사는 보건소의 전문인력등의 적정배치를 위하여 필요하다고 인정하는 때에는 지방공무원법 제30조의2 제2항의 규정에 의하여 보건소간에 전문인력등의 교류를 할 수 있다.

③ 보건복지부장관과 시・도지사는 보건소의 전문인력등의 자질향상을 위하여 필

요한 교육훈련을 시행하여야 한다.〈개정 2008.2.29, 2010.1.18〉

④ 보건복지부장관은 보건소의 전문인력등에 대하여 그 배치 및 운영실태를 조사할 수 있으며 그 배치 및 운영이 부적절하다고 판단될 때에는 그 시정을 위하여 시·도지사 또는 시장·군수·구청장에게 조언 또는 권고하거나 지도할 수 있다.〈개정 2008.2.29, 2010.1.18〉

⑤ 제1항의 규정에 의한 전문인력등의 배치 및 임용자격기준과 제3항의 규정에 의한 교육훈련의 대상, 기간, 평가, 그 결과처리등에 관하여 필요한 사항은 대통령령으로 정한다.

제13조(시설의 이용) 보건소는 보건의료에 관한 실험 또는 검사를 위하여 의사·치과의사·한의사·약사등에게 그 시설을 이용하게 하거나, 타인의 의뢰를 받아 실험 또는 검사를 할 수 있다.

제14조(수수료등) ① 보건소는 그 시설을 이용한 자, 실험 또는 검사를 의뢰한 자 또는 진료를 받은 자로부터 수수료 또는 진료비를 징수할 수 있다.

② 제1항의 규정에 의한 수수료와 진료비는 보건복지부령이 정하는 기준에 따라 당해 지방자치단체의 조례로 정한다.〈개정 2004.12.30, 2008.2.29, 2010.1.18〉

제15조(보건소·보건지소의 시설·장비 등) ① 보건소와 보건지소는 보건복지부령이 정하는 기준에 적합한 시설·장비 등을 갖추어야 한다.〈개정 2008.2.29, 2010.1.18〉

② 보건소장은 지역주민이 보건소 또는 보건지소를 쉽게 알아볼 수 있고 이용하기에 편리하도록 보건복지부령이 정하는 표시를 하여야 한다.〈개정 2008.2.29, 2010.1.18〉

제16조 삭제〈2004.12.30〉

제17조(보건소등의 회계) 보건소 및 보건지소의 수수료 및 진료비의 수입은 지방재정법 제13조의 규정에 의한 수입대체경비의 방법에 의하여 직접 사용할 수 있으며, 회계사무는 당해 지방자치단체의 규칙이 정하는 바에 의하여 간소화할 수 있다.

제18조(건강진단 등의 신고) 의료기관이 아닌 자가 지역주민 다수를 대상으로 건강진단·예방접종 또는 순회진료 등 주민의 건강에 영향을 미치는 행위(이하 "건강진단 등"이라 한다)를 하고자 하는 경우에는 보건복지부령이 정하는 바에 의하여 건강진단 등을 하고자 하는 지역을 관할하는 보건소장에게 신고하여야 한다. 의료기관이 의료기관외의 장소에서 지역주민 다수를 대상으로 건강진단 등을 하고자 하는 경우에도 또한 같다.〈개정 2008.2.29, 2010.1.18〉

제19조(비용의 보조) ① 국가와 시·도는 보건소의 설치와 운영에 필요한 비용 및 지역보건의료계획의 시행에 필요한 비용의 일부를 보조할 수 있다.〈개정 2004.12.30〉

② 제1항의 규정에 의하여 국고보조금을 보조하는 경우 설치비와 부대비에 있어서는 그 3분의 2 이내로 하고, 운영비 및 지역보건의료계획의 시행에 필요한 비용에 있어서는 그 2분의 1 이내로 한다.〈개정 2004.12.30〉

제20조(보고등) 보건복지부장관은 지방자치단체에 대하여 보건복지부령이 정하는 바에 의하여 보건소의 설치·운영에 관하여 보고를 하게 하거나 지도·감독을 할 수 있다.〈개정 2008.2.29, 2010.1.18〉

제21조(유사명칭 사용금지) 이 법에 의한 보건소·보건의료원 또는 보건지소가 아니면 각각 보건소·보건의료원 또는 보건지소라는 명칭을 사용하여서는 아니 된다.

제22조(「의료법」에 대한 특례) 제8조에 따른 보건의료원은 「의료법」 제3조 제2항 제3호에 따른 병원 또는 같은 항 제1호에 따른 치과의원 또는 한의원으로 보고, 보건소 및 보건지소는 같은 호에 따른 의원, 치과의원 또는 한의원으로 본다.

제23조 삭제〈1999.2.8〉

제24조(권한의 위임등) ① 이 법에 의한 보건복지부장관의 권한은 대통령령이 정하는 바에 의하여 그 일부를 시·도지사 또는 시장·군수·구청장에게 위임할 수 있다.〈개정 2008.2.29, 2010.1.18〉

② 시·도지사 또는 시장·군수·구청장은 이 법에 의한 보건소 및 보건지소의 업무 중 보건복지부장관으로부터 위임 또는 재위임받은 업무에 대하여 대통령령이 정하는 바에 의하여 그 일부를 의료기관 기타 보건의료관련기관·단체에게 위탁하거나, 의료법 제2조의 규정에 의한 의료인에게 그 업무의 일부를 대행하게 할 수 있다.〈개정 2010.1.18〉

③ 시·도지사 또는 시장·군수·구청장은 제2항의 규정에 의하여 업무를 위탁한 경우에는 그 비용의 전부 또는 일부를 보조할 수 있고, 의료인에게 그 업무의 일부를 대행하게 한 경우에는 그 업무수행에 소요되는 실비를 변상할 수 있다.

제25조 삭제〈1999.2.8〉

제26조(과태료) ① 다음 각호의 1에 해당하는 자는 300만원 이하의 과태료에 처한다.〈개정 1999.2.8〉

1. 제18조의 규정에 의한 신고를 하지 아니하거나 허위로 신고하고 건강진단 등을 행한 자
2. 제21조의 규정에 위반하여 유사명칭을 사용한 자

② 제1항의 규정에 의한 과태료는 당해 지방자치단체의 조례가 정하는 바에 따라 당해 시·도지사 또는 시장·군수·구청장이 부과·징수한다.

③ 제2항의 규정에 의한 과태료처분에 불복이 있는 자는 그 처분의 고지를 받은 날부터 30일 이내에 당해 시·도지사 또는 시장·군수·구청장에게 이의를 제기할 수 있다.

④ 제2항의 규정에 의한 과태료처분을 받은 자가 제3항의 규정에 의하여 이의를 제기한 때에는 당해 시·도지사 또는 시장·군수·구청장은 지체 없이 관할법원에 그 사실을 통보하여야 하며, 그 통보를 받은 관할법원은 비송사건절차법에 의한 과태료의 재판을 한다.

⑤ 제3항의 규정에 의한 기간내에 이의를 제기하지 아니하고 과태료를 납부하지 아니한 때에는 지방세체납처분의 예에 의하여 이를 징수한다.

부　칙 (국민영양관리법)〈제10191호, 2010.3.26〉

제1조(시행일) 이 법은 공포 후 6개월이 경과한 날부터 시행한다.〈단서 생략〉

제2조부터 제5조까지 생략

제6조(다른 법률의 개정) ① 및 ② 생략

③ 지역보건법 일부를 다음과 같이 개정한다.

제9조 제1호 중 "영양개선사업"을 "영양관리사업"으로 한다.

④ 생략

지역보건법 시행령

개정 2010. 12. 29 대통령령 제22564호 시행일 2010. 12. 30

제1조(목적) 이 영은 지역보건법에서 위임된 사항과 그 시행에 관하여 필요한 사항을 규정함을 목적으로 한다.

제2조(지역보건의료심의위원회의 설치등) ① 지역보건법(이하 "법"이라 한다) 제3조의 규정에 의한 지역보건의료계획의 수립등 지역보건의료시책의 추진에 필요한 사항에 관하여 특별시장·광역시장·도지사(이하 "시·도지사"라 한다) 또는 시장·군수·구청장(자치구의 구청장에 한한다. 이하 같다)의 자문에 응하기 위하여 특별시·광역시·도(이하 "시·도"라 한다) 및 시·군·구(자치구에 한한다. 이하 같다)에 지역보건의료심의위원회(이하 "위원회"라 한다)를 둔다.

② 위원회는 다음 각호의 사항에 관하여 시·도지사 또는 시장·군수·구청장의 자문에 응한다.

1. 지역내 보건의료의 실태조사에 관한 사항
2. 지역보건의료계획의 수립에 관한 사항
3. 지역보건의료계획의 시행 및 시행결과의 평가에 관한 사항
4. 기타 시·도지사 또는 시장·군수·구청장이 지역보건의료시책의 추진을 위하여 필요하다고 인정하는 사항

③ 위원회는 위원장 1인을 포함한 20인이내의 위원으로 구성하되 위원은 다음 각호의 1에 해당하는 자 중에서 시·도지사 또는 시장·군수·구청장이 위촉 또는 임명하는 자로 한다.

1. 지역주민
2. 보건의료관련기관·단체의 임직원
3. 보건의료관련전문가
4. 관계공무원

④ 위원회에 출석한 위원에게는 예산의 범위안에서 수당과 여비를 지급할 수 있다. 다만, 공무원인 위원이 그 소관업무와 직접 관련하여 출석하는 경우에는 그러하지 아니하다.

⑤ 기타 위원회의 조직 및 운영에 관하여 필요한 사항은 당해 지방자치단체의 조례로 정한다.

제3조(지역보건의료계획의 내용) ① 법 제4조 제2항의 규정에 의한 시·군·구의 지역보건의료계획의 내용에는 다음 각호의 사항이 포함되어야 한다.

1. 지역보건의료계획의 달성목표
2. 지역현황과 전망
3. 지역보건의료기관과 민간의료기관간의 기능분담 및 발전방향
4. 법 제9조의 규정에 의한 보건소업무의 추진현황과 추진계획
5. 지역보건의료기관의 확충 및 정비계획
6. 지역보건의료와 사회복지사업간의 연계성확보계획

② 법 제4조 제2항의 규정에 의한 시·도의 지역보건의료계획의 내용에는 제1항 각호에 규정된 내용외에 다음 각호의 사항이 포함되어야 한다.

1. 의료기관의 병상수급에 관한 사항
2. 정신질환등의 치료를 위한 전문치료시설의 수급에 관한 사항
3. 시·군·구의 지역보건의료기관의 설치·운영의 지원에 관한 사항
4. 시·군·구의 지역보건의료기관인력의 교육훈련에 관한 사항

제4조(지역보건의료계획의 수립방법등) ① 시·도지사 및 시장·군수·구청장은 법 제4조 제2항의 규정에 의하여 지역보건의료계획을 수립하기 전에 지역내 보건의료실태와 지역주민의 보건의료의식·행태등에 대하여 자료를 수집하고 이에 필요한 조사를 실시하여야 한다.

② 시·도지사 또는 시장·군수·구청장은 법 제4조 제2항의 규정에 의하여 지역보건의료계획을 수립하는 경우에는 제1항의 규정에 의한 지역내 보건의료실태 조사결과에 따라 당해 지역에 필요한 사업내용을 종합적으로 수립하되 국가 또는 시·도의 보건의료시책과 부합되게 수립하여야 한다.

③ 시·도지사 또는 시장·군수·구청장은 법 제4조 제2항의 규정에 의하여 지역보건의료계획을 수립하는 경우에는 그 주요내용을 2주 이상 공고하여 지역주민의 의견을 수렴하여야 한다.

제5조(지역보건의료계획의 수립시기등) ① 시·도지사 또는 시장·군수·구청장은 법 제4조 제2항의 규정에 의하여 지역보건의료계획을 4년마다 수립하여야 한다. 다만, 그 연차별 시행계획은 매년 수립하여야 한다.

② 지역보건의료계획 및 그 연차별 시행계획의 제출시기는 시장·군수·구청장의

경우에는 계획시행 전년도 6월말까지로 하고, 시·도지사의 경우에는 계획시행 전년도 11월말까지로 한다.〈개정 1999.8.7〉

③ 시·도지사 또는 시장·군수·구청장은 지역내 인구의 급격한 변화등 예측하지 못한 보건의료환경의 변화에 따라 필요한 경우에는 지역주민, 보건의료관련기관·단체 및 전문가의 의견을 들어 시·도 또는 시·군·구의회의 의결을 거쳐 지역보건의료계획을 변경할 수 있다.

④ 제3항의 규정에 의하여 지역보건의료계획을 변경한 시·도지사 또는 시장·군수·구청장은 지체 없이 이를 보건복지부장관 또는 시·도지사에게 제출하여야 한다.〈개정 2008.2.29, 2010.3.15〉

第6조(지역보건의료계획 시행결과의 평가) ① 법 제6조 제1항의 규정에 의한 평가를 위하여 시장·군수·구청장은 당해 시·군·구의 지역보건의료계획 또는 그 연차별 시행계획의 시행결과를 매 시행연도 다음해 2월말까지 시·도지사에게, 시·도지사는 당해 시·도의 지역보건의료계획 또는 그 연차별 시행계획의 시행결과를 매 시행연도 다음해 3월말까지 보건복지부장관에게 각각 제출하여야 한다.〈개정 2008.2.29, 2010.3.15〉

② 보건복지부장관 또는 시·도지사는 제1항의 규정에 의하여 제출받은 지역보건의료계획 또는 그 연차별 시행계획의 시행결과를 평가하고자 하는 경우에는 보건복지부장관이 정하는 평가기준에 따라 평가하여야 한다.〈개정 2008.2.29, 2010.3.15〉

③ 보건복지부장관 및 시·도지사는 제2항의 규정에 의한 지역보건의료계획 또는 그 연차별 시행계획의 시행결과를 평가한 때에는 그 결과를 공표할 수 있다.〈개정 2008.2.29, 2010.3.15〉

第7조(보건소의 설치) ① 법 제7조의 규정에 의하여 보건소(보건의료원을 포함한다. 이하 같다)는 시(구가 설치되지 아니한 시를 말한다)·군·구별로 1개소씩 설치한다. 다만, 시장·군수·구청장이 지역주민의 보건의료를 위하여 특히 필요하다고 인정하는 경우에는 필요한 지역에 보건소를 추가로 설치·운영할 수 있다.

② 제1항 단서의 규정에 의하여 보건소를 설치하고자 하는 때에는 「지방자치법 시행령」 제75조에 따른다. 이 경우 행정안전부장관은 보건복지부장관과 미리 협의하여야 한다.〈개정 12008.2.29, 2008.12.31, 2010.3.15〉

第8조(보건지소의 설치) 법 제10조의 규정에 의하여 보건지소를 설치할 수 있는 기준은 읍·면(보건소가 설치된 읍·면을 제외한다)마다 1개소씩으로 한다. 다만,

시장·군수·구청장은 지역주민의 보건의료를 위하여 특히 필요하다고 인정하는 경우에는 필요한 지역에 보건지소를 설치·운영하거나 수개의 보건지소를 통합하여 1개의 통합보건지소를 설치·운영할 수 있다.

제9조(보건소의 조직기준) ① 법 제11조의 규정에 의하여 보건소의 조직기준을 정할 때 행정안전부장관은 미리 보건복지부장관과 협의하여야 한다.〈개정 2008.2.29, 2008.12.31, 2010.3.15〉

② 보건소의 조직은 당해 시·군·구의 인구규모, 지역특성, 보건의료수요등을 감안하고 다른 지방자치단체와의 균형을 유지하여 합리적으로 정하여야 한다.

③ 보건소의 기능과 업무량이 변경될 경우에는 그에 따라 보건소의 조직과 정원도 조정하여야 한다.

제10조(전문인력등의 배치기준) ① 법 제12조의 규정에 의하여 보건소 및 보건지소에는 의무·치무·약무·보건·간호·의료기술·식품위생·영양·보건통계·전산등 보건의료에 관한 업무를 전담할 전문인력등을 둔다.

② 제1항의 규정에 의한 전문인력등의 면허 또는 자격의 종별에 따른 최소 배치기준은 보건복지부령으로 정한다.〈개정 2008.2.29, 2010.3.15〉

제11조(보건소장) ① 보건소에 보건소장(보건의료원의 경우에는 원장을 말한다. 이하 같다) 1인을 두되, 보건소장은 의사의 면허를 가진 자 중에서 시장·군수·구청장이 임용한다. 다만, 의사의 면허를 가진 자로써 보건소장을 충원하기 곤란한 경우에는 지방공무원임용령 별표 1에 의한 보건의무직군의 공무원을 보건소장으로 임용할 수 있다.

② 시장·군수·구청장은 제1항 단서의 규정에 의하여 보건의무직군의 공무원을 보건소장으로 임용하고자 하는 경우에는 당해 보건소에서 실제로 행하는 업무의 직렬의 공무원으로서 보건소장에 임용되기 이전 최근 5년 이상 근무한 경험이 있는 자 중에서 임용하여야 한다.

③ 보건소장은 시장·군수·구청장의 지휘·감독을 받아 보건소의 업무를 관장하고, 소속공무원을 지휘·감독하며 관할 보건지소와 농어촌등보건의료를위한특별조치법 제2조 제4항의 규정에 의한 보건진료소(이하 "보건진료소"라 한다)의 직원 및 업무에 대하여 지도·감독한다.

제12조(보건지소장) ① 보건지소에 보건지소장 1인을 두되, 보건지소장은 지방의무직 또는 전문직공무원으로 임용한다.

② 보건지소장은 보건소장의 지휘·감독을 받아 보건지소의 업무를 관장하고 소속

직원을 지휘·감독하며 보건진료소의 직원 및 업무에 대하여 지도·감독한다.

제13조(전문인력등의 임용자격기준) 법 제12조의 규정에 의하여 전문인력등의 배치를 위한 임용자격기준은 해당 분야의 면허 또는 자격을 소지한 자로 하되, 당해 분야의 업무에 2년 이상 종사한 자를 우선임용 하여야 한다.

제14조(전문인력등에 대한 교육훈련) ① 보건복지부장관 또는 시·도지사는 법 제12조 제3항의 규정에 의하여 전문인력등의 신규임용을 위한 기본교육훈련과 직무분야별 전문교육훈련을 실시하여야 한다.〈개정 2008.2.29, 2010.3.15〉

② 보건복지부장관 또는 시·도지사는 제1항의 규정에 의한 교육훈련을 소속 교육훈련기관에서 받게 하거나 다른 행정기관 소속의 교육훈련기관 또는 민간교육기관에 위탁하여 받게 할 수 있다.〈개정 2008.2.29, 2010.3.15〉

제15조(전문인력등의 배치 및 운영실태조사) ① 보건복지부장관은 법 제12조 제4항의 규정에 의하여 전문인력등의 배치 및 운영실태조사를 2년마다 실시하여야 하며, 필요한 경우에는 시·도 또는 시·군·구에 대하여 수시로 그 실태조사를 실시할 수 있다.〈개정 2008.2.29, 2010.3.15〉

② 보건복지부장관은 제1항의 규정에 의한 실태조사결과 전문인력등의 적절한 배치 및 운영에 필요하다고 판단될 경우에는 시·도지사에게 전문인력등의 교류를 권고할 수 있다.〈개정 2008.2.29, 2010.3.15〉

제16조(전문인력등의 결원보충) ① 시·도지사 또는 시장·군수·구청장은 보건소에 전문인력등의 결원이 생긴 때에는 지체 없이 그 보충에 필요한 조치를 취하여야 한다.

② 시장·군수·구청장은 제1항의 규정에 의한 전문인력등의 결원보충을 위하여 필요한 때에는 보건복지부장관 또는 시·도지사에게 배치받기를 희망하는 전문인력등(이하 이 조에서 "임용희망자"라 한다)의 추천을 요청할 수 있다.
〈개정 2008.2.29, 2010.3.15〉

③ 보건복지부장관 또는 시·도지사는 전문인력등의 결원보충을 위하여 임용희망자의 명부를 작성·비치하여야 하며, 제2항의 규정에 의하여 임용희망자의 추천을 요청받은 경우에는 지체 없이 임용희망자의 명부에 등재된 자 중에서 임용희망자를 추천하여야 한다.〈개정 2008.2.29, 2010.3.15〉

제17조(교육훈련의 대상등) 법 제12조 제5항의 규정에 의한 교육훈련 과정별 교육훈련의 대상 및 기간은 다음 각호와 같다.

1. 기본교육훈련은 당해 직급의 공무원으로서 필요한 능력과 자질을 배양할 수

있도록 신규로 임용되는 전문인력등을 대상으로 하되, 교육훈련기간은 3주 이상으로 한다.

2. 전문교육훈련은 보건소에서 현재 담당하고 있거나 담당할 직무분야에 필요한 전문적인 지식과 기술을 습득할 수 있도록 재직중인 전문인력등을 대상으로 하되, 교육훈련기간은 1주 이상으로 한다.

제18조(시설이용의 편의제공등) ① 시・도지사, 시장・군수・구청장, 보건소장 및 관계공무원은 법 제13조의 규정에 의한 보건소의 시설이용, 실험 또는 검사의 의뢰에 대하여 정당한 사유없이 이를 거부할 수 없으며 필요한 편의를 제공하여야 한다.

② 보건소장은 제1항의 규정에 의하여 타인의 의뢰를 받아 실험 또는 검사를 한 때에는 그 결과를 지체 없이 의뢰인에게 통지하여야 한다.

제19조 삭제〈1999.8.7〉

제20조 삭제〈1999.8.7〉

제21조 삭제〈1999.8.7〉

제22조(업무의 위탁 및 대행) ① 법 제24조 제2항의 규정에 의하여 시・도지사 또는 시장・군수・구청장이 의료기관 기타 보건의료관련기관・단체에게 위탁할 수 있는 업무는 다음 각호와 같다.〈개정 2010.12.29〉

1. 법 제9조 제2호의 규정에 의한 감염병의 진료
2. 법 제9조 제2호의 규정에 의한 감염병의 예방업무 중 방역소독 업무
3. 법 제9조 제12호의 규정에 의한 가정・사회복지시설등을 방문하여 행하는 보건의료사업
4. 법 제9조 제13호 및 제14호의 규정에 의한 특수한 전문지식 및 기술을 요하는 진료, 실험 또는 검사업무
5. 법 제9조 제16호의 규정에 의한 기타 지역주민의 보건의료의 향상・증진을 위하여 특히 필요하다고 인정되는 업무

② 법 제24조 제2항의 규정에 의하여 시・도지사 또는 시장・군수・구청장이 의료법 제2조의 규정에 의한 의료인에게 대행하게 할 수 있는 업무는 다음 각호와 같다.

1. 법 제9조 제13호의 규정에 의한 특수한 전문지식 및 기술을 요하는 진료업무
2. 법 제9조 제16호의 규정에 의한 기타 지역주민의 보건의료의 향상・증진을 위하여 특히 필요하다고 인정되는 업무

③ 법 제24조 제3항의 규정에 의한 비용보조, 실비변상 기타 업무의 위탁 또는 대행에 관하여 필요한 사항은 당해 지방자치단체의 조례로 정한다.

부 칙 (보건복지부와 그 소속기관 직제)〈제22075호, 2010.3.15〉

제1조(시행일) 이 영은 2010년 3월 19일부터 시행한다.〈단서 생략〉

제2조(다른 법령의 개정) ①부터 〈157〉까지 생략

〈158〉 지역보건법시행령 일부를 다음과 같이 개정한다.

제5조 제4항, 제6조 제1항부터 제3항까지, 제7조 제2항 후단, 제9조 제1항, 제14조 제1항 및 제2항, 제15조 제1항 및 제2항, 제16조 제2항 및 제3항 중 "보건복지가족부장관"을 각각 "보건복지부장관"으로 한다.

제10조 제2항 중 "보건복지가족부령"을 "보건복지부령"으로 한다.

〈159〉부터 〈187〉까지 생략

부 칙 (감염병의 예방 및 관리에 관한 법률 시행령)〈제22564호, 2010.12.29〉

제1조(시행일) 이 영은 2010년 12월 30일부터 시행한다.〈단서 생략〉

제2조부터 제6조까지 생략

제7조(다른 법령의 개정) ①부터 〈23〉까지 생략

〈24〉 지역보건법시행령 일부를 다음과 같이 개정한다.

제22조 제1항 제1호 및 제2호 중 "전염병"을 각각 "감염병"으로 한다.

〈25〉부터 〈29〉까지 생략

제8조 생략

지역보건법 시행규칙

개정 2010. 3. 19 보건복지부령 제1호 시행일 2010. 3. 19

제1조(목적) 이 규칙은 「지역보건법」 및 동법 시행령에서 위임된 사항과 그 시행에 관하여 필요한 사항을 규정함을 목적으로 한다.〈개정 2005.6.30〉

제2조(지역보건의료계획의 조정권고) ① 「지역보건법」(이하 "법"이라 한다) 제3조 제4항의 규정에 의한 지역보건의료계획의 내용에 관하여 조정권고가 필요한 경우는 다음 각호의 1에 해당하는 경우로 한다.〈개정 2005.6.30〉

1. 지역보건의료계획의 내용이 관계법령에 위반된 경우
2. 지역보건의료계획의 내용이 국가 또는 특별시·광역시·도의 보건의료시책에 부합되지 아니한 경우
3. 지방자치단체의 생활권역과 행정구역이 상이함에도 불구하고 당해지방자치단체에서 이를 고려하지 아니한 경우
4. 2개 이상의 지방자치단체에 걸친 광역보건의료행정에 대하여 당해지방자치단체에서 이를 고려하지 아니한 경우
5. 지방자치단체간 지역보건의료계획의 내용에 현저한 불균형이 있는 경우

② 보건복지부장관 또는 특별시장·광역시장·도지사(이하 "시·도지사"라 한다)는 법 제3조 제4항의 규정에 의한 지역보건의료계획의 조정권고를 함에 있어 필요한 경우에는 당해지방자치단체의 장에게 관련자료의 제출을 요구할 수 있다.〈개정 2008.3.3, 2010.3.19〉

제3조(지역보건의료계획의 시행) ① 시·도지사 또는 시장·군수·구청장(자치구의 구청장을 말한다. 이하 같다)은 법 제5조 제1항의 규정에 의하여 지역보건의료계획을 시행하는 경우에는 「지역보건법 시행령」(이하 "영"이라 한다) 제5조 제1항 단서의 규정에 의한 연차별 시행계획에 의하여 시행하여야 한다.〈개정 2005.6.30〉

② 시·도지사 또는 시장·군수·구청장은 제1항의 규정에 의한 지역보건의료계획의 시행에 관하여 필요한 인력과 재정의 확보·지원에 노력하여야 하며, 지역보건의료계획의 시행을 위하여 필요하다고 인정하는 때에는 보건의료관련기관·

단체로 하여금 그 일부를 시행하게 할 수 있다.

제4조 삭제〈1999.8.9〉

제5조(보건소에서 관장할 수 있는 업무의 예시등) ① 법 제9조의 규정에 의하여 보건소에서 관장할 수 있는 업무의 예시는 별표 1과 같다.

② 법 제9조 제15호의 규정에 의한 사회복지사업은 「사회보장기본법」 제3조 제3호의 규정에 의한 공공부조와 동조 제4호의 규정에 의한 사회복지서비스로 한다.〈개정 2005.6.30〉

③ 제2항의 규정에 의한 사회복지사업은 복지사무를 전담하는 기구를 설치하여 운영하는 보건소가 이를 관장한다.

제6조(전문인력등의 배치) ① 영 제10조 제2항의 규정에 의한 전문인력등의 면허 또는 자격의 종별에 따른 최소배치기준은 별표 2와 같다.

② 시장·군수·구청장은 제1항의 규정에 의한 전문인력등의 최소배치기준에 따른 전문인력등의 정원을 확보하기 위하여 당해 시·군·구(자치구를 말한다)의 직제 및 정원에 관한 규칙에 이를 반영하여야 한다.

③ 시장·군수·구청장은 특별한 사유가 없는 한 보건소 및 보건지소의 전문인력등을 그 소지한 면허 또는 자격과 관련되는 직위에 보직하여야 한다.

제7조(전문인력등에 대한 교육훈련) ① 시장·군수·구청장은 신규로 임용되거나 5급이상 공무원으로 승진임용된 전문인력등에 대하여는 특별한 사유가 없는 한 그 직급과 직무분야에 상응하는 기본교육훈련과정을 이수하게 한 후에 보직하여야 한다. 다만, 보건복지부장관이 인정하는 교육훈련기관에서 소정의 과정을 마친 자는 보직후에 기본교육훈련을 실시할 수 있다.〈개정 2008.3.3, 2010.3.19〉

② 시·도지사는 영 제14조 제2항의 규정에 의하여 전문인력등의 교육훈련을 다른 행정기관소속의 교육훈련기관 또는 민간교육훈련기관에 위탁하여 받게 한 때에는 교육훈련비용의 전부 또는 일부를 해당교육훈련기관에 보조할 수 있다.

③ 전문인력등에 대한 교육훈련과정, 교육훈련내용, 교육훈련기관의 선정등에 관하여 필요한 사항은 보건복지부장관이 정한다.〈개정 2008.3.3, 2010.3.19〉

제8조(전문인력등의 교류권고) 영 제15조 제2항의 규정에 의하여 보건복지부장관이 시·도지사에게 전문인력등의 배치 및 운영의 시정을 위한 전문인력등의 교류를 권고할 수 있는 경우는 다음 각호와 같다.〈개정 2010.3.19〉

1. 전문인력등의 균형있는 배치를 위하여 교류하는 경우
2. 보건소 상호간의 협조를 증진하기 위하여 인접 보건소간에 교류하는 경우

3. 전문인력등의 연고지 배치를 위하여 필요한 경우

제9조(임용희망자명부 등재신청) 전문인력등은 영 제16조 제3항의 규정에 의하여 임용희망자명부에 등재되고자 하는 경우에는 별지 제1호서식의 임용희망자명부등재신청서에 다음 각호의 서류를 첨부하여 보건복지부장관 또는 시·도지사에게 제출하여야 한다.〈개정 2010.3.19〉

1. 이력서 1부
2. 면허증 또는 자격증 사본 1부

제9조의2(수수료 등) 법 제14조 제2항의 규정에 의하여 보건소에서 징수하는 수수료와 진료비는 「국민건강보험법」 제42조 제4항의 규정에 의하여 보건복지부장관이 고시하는 요양급여비용내역의 기준에 따라 지방자치단체의 조례로 정한다.〈개정 2010.3.19〉

제9조의3(보건소·보건지소의 시설·장비 및 표시) 법 제15조의 규정에 의한 보건소·보건지소의 시설·장비 및 표시의 기준은 별표 3과 같다.

제10조 삭제〈1999.8.9〉

제11조(건강진단등의 신고) 법 제18조의 규정에 의하여 지역주민 다수를 대상으로 건강진단·예방접종 또는 순회진료 등 주민의 건강에 영향을 미치는 행위(이하 "건강진단등"이라 한다)를 하고자 하는 자는 건강진단등을 실시하기 3일전까지 별지 제3호서식의 건강진단등 신고서에 다음 각호의 서류를 첨부하여 관할 보건소장에게 신고하여야 한다.

1. 의사·치과의사 또는 한의사 면허증 사본 1부
2. 의료기관 개설허가증 또는 신고증 사본 1부(의료기관에 한한다)

제12조(보고등) ① 시장·군수·구청장은 법 제20조의 규정에 의하여 보건소의 설치·운영에 관하여 매년 6월말과 12월말에 별지 제5호서식의 보건소설치운영현황에 의하여 시·도지사를 거쳐 보건복지부장관에게 보고하여야 한다.〈개정 2008.3.3, 2010.3.19〉

② 보건복지부장관은 보건소의 설치·운영에 관한 지도·감독을 위하여 필요한 경우에는 소속공무원으로 하여금 실태조사를 하게 할 수 있으며 실태조사 결과 부적절하다고 판단되는 경우에는 당해지방자치단체에 대하여 그 시정을 하도록 요구하여야 한다.〈개정 2008.3.3, 2010.3.19〉

부 칙 〈제169호, 2010.3.16〉

제1조(시행일) 이 규칙은 공포한 날부터 시행한다.

제2조(건강진단등신고서의 처리기간에 관한 경과조치) 이 규칙 시행 당시 신고된 건강진단등신고서의 처리기간에 대해서는 별지 제3호서식의 개정규정에도 불구하고 종전의 규정에 따른다.

부 칙 (보건복지부와 그 소속기관 직제 시행규칙)〈제1호, 2010.3.19〉

제1조(시행일) 이 규칙은 공포한 날부터 시행한다.〈단서 생략〉

제2조 생략

제3조(다른 법령의 개정) ①부터 〈74〉까지 생략

〈75〉 지역보건법 시행규칙 일부를 다음과 같이 개정한다.

제2조 제2항, 제7조 제1항 단서 및 제3항, 제8조 각 호 외의 부분, 제9조 각 호 외의 부분, 제9조의2, 제12조 제1항·제2항, 별표 1의 제2호 가목의 업무란 (4) 및 별지 제1호서식 중 "보건복지가족부장관"을 각각 "보건복지부장관"으로 한다.

별표 1의 제15호 중 "보건복지가족부령"을 "보건복지부령"으로 한다.

〈76〉부터 〈84〉까지 생략

참고문헌

김상균 : 현대사회와 사회정책, 서울대학교 출판부, 1987

김정순, 김유진, 박영주, 오진주 : 우리나라 보건사업 평가연구 문헌들에 대한 방법론적 평가, 국민보건연구소 2(2) : 125~145, 1992

남정자 : 건강생활실천 유도를 위한 보건교육 방안, 건강증진사업담당자 교육훈련교재, 보건복지부, 2000

남철현 : 질병예방관리와 건강증진, 계축문화사, 2009

남철현, 강신묵, 강창렬, 김성우, 문기내, 민병철, 박명준, 박상태, 오선영, 유인영, 이동희, 이재홍, 장영진 : 보건교육사를 위한 보건교육론, 계축문화사, 2010

남철현, 곽형심, 권대순, 김성우, 김형남, 이은숙, 이시경, 전연숙, 정은영, 최연희, 황종호 : 공중보건학, 청구문화사, 2009

남철현, 박용억, 최연희, 손병국 : 보건프로그램개발 및 평가, 계축문화사, 2010

남철현, 오선영, 강신묵, 박현숙, 박재원, 이동희, 위광복, 정은경 : 보건교육사를 위한 보건교육방법론, 계축문화사, 2011

남철현, 위광복, 하은필, 이미경 : 지역사회 보건과 건강증진, 태일사, 2005

남철현, 최연희, 남용옥 : 보건교육사를 위한 보건교육학, 계축문화사, 2010

문옥륜 : 지역사회보건관리자 역할, 건강증진사업담당자 교육훈련교재, 보건복지부, 2000

보건사회부 : 예방 보건활동의 계획 수립 및 평가, 보건주보 892 ; 8~9, 1993

이만우 : 공공 경제학, 태진출판사, 1993

이주열 : 지역사회 건강증진사업 기획과 평가, 건강증진사업담당자 교육훈련교재, 보건복지부, 2000

임재은, 김대희 : 한국의 보건교육사업 평가 및 개선방안에 관한 조사연구, 국민보건연구소 2(2) ; 146~152, 1992

Donaedian A : Aspects of Medical Care Administration ; Specifying Requirements for Health Care. Cambridge, Mass ; Harvard University Press, pp224~227,

1973

Falcon D, Hartwig LC. : Congress and health policy ; The legacy of reform and retrenchment, In Litman TJ, Robins LS(eds) ; Health Politics and Policy(2nd ed), pp 116~34, Delmar Publishers Inc. 1991

Hornby P, Ray DK, Shipp PJ, Hall TH : Guidelines for Health Manpower Planning, Geneva ; WHO, 1980

Lieber JG, Levine RE, Rothman J : Management principles for health professionals, 2nd ed. Aspen Publication, 1992

Stepan S. : Patterns of Legislation Concerning Traditional Medicine, in Bannerman RH, Burton J, Ch'en WC ; Traditional Medicine and Health Care Coverage, WHO, 1983

WHO : On being in charge-A guide for middle-level management in primary health care, Geneva, 1980

찾아보기

지역사회보건 값 19,000원

2011년 9월 5일 1판1쇄 발행
2015년 2월 10일 1판3쇄 발행

공 저 자 : 남 철 현 · 위 광 복
하 태 욱 · 예 춘 정
장 영 진 · 손 병 국
오 선 영 · 권 세 훈
발 행 인 : 주 영 일
발 행 처 : 계 축 문 화 사

서울특별시 종로구 통일로12길 16-17
우편번호 110-091
TEL : 735-2257 · 738-9746
FAX : 723-9025
E-mail : gyechuk@hanmail.net
홈페이지 : http://gyechuk.co.kr
1973. 10. 31 등록번호 제300-1973-8호
ISBN 978-89-5629-253-3 93510